学前儿童卫生与保健

徐梦婷 刘 思 王 维 主 编
封丛薇 刘晓妍 罗 琴 副主编

清华大学出版社
北京

内 容 简 介

学前儿童卫生与保健作为学前教育专业的一门核心课程，要求学生具备较高的综合素质和实际操作能力。全书共分为十个项目："幼儿生理特点和卫生保健""幼儿生长发育""幼儿膳食与营养""健康检查常规""微生物基础知识与消毒隔离""生活活动环节卫生保健""教学、游戏、运动的卫生保健""幼儿园安全教育及常见意外伤害的预防和处理""学前儿童常见疾病的预防及护理""幼儿常见问题行为及护理"。

本书体例丰富，通过实习实训、课证融合、校企合作与价值引领的有机结合，帮助学生扎实地掌握理论知识，提升应考能力，同时树立正确的保教观。本教材秉承"教—学—考—用"一体化的教学理念，既可作为学前教育领域相关专业的中职、高职及成人高等院校学生的教材和参考书，也可以作为从事学前教育的人员或幼儿园教师的参考读物。

图书在版编目 (CIP) 数据

学前儿童卫生与保健 / 徐梦婷，刘思，王维主编 .
北京：清华大学出版社，2025. 8. -- ISBN 978-7-302
-70129-3
Ⅰ. R175
中国国家版本馆 CIP 数据核字第 2025ZR2085 号

责任编辑：刘远菁
封面设计：常雪影
版式设计：方加青
责任校对：马遥遥
责任印制：沈　露

出版发行：清华大学出版社
　　　网　　　址：https://www.tup.com.cn，https://www.wqxuetang.com
　　　地　　　址：北京清华大学学研大厦 A 座　　　　　邮　　编：100084
　　　社 总 机：010-83470000　　　　　　　　　　　邮　　购：010-62786544
　　　投稿与读者服务：010-62776969，c-service@tup.tsinghua.edu.cn
　　　质 量 反 馈：010-62772015，zhiliang@tup.tsinghua.edu.cn
印 装 者：三河市铭诚印务有限公司
经　　销：全国新华书店
开　　本：185mm×260mm　　　**印　张**：17.75　　　**字　数**：399 千字
版　　次：2025 年 9 月第 1 版　　　**印　次**：2025 年 9 月第 1 次印刷
定　　价：59.00 元

产品编号：112523-01

前言

人民健康是国家和民族发展的重要基础，建设健康中国是国家的重要战略。学前儿童是国家的未来和希望，他们的健康状况直接关系到整个民族的身体素质和健康水平。要实现国家富强、民族复兴、人民幸福的伟大中国梦，需要我们每个中国人拥有强健的体魄，而作为民族未来的学前儿童更要有健康的身体。COVID-19的暴发凸显了幼儿园卫生保健工作的重要性，传染病预防、环境消毒、隔离管理等成为幼儿园管理的关键环节，卫生与保健直接影响幼儿身心全面发展。与此同时，学前教育事业逐步向普惠化、优质化发展，对幼儿园教师的专业化水平提出更高要求；随着幼儿教师资格证考试改革的推进，幼儿卫生与保健相关考试内容更加注重实际操作能力与理论知识的结合。因而，本教材旨在适应当前我国学前教育事业改革和发展的需要，以《幼儿园教师专业标准(试行)》以及《中小学和幼儿园教师资格考试标准(试行)》等要求为依据，同时顺应"互联网+"时代为教育带来的全新形式与内容要求。

本书紧密围绕考试大纲，涵盖重点考点，通过测学结合的方式帮助学习者提升专业素养，为取得教师资格证奠定坚实基础。以理论与实训结合的方式，帮助学生更好地适应改革背景下的岗位需求，提升科学保教和应急处置等能力。同时，线上与线下教学深度融合，增加考点模拟、校企合作等功能模块，通过多媒体资源和实践任务的结合，提升教材的适用性和实用性，融"研、教、学、做、产"为一体，体现出科学性、实操性和多样性等特点。《学前儿童卫生与保健》共有十个项目："幼儿生理特点和卫生保健""幼儿生长发育""幼儿膳食与营养""健康检查常规""微生物基础知识与消毒隔离""生活活动环节卫生保健""教学、游戏、运动的卫生保健""幼儿园安全教育及常见意外伤害的预防和处理""学前儿童常见疾病的预防及护理""幼儿常见问题行为及护理"。

十个项目内容紧密联系、系统地构建了《学前儿童卫生与保健》的知识体系。本教材具有以下特点。

1. 围绕岗位需求，培养五大核心能力

幼儿健康管理能力：掌握幼儿生理与发育特点、监测幼儿成长发育。卫生保健组织能力：保证幼儿园环境卫生，能对环境进行有效消毒，并且在生活活动、游戏、教学活动中进行日常卫生管理。营养与膳食管理能力：着眼于营养摄入和饮食行为，为幼儿提供科学合理的膳食，保证其营养需求。教育与心理指导能力：专注于心理和行为层面的指导与干预，通过教育活动引导幼儿心理健康发展，处理常见行为问题。安全与应急处理能力：具备应对意外伤害、突发事件的能力，能够快速进行安全教育与紧急处理。

2. 理论与实践结合，注重问题解决

每个项目的正文包括理论学习和实习实训，以凸显本门课程理论与实践并重的特点。通过"案例导入"提出具体问题(如"如何预防意外伤害？")并引导学生进行案例分析，思考解决方案。

3. 课证融通，测学结合

紧扣幼儿教师资格证考试，书中设置了"考点总结"模块，归纳考试要点和形式，"真题再现"模块解析历年典型真题，帮助学生掌握答题技巧。同时，"考点模拟"模块供学生自测学习成果，巩固知识点。

4. 注重价值引领，提升职业素养

"价值引领"模块结合党的二十大精神和当前教育相关的政策、社会热点问题与价值观教育，将理论学习与实际问题联系起来，帮助学生树立正确的职业观、教育观和价值观。

5. 校企协同发力，产教融合育人才

本教材深度融合校企合作特色，以幼儿园健康管理实际需求为导向，与行业优质幼教机构"南昌市卡蜜拉托育服务有限公司"共同开发。内容不仅涵盖幼儿及工作人员健康管理核心知识，还融入大量真实工作场景案例与实践经验，校企专家协同把关，确保内容专业性与实用性，确保理论与实践紧密结合，帮助学生快速掌握幼儿园健康管理的实操技能，无缝对接行业岗位需求。

总之，本书通过模块化结构、问题导向设计、课证融合和课程思政的有机结合，帮助学生掌握扎实的理论知识，提升其应考能力，强化职业责任感，体现了"教—学—考—用"一体化的教学理念。

在本书编写过程中，南昌市卡蜜拉托育服务有限公司的朱芳国、王英等企业教师提供了大量案例和访谈内容，编者参考、引用和借鉴了同行专家在本领域研究的成果、观点和资料，虽已在参考文献中列出，但难免存在遗漏。在此，我们一并致以诚挚的谢意。

由于编者水平有限，书中难免有不足之处，敬请广大读者批评、指正。反馈邮箱：wkservice@vip.163.com。

为更好地服务读者，本书提供交互式课件、教学大纲、习题库等配套资源。师生使用本书配套资源前，须先扫描封底刮刮卡，再扫描书内二维码以查看课件或答题；扫描封底二维码并进行教师认证，可下载本书配套资源。建议关注"文泉考试"公众号，此公众号可作为图书以外的又一入口。教师可在公众号内进行教师认证，待认证通过后可创建班级，将班级码分享给学生，提示学生加入；学生扫描书内"在线答题"二维码或者点击公众号上的"做题"，即可在线答题，做完题后，输入班课码，可提交答案；教师可从后台导出成绩。

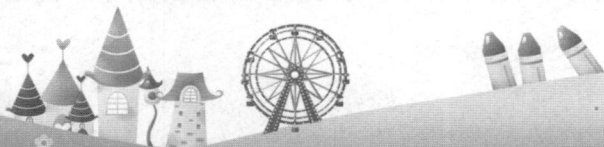

目 录

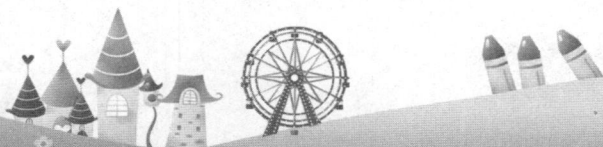

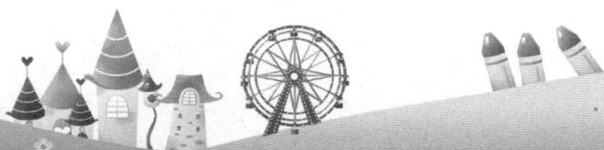

项目1 **幼儿生理特点和卫生保健**

内容 导航

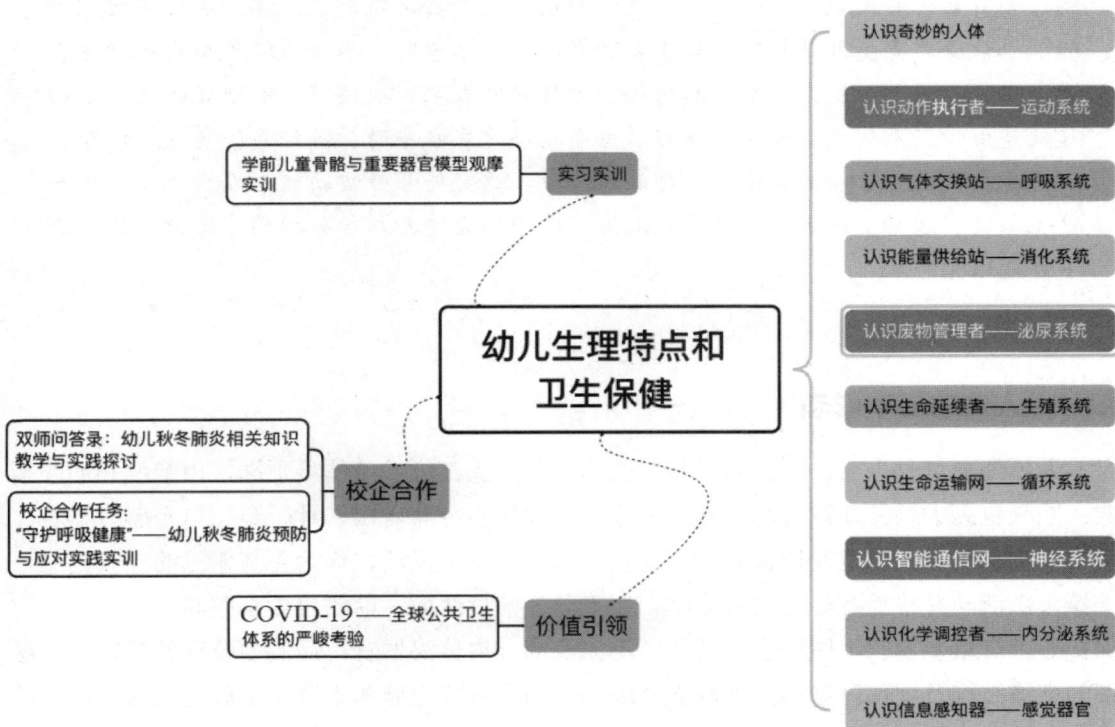

- 认识奇妙的人体
- 认识动作执行者——运动系统
- 认识气体交换站——呼吸系统
- 认识能量供给站——消化系统
- 认识废物管理者——泌尿系统
- 认识生命延续者——生殖系统
- 认识生命运输网——循环系统
- 认识智能通信网——神经系统
- 认识化学调控者——内分泌系统
- 认识信息感知者——感觉器官

实习实训 ——学前儿童骨骼与重要器官模型观摩实训

校企合作
- 双师问答录：幼儿秋冬肺炎相关知识教学与实践探讨
- 校企合作任务："守护呼吸健康"——幼儿秋冬肺炎预防与应对实践实训

价值引领 ——COVID-19——全球公共卫生体系的严峻考验

交互式课件

任务 1.1　认识奇妙的人体

☆ 案例导入

泡水后，手指为什么会皱皱的？

如果泡水泡得太久，你就会发现自己手掌上、脚掌上的皮肤皱皱的，而脸、胸、手臂等处的皮肤却不会这样。我们的皮肤最外层是角质层，像一层密实的"砖墙"，让身体免受外界刺激。当手长时间浸泡在水中时，水会通过角质层的缝隙渗透进皮肤表层，细胞吸收水分后膨胀，导致皮肤表层出现褶皱。有研究认为，手指起皱是由神经系统控制的主动过程。当手指浸泡在水中时，神经系统会发出信号，使手指皮肤的血管收缩，减少局部的血流量。这可能导致皮肤组织发生变化，从而产生褶皱。这种变化可能有助于在潮湿环境中增大手指与物体间的摩擦力，使人能更好地抓握物体。

1.1.1　人体的基本形态

人体外形可分为头、颈、躯干和四肢四部分。头部位于身体最顶端，由脑颅和面颅构成：脑颅包裹大脑并通过脊髓与椎管相连；面颅集中分布着眼、耳、鼻、口等感官器官，负责视觉、听觉、嗅觉及语言表达等功能。颈部短小但灵活，作为头与躯干的连接枢纽，支撑头部活动并传递神经与血管通路。躯干分为前后两面，前侧包含胸腔和腹腔——胸腔保护心肺等重要器官，腹腔容纳消化、泌尿及部分内分泌器官；后侧由背部的肌肉群、腰部的支撑结构及臀部区域共同维持直立姿态。四肢包括上肢和下肢，上肢通过肩、肘、腕关节实现抓握与精细操作，下肢依托髋、膝、踝关节完成行走与承重功能，体现人体运动的高度适应性。

1.1.2　人体的基本结构

不同形态、结构和功能的细胞通过有序的排列、组合，构成了人体的各种组织、器官和系统，并形成完整的生命个体。

1. 细胞

细胞是构成人体的最小功能单位，其形态与功能高度分化。例如，神经细胞通过树突和轴突传递电信号，肌细胞因含肌原纤维而具备收缩能力，红细胞则以双凹圆盘形使气体交换效率最大化。所有细胞均由碳、氢、氧、氮等元素构成，包括有机物(如蛋白质、核酸)和无机物(如水、电解质)，并通过细胞膜调控物质交换。值得注意的是，成熟红细胞为提升携氧能力而丢失细胞核，成为人体唯一的无核细胞。

2. 组织

组织是人体结构的基本组成单位，由形态和功能相似的细胞与细胞间质共同构成。细胞间质作为细胞间的填充物质，不仅为细胞提供物理支撑，还承担物质运输与营养供给等重要功能。根据形态特征和生理功能的差异，人体组织可分为四大基本类型：上皮组织、结缔组织、肌肉组织和神经组织。这四类组织既具有独特的结构特点，又通过协同作用共同维系人体各器官的正常运转。

1) 上皮组织

上皮组织就像覆盖在身体表面和内脏器官表面的"皮肤"，比如，人体皮肤的外层和胃的内壁都属于上皮组织。它的特点是细胞排列得非常紧密，细胞之间只有很少的其他物质。这种紧密排列让上皮组织能有效阻挡细菌的入侵，起到保护作用。有些上皮还能分泌液体，比如汗腺分泌汗液，而小肠内壁的上皮有助于吸收营养。

2) 结缔组织

结缔组织就像身体里的"胶水"和"运输网络"。它们分布在全身各处，把其他组织连接在一起。比如，血液、骨头、脂肪都属于结缔组织。这类组织的特点是细胞数量少，但细胞之间的物质特别多，像骨头里的钙质、血液里的血浆等。结缔组织既能支撑身体(如骨骼)，又能运输养分(如血液)，还能储存能量(如脂肪)，受伤时还能帮助修复伤口。

3) 肌肉组织

肌肉组织是让我们能够活动的"小马达"。幼儿肌肉水分多，蛋白质、脂肪少。幼儿大肌肉先发育(如上臂)，小肌肉后发育。它由肌细胞组成，这些细胞像细长的纤维，所以也叫肌纤维。肌肉组织分三种：平滑肌、骨骼肌和心肌。平滑肌分布在内脏器官，帮助它们缓慢蠕动，比如胃的消化运动；骨骼肌连接在骨头上，让我们能做出各种动作，比如举手、跑步；心肌只存在于心脏中，让心脏有规律地跳动，保证血液循环。

4) 神经组织

神经组织就像身体里的"电话线"，负责传递信息。它由神经元和神经胶质细胞组成。神经元就像电线，能接收和发送信号；神经胶质细胞就像电线外的绝缘层，保护神经元并给它们提供营养。神经组织存在于大脑、脊髓和周围神经中，让我们能感受到冷热与疼痛，能思考，以及控制身体动作。比如，当手碰到烫的东西时，神经组织会迅速把"烫"的信息传到大脑，大脑再指挥手缩回来。

这四类组织就像四个不同的"部门"，各自负责不同的工作，但又紧密合作。上皮组织保护身体，结缔组织连接和支撑，肌肉组织产生运动，神经组织传递信息。它们共同组成我们的器官，比如心脏、肝脏等，维持着生命活动的正常运行。

3. 器官

器官是人体内由多种组织有序组合成的结构单元，每个器官都有固定的位置、独特的形态和专属的生理功能(见图1-1)。就像建筑中的功能房间,不同器官承担着不同使命。例如,眼睛是由角膜、晶状体等组织构成的视觉器官,能将光信号转化为神经信号;耳朵作为听觉器官,通过鼓膜和听小骨的振动传递声音信息;肝脏作为人体最大的消化器官,不仅分泌胆汁分解脂肪,还能储存糖原、解毒排毒。

4. 系统

当多个功能相关的器官联合起来时,就形成了执行复杂生理任务的系统。人体有八大生理系统:运动系统、呼吸系统、循环系统、消化系统、排泄系统、内分泌系统、神经系统和生殖系统。这些系统如同精密配合的流水线,共同完成生命活动的重要环节。以呼吸系统为例,鼻腔过滤空气,气管输送气流,肺部的肺泡进行气体交换,整套流程确保氧气进入血液、二氧化碳排出体外。其他七大系统功能分别为:运动系统操控骨骼肌肉,循环系统驱动血液运输,消化系统转化食物能量,排泄系统清除代谢废物,内分泌系统调节激素平衡,神经系统传递信息指令,生殖系统延续生命。各系统既独立运行又相互依存,共同编织出生命的运行图谱。

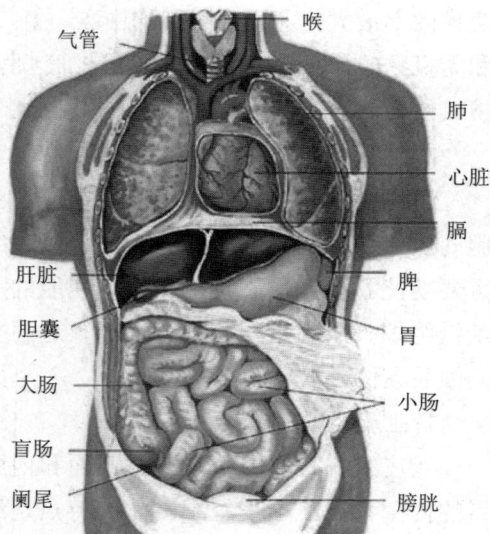

图1-1 人体器官分布图①

（气管 喉 肺 心脏 膈 肝脏 脾 胆囊 胃 大肠 小肠 盲肠 阑尾 膀胱）

任务 1.2 认识动作执行者——运动系统

☆ **案例导入**

怎么判断幼儿是不是扁平足呢?

当三岁的朵朵玩沙时,保育老师注意到她光脚丫留下的脚印像两片胖乎乎的树叶——足底完全贴住沙地,脚趾缝深陷,内侧足弓几乎消失。老师后续观察发现,朵朵户外活动时易摔跤,走路时足部缺乏弹性,总像踩着"平板车"。对朵朵做简单的测试,让孩子用外侧脚背踢皮球。朵朵脚踝的晃动幅度明显比同龄孩子大,这引起了老师的警觉,老师于是及时与家长沟通。经过专业检查,朵朵被确诊为柔性扁平足。

---

① 图片来源:https://baike.baidu.com/item/人体器官/2036867.

针对3～6岁儿童足部发育特点，幼师在日常保健中应建立"观察—记录—干预"联动机制。动态观察孩子运动时的足部姿态，如跑步时足跟是否过度外翻、单脚站立时身体是否摇晃；静态记录足印形态，用安全印泥留存足弓发育轨迹；组织赤足活动，刺激足弓发育，如设置室内感统区，铺设细沙或软垫；设计"脚尖走迷宫""脚心夹彩球"等游戏来锻炼幼儿足部肌肉。同时建立家—园共育档案，指导家长记录孩子足部变化。对于疑似扁平足儿童，及时建议就医评估，把握3～6岁黄金矫正期。这种以自然观察为基础、以游戏训练为载体的保健模式，能有效守护幼儿足部的健康发育。

1.2.1　运动系统的特点

运动系统是维持人体生命活动的重要系统，由骨、骨连结(关节)和骨骼肌三部分构成。其中，骨与关节通过特定方式连接，共同构成人体的支撑框架，这一整体被称为骨骼(见图1-2)。骨骼不仅赋予人体基本形态，也承担着支撑体重、保护内脏器官(如颅骨保护脑、胸骨护卫心肺)的核心功能，人体共有206块骨头，其中，腕骨8块，10～13岁骨化完成。骨连结分不动连结(如颅骨)和活动连结(如肘关节)。骨骼肌作为运动系统的动力来源，以肌腹和肌腱为单位跨越关节，两端分别附着在相邻骨骼表面。当神经冲动传递至肌肉时，肌纤维产生收缩，通过肌腱牵拉骨骼产生位移，从而实现精准动作。例如，屈肘时肱二头肌收缩，伸膝时股四头肌发力，日常行走、抓握等动作均依赖此机制完成。

运动系统的功能具有多维性。运动功能：通过肌肉收缩与关节活动实现肢体位移，完成精细操作与大范围运动。支持功能：骨骼系统构成人体支架，维持身体直立姿态与器官空间定位。保护功能：骨性腔体(如胸腔、骨盆)为重要脏器提供物理屏障。代谢功能：骨组织中的红骨髓参与造血，调节钙磷的代谢。掌握运动系统的结构与功能原理，有助于理解人体运动机制，指导科学锻炼与运动损伤防护，保持骨骼肌肉系统的健康状态。

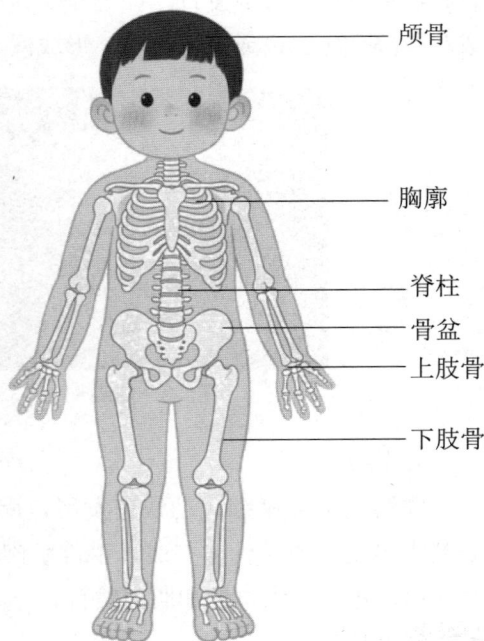

颅骨

胸廓

脊柱
骨盆
上肢骨

下肢骨

图1-2　学前儿童全身骨骼图

1.2.2　学前儿童运动系统的特点

1. 学前儿童骨的总体特点

学前儿童骨骼处于快速生长发育阶段，具有独特的生理特点。此阶段骨骼中有机质(骨胶原)比例较高，无机盐(钙盐)相对较少，使骨骼弹性大、硬度小、可塑性强。这种结构特点使儿童骨骼在受到外力时不易发生完全骨折，但易出现弯曲变形，即"青枝骨折"。同时，骨骼生长板(骨骺)高度活跃，骨骼在长度和质量上迅速增长，但骨密度较低，抗压力能力较弱。

2. 各部位骨骼发育特点

1) 颅骨

婴幼儿颅骨生长迅速，骨缝未完全闭合(如前囟、后囟)，为大脑发育提供空间。3～6岁阶段，颅骨逐渐骨化，头围增长放缓，但面颅骨(如颧骨、下颌骨)持续发育，面部轮廓逐渐清晰。此阶段应避免头部受外力撞击，防止颅骨变形。

2) 脊柱

新生儿脊柱无生理弯曲，呈轻微后凸。3个月左右抬头动作发育，形成颈椎前凸；6个月会坐时出现胸椎后凸；1岁左右行走时形成腰椎前凸。6～7岁时，脊柱生理弯曲被韧带固定。此阶段应注意抱姿和坐姿，避免脊柱过度弯曲，预防脊柱侧弯。

3) 胸廓

学前儿童胸廓呈桶状，前后径与横径相近，呼吸肌(肋间肌、膈肌)发育不完善，呼吸运动较浅。肋骨柔软，呈水平位，胸廓活动范围小。随着年龄增长，胸廓逐渐变为椭圆形，但仍须加强户外锻炼以促进胸廓发育。如果婴幼儿缺钙，易使胸廓前后径扩大(或缩小)，胸骨突出，形成鸡胸(见图1-3)，或胸骨凹陷，形成漏斗胸(见图1-4)，影响心肺的正常发育和生理功能。

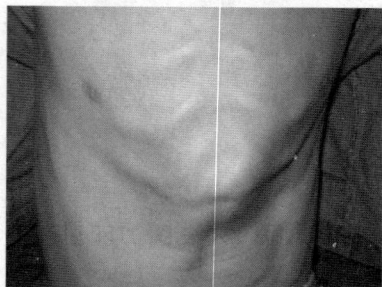
图1-3　鸡胸[①]

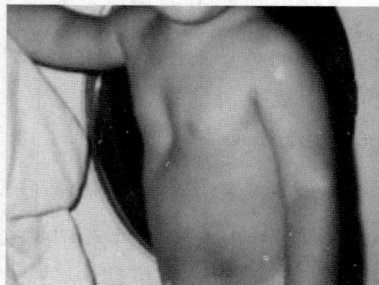
图1-4　漏斗胸

4) 上肢骨

婴幼儿手部精细运动快速发展，腕骨、掌骨、指骨逐渐骨化。3岁左右，腕骨骨化中心基本出现，但骨化未完成，手部肌肉力量弱。此阶段应鼓励婴幼儿多做抓握、涂鸦等活动，以促进其手眼协调和肌肉发育。

5) 下肢骨

下肢骨(股骨、胫腓骨)生长速度较快，但骨骼细长、骨壁薄。足弓在3～6岁逐渐形成，但脂肪垫较厚，生理性扁平足常见。此阶段应避免长时间负重站立，选择软硬适中的鞋子，促进足弓正常发育。

---

① 宜兴村.学前儿童卫生与保健[M].长春：东北师范大学出版社，2017.

6) 骨盆

学前儿童骨盆由髋骨、骶骨、尾骨组成，髋骨通过 Y 型软骨连结，尚未完全骨化，髋骨 25 岁左右完成骨化。骨盆入口呈椭圆形，外力易改变其形态。此阶段应避免从高处跳下、过量负重，防止骨盆倾斜或畸形。

7) 足弓

0～3 岁足弓未形成，足部脂肪垫厚，呈现生理性扁平足(见图1-5)。3～6 岁足弓开始骨化，脂肪逐渐消退，但足弓形态仍不稳定。此阶段应鼓励赤足活动，刺激足底肌肉和韧带发育，促进足弓形成。

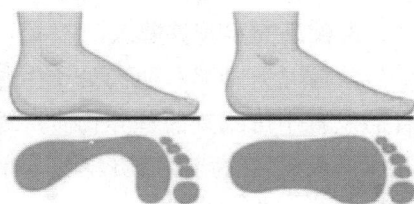

正常足　　　　扁平足

图1-5　正常足和扁平足

1.2.3　学前儿童运动系统的卫生保健

1. 保持正确姿势

学前儿童应保持正确的坐、立、走姿势。坐着时，背部保持直立，避免耸肩，胸部和脊柱保持自然弯曲；站立时，身体挺直，双腿自然伸直，抬头挺胸；行走时，保持抬头挺胸，身体协调摆动，避免不良姿势对脊柱和肌肉发育造成影响。同时，考虑到 6 个月以下的婴儿骨骼尚未发育完全，应避免长期久坐，以免影响脊柱正常发育。

2. 确保桌椅高度适宜，避免过早负重

学前儿童使用的桌椅高度应与其身高相匹配。桌子过低而椅子过高，易导致驼背；桌子过高而椅子过低，则可能造成脊柱侧弯(见图1-6)。因此，应选择合适的桌椅，以促使儿童保持良好的坐姿和脊柱发育。此外，应避免让儿童背单肩包或背着手听课，这些不良姿势可能增加脊柱负担，引起变形，还要注意避免让幼儿过早负重。

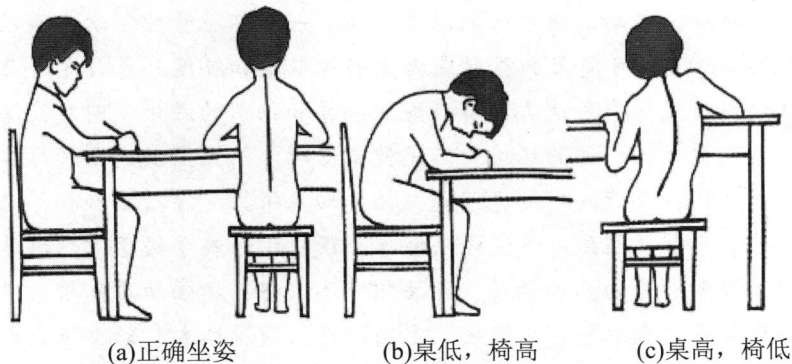

(a)正确坐姿　　　　(b)桌低，椅高　　　　(c)桌高，椅低

图1-6　坐姿对脊柱的影响

3. 关注腕骨发育

由于儿童的腕骨正处于骨化过程中，手腕的负重能力相对较弱，因此，应避免让儿童拎重物，以免对其手腕造成不必要的负担。在选择玩具和劳动工具时，应充分考虑儿童腕力弱的特点，选择轻便、易抓握的用品，这既符合儿童生理特点，又能促进其手部协调性和灵活性的发展。

4. 合理安排活动锻炼

活动锻炼对学前儿童益处多多，但须科学组织和安排。每次锻炼时间不宜过长，可多次进行。锻炼量要适度，避免过大或过小。合理的活动锻炼有助于增强儿童体质，促进骨骼生长，同时促进运动系统健康发展。

5. 保证充足营养摄入

学前儿童骨骼和肌肉处于生长发育阶段，充足营养是其发育的基础。钙和维生素D是骨骼发育不可或缺的营养物质，铁等矿物质对肌肉发育也至关重要。应通过均衡饮食确保儿童摄入充足的营养物质，以支持其运动系统的正常发育。

任务 1.3　认识气体交换站——呼吸系统

☆ 案例导入

为什么幼儿在秋冬季更容易患上肺炎？

3～6岁幼儿在秋冬季节更容易患上肺炎。秋冬季节，冷空气直接刺激幼儿呼吸道，导致黏膜血管收缩，免疫力下降，病原体趁机入侵。同时，干燥空气削弱呼吸道屏障功能，病毒、细菌更易传播。加之幼儿室内活动增多，通风不足时交叉感染风险陡增。而该年龄段免疫系统尚未成熟，一旦感染，病情易加重，引发肺炎。

为有效预防肺炎，幼儿园可采取以下措施。一是环境管理。幼儿园应将室内湿度保持在40%～60%，可使用加湿器或放置水盆以增加湿度。每日定时开窗通风，利用紫外线消毒灯进行空气消毒，有效减少病毒和细菌的滋生。同时，增加绿植以净化空气，营造健康、舒适的环境。二是健康管理。幼儿园应建立幼儿健康档案，跟踪幼儿体质变化，及时发现健康问题。指导幼儿根据气温增减衣物，准备备用外套，避免受凉、感冒。组织七步洗手法教学，设置卡通洗手提示牌，培养幼儿良好的洗手习惯。规划适度的户外活动，开展阳光浴锻炼，增强幼儿体质。三是教育宣传。幼儿园可开展"预防感冒小卫士"主题活动，通过绘本、动画等形式讲解肺炎预防知识，提高幼儿的自我保护意识。设置保健知识角，展示预防肺炎宣传画，营造健康教育的氛围。组织家长讲座，普及秋冬儿童护理要点，形成家—园共育的良好局面。四是家—园协作。幼儿园应建立健康信息群，及时通报园所消毒记录，增强家长的信任感。发放《致家长的一封信》，倡导家庭同步落实预防措施，形成教育合力。开展亲子运动周，增强幼儿体质，促进亲子关系和谐发展。

1.3.1 呼吸系统的特点

呼吸系统由呼吸道和肺两部分构成。呼吸道可细分为上呼吸道与下呼吸道,其中上呼吸道涵盖鼻、咽、喉等器官,下呼吸道则包含气管及支气管(见图1-7)。该系统核心功能为执行气体交换,即完成二氧化碳等代谢废气的排出与氧气的摄入过程,从而保障人体细胞正常生理活动所需的气体环境。

1.3.2 学前儿童呼吸系统的特点

学前儿童的呼吸系统正处于生长发育阶段,其鼻腔、咽、喉、气管与支气管以及肺等部分都具有独特的生理特点。

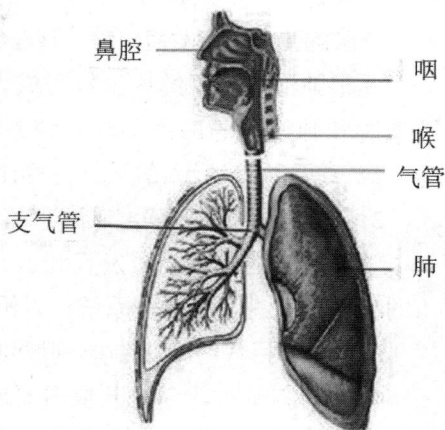

图1-7 呼吸系统的组成[①]

1. 鼻腔

学前儿童的鼻腔相对短小狭窄,黏膜柔嫩且富含血管,但缺乏鼻毛,过滤空气的能力较差。因此,他们更容易受到呼吸道细菌和病毒的感染。感染时,鼻黏膜会充血肿胀,导致鼻腔狭窄甚至闭塞,引起呼吸困难等症状。此外,学前儿童的鼻泪管较短,鼻腔感染时,病菌容易通过鼻泪管进入眼部,引发结膜炎等眼部疾病。

2. 咽

咽是呼吸道和消化道的共同通道。咽扁桃体4～10岁处于发育高峰。学前儿童的耳咽管较宽、短且平直,咽部感染时,病菌容易沿咽鼓管侵入鼓室,引起中耳炎。因此,保持咽部的清洁和健康对于预防中耳炎等耳部疾病非常重要。

3. 喉

喉是呼吸道的门户,也是发声器官。学前儿童的喉腔窄,声门狭小,黏膜脆弱。即使出现轻度炎症,也容易引起喉头水肿和狭窄,导致呼吸困难和声音嘶哑。严重时,甚至可能引发窒息,危及生命。因此,家长和保育人员应特别注意观察学前儿童的喉部健康状况,及时发现并处理喉部炎症等问题。

4. 气管与支气管

气管与支气管是连接喉与肺部的通道。学前儿童的右侧支气管较垂直,因此异物一旦被吸入,更容易进入右侧支气管。此外,他们的气管和支气管管腔较狭窄,黏膜血管丰富,但纤毛运动较差,不能很好地清除微生物和黏液,容易引起感染。感染时,气管和支气管会出现炎症和肿胀,导致呼吸困难等症状。

5. 肺

肺部是呼吸系统的重要组成部分,负责气体交换。学前儿童的肺组织弹力较差,肺泡数量少且容量小。因此,他们的肺伸缩范围较小,每次呼吸的气体交换量也较少。此外,

---

① 图片来源:https://baike.baidu.com/item/呼吸系统/790709.

学前儿童的肺部间质发育旺盛，血管丰富。这样的结构特点有利于氧气尽快进入心血管系统，以满足旺盛的新陈代谢对氧气的需求。

1) 肺的弹力组织发育较差，肺泡数量少，容量小

儿童肺泡的组织结构虽然与成人相似，但数量较少，容易被黏液堵塞，造成肺不张、肺气肿和肺瘀血等。由于幼儿肺的弹力组织发育较差，肺的伸缩范围小，加之肺泡数量少，故每次呼出、吸入的气体量也比较少。幼儿发生肺炎时，更容易缺氧。

2) 肺部间质发育旺盛，血管丰富

学前儿童的肺部间质发育旺盛、血管丰富，这样的结构特点非常利于通过呼吸系统吸入的氧气尽快进入心血管系统，以维持学前儿童旺盛的新陈代谢。

3) 呼吸浅且快，年龄越小，呼吸频率越高

由于肺容量小，学前儿童需要通过增加呼吸次数来满足身体对氧气的需求，因此他们的呼吸频率较高。例如，新生儿每分钟呼吸40～50次，而到六七岁时，已降至20～25次，到成人阶段，更是低至12次左右。

4) 呼吸节律不稳定且以腹式呼吸为主

由于调节呼吸运动的神经中枢发育尚未完善，学前儿童的呼吸节律常不稳定。同时，呼吸肌较弱使得他们主要采用腹式呼吸。这种呼吸方式虽然能够确保基本的氧气供应，但在剧烈运动或特殊情况下不够高效。

1.3.3　学前儿童呼吸系统的卫生保健

1. 避免用口呼吸

学前儿童应养成用鼻呼吸的良好习惯，避免用口呼吸。用口呼吸会使空气中的灰尘和病菌直接进入呼吸道和消化道，长期下来可能导致呼吸系统和消化系统疾病。此外，由于学前儿童肺部扩张不全，长期用口呼吸会影响胸廓的正常发育，甚至形成漏斗胸。同时，用口呼吸还会导致睡眠不安稳，影响精力和体力的恢复。因此，家长和教师应密切关注学前儿童的呼吸习惯，一旦发现有用口呼吸的不良习惯，应及时采取措施帮助矫正。

2. 纠正挖鼻孔行为

用手挖鼻孔是一种不良习惯，应及时纠正。挖鼻孔会导致鼻毛脱落、黏膜损伤，甚至引发血管破裂和出血。更严重的是，手指及指甲缝中的病菌可能随之侵入鼻腔，引起鼻腔感染，甚至引发更严重的并发症。此外，长期挖鼻孔还可能导致学前儿童形成"朝天鼻"，影响面部美观。因此，家长和教师应教育学前儿童避免挖鼻孔，保持鼻腔的清洁和健康。

3. 正确擤鼻涕

成人应促使学前儿童掌握正确的擤鼻涕方法。正确的擤鼻涕方法是轻轻捂住一侧鼻孔，擤完一侧再擤另一侧，避免在擤鼻涕的过程中用力过猛或同时将两侧鼻孔都捂住。否则，容易引发鼻窦炎或中耳炎等疾病。通过教授正确的擤鼻涕方法，可以帮助学前儿童保持鼻腔的清洁和通畅，预防耳部疾病的发生。

4. 防范异物进入呼吸道

学前儿童应避免玩玻璃球、纽扣、豆子等细小物件，以免不慎使这些物件进入鼻孔或喉部。同时，在进食或进水时，应避免说笑或追逐打闹，以防止食物误入气管或支气管，引发窒息等危险情况。家长和教师应加强对学前儿童的安全教育，提高他们防范呼吸道吸入异物的意识。

5. 保护声带

学前儿童的声带尚未发育成熟，较为柔弱，容易疲劳、损伤和发炎。因此，应鼓励学前儿童用自然优美的声音唱歌、说话，避免大声喊叫或扯着嗓子唱歌。同时，所选歌曲应是音域窄、节律简单、音程跳动小的歌曲，以减轻声带的负担。此外，唱歌环境应空气清新，温度、湿度适宜，避免尘土飞扬对声带造成刺激。

6. 保持室内空气流通

学前儿童生活、学习的室内环境应经常开窗通风，保持空气流通。新鲜空气所含氧气充足，能够满足学前儿童生长发育的需要。同时，定期开窗通风还可以降低室内空气中的病菌浓度，减少呼吸道疾病的发生。

7. 鼓励适度体育锻炼

适度的体育锻炼和户外活动对学前儿童的呼吸系统发育有益。在体育锻炼过程中，呼吸肌的运动得到加强，迫使更多的肺泡扩张，提高气体输入量和气体交换率。这不仅有助于增强呼吸肌的力量和肺活量，还能提高呼吸器官的适应能力，降低呼吸道疾病的发病率。因此，家长和教师应鼓励学前儿童适度参加体育锻炼和户外活动。

任务 1.4　认识能量供给站——消化系统

☆ 案例导入

为什么学前儿童较易出现"小儿伤食"现象？

轩轩今年3岁，过年期间家里天天聚餐，他跟着大人吃了很多肉、糖果，还喝了大量冷饮。结果他连续三天晚上咳嗽得厉害，吐了没消化的食物，肚子胀得圆滚滚的，睡觉也不安稳，手心还特别烫。家长带他去看病，医生经检查，发现他舌苔又厚又黄，肚子按着硬邦邦的，这是典型的"伤食"表现。

儿童伤食的原因在于，儿童的胃就像个小气球，容量比成人小很多。3岁儿童的胃只能装大约900毫升食物，但过年时他一顿可能就吃下了平时两倍的量；加上儿童的消化酶分泌不足，分解高蛋白食物的能力比较弱，摄入过多肉和甜食，胃就容易罢工。另外，儿童的肠神经系统还没成熟，肠道蠕动不协调，一旦吃多了就容易便秘。而且，很多家长喜欢追着孩子喂饭，非要让孩子再吃一口，结果孩子吃撑了也不知道停。还有，现在零食里糖分太高，冷饮又太凉，都会让肠胃"抗议"。

伤食后食物堆积在胃里，脾胃无法正常消化，儿童会肚子胀、嗳气(俗称"打饱嗝")、大便不通。严重的话，食物在胃里发酵，产生热量，儿童会手心脚心发热，甚至咳嗽、呕吐。这时候医生可能会开点消食的中药，再配合推拿和贴敷，帮助儿童消化。

预防伤食必须做到不强迫幼儿吃饭，每餐控制在20～30分钟，用"红黄绿"餐盘法：红色区放高糖高脂食物(少吃点)，黄色区放蛋白质(适量)，绿色区放蔬果(多吃点)。其次，平时可以给幼儿喝点山楂水、萝卜汤以帮助消化。最后，如果幼儿经常消化不良，可以去医院查查是否有食物不耐受的情况，避开容易过敏的食物。

1.4.1　消化系统的特点

消化系统是负责消化食物和吸收营养物质的重要系统，主要由消化道和消化腺两大部分组成。消化道是食物经过的通道，始于口腔，经过咽、食管进入胃中，然后在小肠和大肠中进行进一步的消化和吸收，最终，未消化的食物残渣通过肛门排出体外(见图1-8)。整个消化道包括口腔、咽、食管、胃、小肠、大肠和肛门等多个部分，每个部分都有其特定的结构和功能，共同完成对食物的消化和吸收。消化腺则是分泌消化液的腺体，它们分布在消化道的各个部分，帮助分解食物中的营养成分，使其能够被身体吸收。主要的消化腺包括唾液腺、胃腺、肝脏、胰脏和肠腺等。这些消化腺分泌的消化液中含有各种酶和其他化学物质，能够分解食物中的蛋白质、碳水化合物、脂肪等营养成分，为身体提供所需的能量和物质。消化系统通过消化道的机械消化和消化腺的化学消化，将食物分解为小分子物质，并通过消化道的黏膜上皮细胞吸收这些营养物质，为身体提供能量和物质支持。

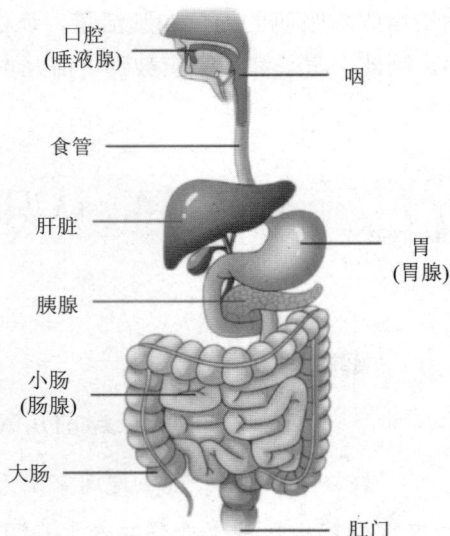

图1-8　消化系统的组成

1.4.2　学前儿童消化系统的特点

学前儿童的消化系统处于动态发育阶段，其解剖结构、生理功能和疾病易感性均与成人存在显著差异。掌握该阶段消化系统的特点，对科学喂养和疾病预防具有重要意义。下面从口腔至胰腺阐述学前儿童消化系统的发育规律及保健要点。

1. 口腔与唾液腺

口腔是消化系统的起始部，兼具咀嚼、吞咽和语言功能。儿童乳牙列共20颗，自6个月左右开始萌出，至2～3岁完成建颌。乳牙矿化程度较低，牙釉质薄，窝沟点隙易滞留食物残渣，龋病发生率高。乳牙功能有咀嚼、刺激下颌生长、辅助发音等。唾液腺包括腮腺、下颌下腺和舌下腺，其导管开口于口腔。唾液具有润滑食物、溶解味觉物质、清洁口腔及初步消化淀粉的功能。新生儿唾液腺尚未发育成熟，唾液分泌量少且稀薄；3～4个月时分泌量显著增加，但因吞咽协调能力不足，常出现"生理性流涎"现象。此阶段唾液淀粉酶活性较低，须逐步引入淀粉类辅食以促进酶系统发育。

2. 咽

咽是消化道与呼吸道的共同通道，分为鼻咽、口咽和喉咽三部分。鼻咽部侧壁的咽鼓管连通中耳鼓室，儿童咽鼓管短而平直，管腔较宽，上呼吸道感染时易并发中耳炎。口咽部含有腭扁桃体，其属于淋巴免疫器官，6～7岁发育达高峰。扁桃体隐窝易积存病原体，使儿童易患急性扁桃体炎，该炎症表现为咽痛、发热及扁桃体肿大。喉咽部与会厌软骨共同调节气道开放，吞咽时防止食物误吸。儿童会厌反射[①]尚未发育完善，异物吸入风险较高，须加强监护与教育。

3. 食管

食管是连接咽与胃的肌性管道，儿童食管呈漏斗状，黏膜柔嫩，肌层较薄。新生儿食管长度约8cm，5岁时增长至16cm，但仍比成人食管短。食管具有蠕动和括约肌控制功能，儿童期下食管括约肌压力较低，胃内容物易反流至食管。婴儿期胃食管反流发生率约为50%，表现为溢奶、呕吐等症状，多数随年龄增长自行缓解。食管狭窄处是异物易滞留部位，3岁以下儿童应避免进食坚果、果冻等高风险食物。

4. 胃

胃是消化管膨大部分，具有容纳、混合和初步消化食物的功能。新生儿胃容量仅有30～35mL，呈水平位，贲门括约肌发育滞后于幽门括约肌，过度喂养或吞入空气易导致漾奶。儿童胃容量随年龄增长而显著增加：3个月时达130mL，1岁时约300mL，3岁时约600mL。胃黏膜层含丰富胃腺，分泌胃液含胃蛋白酶原和盐酸。儿童胃酸pH值较高(3～4)，胃蛋白酶活性较低，脂肪消化主要依赖胰酶。胃排空速度受食物性状影响，母乳排空需2～3小时，固体食物排空则需4～6小时。

5. 小肠

小肠是消化、吸收的主要场所，包括十二指肠、空肠和回肠。儿童肠管相对较长(新生儿肠管约为250cm)，肠壁黏膜层含大量环形皱襞和绒毛，显著增大吸收面积。小肠液含多种消化酶，如肠激酶激活胰蛋白酶原，二糖酶分解乳糖和蔗糖，肽酶将寡肽水解为氨基酸。儿童期乳糖酶活性较高，但蔗糖酶活性较低，须逐步适应多糖类饮食。小肠平滑肌发育尚不完善，蠕动节律性较差，易因感染或饮食不当而出现肠功能紊乱。肠套叠是2岁以下儿童急腹症常见原因，须警惕阵发性腹痛和果酱样便。

---

① 会厌是咽喉部的一个薄片组织，像"盖子"一样。当我们吞咽时，会厌会自动盖住气管入口，防止食物、水等误入气管(避免呛咳或窒息)，这个保护反应就是"会厌反射"。

6. 大肠

大肠包括盲肠、结肠、直肠和肛管，主要功能是吸收水分、电解质并形成粪便。儿童结肠壁薄，升结肠固定性差，直肠与骶骨曲度较小，易发生肠套叠和脱肛。肠道菌群随年龄增长而逐渐稳定，对于母乳喂养儿，双歧杆菌占优势，而对于人工喂养儿，大肠杆菌比例较高。18～24个月是培养自主排便意识的关键期，须通过坐便训练建立排便反射。便秘是儿童期常见肠道问题，与膳食纤维摄入不足、排便习惯不良密切相关。

7. 肝脏

肝脏作为人体最大的消化腺，对于维持生命活动有多重关键作用。其核心功能主要体现在四个方面：首先，通过分泌胆汁实现脂肪乳化功能，将大分子脂肪分解为微小的脂肪颗粒以便消化和吸收；其次，作为代谢中枢，统筹蛋白质、脂类及糖类的分解、合成与代谢，并通过将过剩血糖转化为肝糖原、将氨基酸转化为储存蛋白来维持机体代谢平衡；再次，发挥生物解毒屏障作用，利用肝细胞及多种酶系统将内/外源性毒素转化为低毒或无毒物质并排出体外；最后，在胚胎发育阶段还承担造血器官的重要使命。

学前儿童肝脏的生理特点具有显著特殊性。虽然该群体肝脏相对体积比成人肝脏大，但肝糖原储备量仅占肝重的3%(成人约为5%)，在代谢旺盛且饥饿状态下易引发低血糖反应，表现为头晕、冷汗等典型症状，严重时甚至出现休克。在消化系统方面，儿童胆汁分泌量仅为成人的1/3～1/2，导致儿童脂肪乳化能力相对薄弱。在解毒防御机制上，儿童肝脏的解毒酶系统尚未发育完善，抗感染能力比成人低30%～40%。值得关注的是儿童的代偿修复能力：虽然其肝细胞解毒能力有限，但旺盛的代谢活性使其肝细胞再生速度比成人快2～3倍，因此在同等程度肝损伤情况下，儿童肝脏的修复周期可缩短约40%。

8. 胰腺

胰腺兼具外分泌和内分泌功能。外分泌部分泌的胰液含碳酸氢盐、胰蛋白酶、胰脂肪酶等，中和胃酸并参与三大营养素的消化。内分泌部胰岛β细胞分泌胰岛素，调节血糖稳态。儿童期胰岛素分泌对葡萄糖刺激反应较弱，易因进食不规律而发生低血糖。急性胰腺炎虽少见，但须警惕腹部外伤或病毒感染诱发。糖尿病是儿童内分泌疾病之一，1型糖尿病具有酮症酸中毒倾向，须终身胰岛素替代治疗。

1.4.3　学前儿童消化系统的卫生保健

1. 保持口腔与牙齿的卫生

保持口腔清洁对预防龋齿和牙周疾病至关重要。应建立定期口腔检查制度，若发现问题，应及时处理。培养幼儿餐后漱口习惯，3岁后可学习正确刷牙方法。日常须注意：避免冷热刺激损伤牙釉质；纠正吸吮手指、咬唇等不良习惯；及时治疗鼻咽疾病以免影响颌面部发育。

2. 培养科学饮食习惯

遵循消化系统的生理节律，建立定时定量进餐的制度。不暴饮暴食以免增加胃肠负担，控制零食摄入，防止营养失衡。倡导细嚼慢咽，使唾液充分混合食物，启动初步消化过程。注意饮食安全，避免食用不洁食物或体积过大、质地过硬的食物，预防消化道损伤。

3. 饭前饭后不做剧烈运动

剧烈运动会影响消化进程：饭前运动须预留恢复时间，以免影响食欲；饭后运动应间隔1～2小时，以免因大部分血液涌向肌肉而出现消化不良。建议午饭后散步10～15分钟再午睡，这样既促进消化又保障休息质量。

4. 养成定时排便的习惯

通过饮食调理和运动促进肠道蠕动。增加膳食纤维(如芹菜、红薯)摄入，保证充足饮水，每日安排适量体育活动。成人应帮助幼儿养成定时排便的习惯，避免憋便行为，预防便秘发生。

任务 1.5 认识废物管理者——泌尿系统

☆ 案例导入

尿液中有糖有蛋白，是生病了吗？

4岁的乐乐近1个月特别能喝水、吃饭，尿也特别多，可体重却肉眼可见地往下掉。一开始，家长以为孩子只是长身体，没太在意。但最近1周，乐乐精神越来越差，连玩耍的力气都没有了。家长这才觉得不对劲，赶紧带他去了医院。医生一检查，发现乐乐的末梢血糖高达25.6mmol/L，尿常规显示"酮体3+，葡萄糖3+，隐血1+，蛋白质2+"。医生当即判断，乐乐得了"1型糖尿病，酮症酸中毒"，需要紧急治疗。

孩子尿里带糖、带蛋白，这可不是小事。正常情况下，肾脏会"回收"血液里的葡萄糖，但乐乐的血糖太高了，肾脏"忙不过来"，葡萄糖就"溜"到尿里了。长期高血糖还会伤到肾脏的"过滤网"——肾小球基底膜，这道"网"破了，血液里的蛋白质就会"漏"到尿里，形成蛋白尿。乐乐的尿糖、尿蛋白其实是糖尿病酮症酸中毒的表现，这种病来得急、发展快，是儿童糖尿病最常见的急症，如果没有及时干预，可能引发生命危险。

若发现幼儿有以上症状，要赶紧带幼儿去医院。医生会查血糖、尿常规，很快就能弄清楚是不是糖尿病。如果确诊，幼儿需要打胰岛素来降血糖，还要查电解质、酸碱平衡这些指标。家长也得学会打胰岛素、测血糖、调整孩子的饮食和运动。糖尿病是慢性病，要定期带孩子查尿常规、肾功能，以及时发现问题。

　　预防这些症状，要多留意幼儿的身体变化。如果幼儿突然喝水多、吃饭多、尿多，但体重却下降，要小心糖尿病。平时要让幼儿吃得健康，少摄入高糖高脂食物，多吃蔬菜、水果和粗粮；多运动，增强体质。特别是家里有糖尿病人的幼儿，要定期查血糖、尿常规。

　　糖尿病可不是"大人病"，它离幼儿并不远。

1.5.1　泌尿系统的特点

　　泌尿系统是人体内负责排泄代谢产物的重要系统，主要由肾脏、输尿管、膀胱和尿道四个部分组成(见图1-9)。肾脏是泌尿系统的核心器官，主要负责过滤血液，生成尿液。尿液中含有身体代谢产生的废物和多余的水分，通过输尿管输送到膀胱。膀胱是一个储尿器官，能够暂时存储尿液，尿液在适当时机通过尿道排出体外。尿道的结构和功能确保尿液能够顺畅地排出体外。泌尿系统通过肾脏的泌尿功能、输尿管的输尿功能、膀胱的储尿功能和尿道的排尿功能，将人体内的绝大部分代谢产物以尿液的形式排出体外，从而维持身体内环境的稳定。

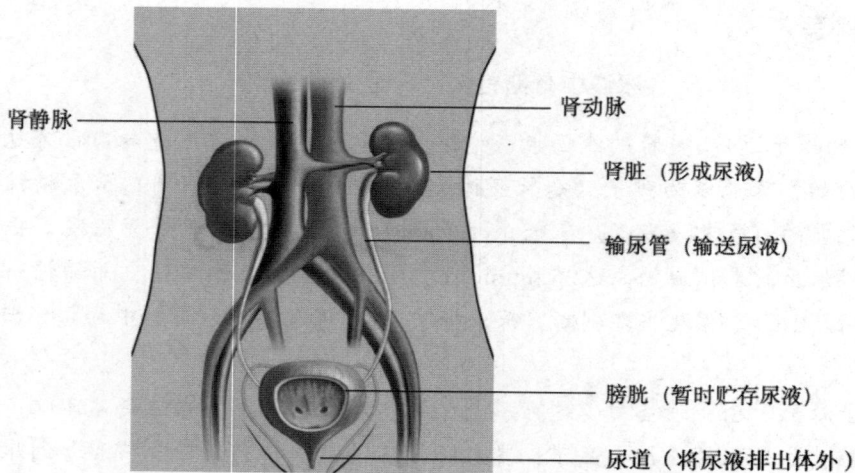

肾静脉　　　　　　　　　　　　　　肾动脉

　　　　　　　　　　　　　　　　　肾脏（形成尿液）

　　　　　　　　　　　　　　　　　输尿管（输送尿液）

　　　　　　　　　　　　　　　　　膀胱（暂时贮存尿液）

　　　　　　　　　　　　　　　　　尿道（将尿液排出体外）

图1-9　泌尿系统的组成

1.5.2　学前儿童泌尿系统的特点

1. 肾脏

　　新生儿的肾脏在身体中的占比相对较大，位置较浅(靠近体表)，因此2岁以下婴幼儿在体检时较容易触及肾脏。年龄越小的儿童，肾脏中未发育成熟的肾单位比例越高。若发生肾脏疾病，不仅会导致肾功能受损，还可能影响肾脏的正常生长进程。此外，婴幼儿肾小管较短，吸收水分和浓缩尿液的能力较弱，容易出现尿量多、尿液稀释的情况。

2. 输尿管

学前儿童的输尿管较长且走行呈现明显弯曲，管壁较薄、弹性较差。由于肌肉层和弹性组织尚未发育成熟，输尿管在排尿过程中容易受压扩张或扭曲，引发尿路梗阻。尿液排出受阻时，可能进一步导致细菌滞留，增加泌尿系统感染的风险。

3. 膀胱

儿童膀胱位置较高(接近腹腔)，当尿液充盈时可能向上挤压进入腹腔，易被误判为腹部肿块。该阶段膀胱容量较小，黏膜娇嫩，肌肉层及弹性组织发育不足，储尿能力有限。加之儿童新陈代谢旺盛、需水量大，导致排尿频繁(低龄儿童表现尤其显著)。神经系统对排尿的控制能力尚未完善，也是儿童尿频的重要原因。

4. 尿道

学前儿童尿道普遍较短，女童尿道比男童尿道更为短宽，且尿道口位置接近肛门。这种解剖结构使女童尿道口易被粪便污染，增加感染风险。无论男女儿童，由于尿道黏膜薄嫩且与外界直接相通，细菌更易侵入，引发尿道炎等感染性疾病。日常护理中须注意保持会阴部清洁，以降低感染概率。

1.5.3 学前儿童泌尿系统的卫生保健

1. 做好私处日常清洁

每日须用温水清洗幼儿外阴部，幼儿大便后务必由前向后擦拭(女童尤其注意)，避免粪便污染尿道口。建议选择吸水性强、透气性好的棉质尿布，每2~3小时更换一次，夜间定时检查。尿布疹高发期可使用含氧化锌的护臀膏，保持私处干爽。避免用肥皂或刺激性湿巾清洁，以免破坏皮肤屏障。

2. 开展如厕行为训练

通过定时提醒(如餐后30分钟)帮助幼儿建立排尿规律，逐步延长间隔至2小时左右。准备儿童专用坐便器，用绘本或儿歌营造轻松如厕氛围。夜间可唤醒1~2次排尿，但避免频繁打断睡眠。对于尿床儿童，可采用"星星奖励表"等正向激励法，避免责骂造成心理焦虑。

3. 科学调控饮水计划

每日饮水量建议为600~800mL(根据活动量调整)，避免因过量饮水而加重肾脏负担。培养少量多次的饮水习惯，避免短时间内大量饮水。运动后须及时补水，但每次不超过100mL。控制果汁、碳酸饮料的摄入，避免高盐食物导致尿液浓缩、刺激膀胱。

4. 防范尿路感染风险

留意尿频、尿急、排尿哭闹等异常表现，女童若出现抓挠私处行为，须警惕。避免穿紧身裤或化纤内裤，选择宽松纯棉衣物。教孩子如厕后正确的擦拭方法，避免在公共泳池或浴盆中长时间浸泡。若出现尿液浑浊、发热等症状，须及时送医检测尿常规，在医生指导下规范治疗。

任务 1.6　认识生命延续者——生殖系统

☆ 案例导入

没洗好屁屁，后果有多严重？

问题一：红屁股、尿布疹，都是"脏"出来的

6个月的宝宝突然哭闹不止，小屁股红通通，还长满小疹子。家长以为是尿不湿过敏，换了七八个牌子也不见好。医生掀开尿不湿一看：典型的"尿布皮炎"！原来，宝宝大便后，妈妈只用湿巾随便擦了擦，没彻底清洗。残留的粪便和尿液中的化学物质，加上湿巾里的酒精刺激，直接"烧"坏了宝宝娇嫩的皮肤屏障。孩子痒得整夜抓挠，皮肤破溃后还可能继发细菌感染，严重时甚至需要住院治疗！

问题二：尿路感染，竟是"擦屁股"惹的祸

2岁女孩反复发烧，家长以为是感冒，结果尿常规显示白细胞高于正常值。医生追问细节后发现：孩子大便后，妈妈习惯从后往前擦屁股，导致粪便中的细菌污染尿道口，引发尿路感染。孩子尿频、尿急、尿痛，反复发烧，若未及时治疗，细菌可能逆行感染肾脏，造成肾盂肾炎，影响终身肾功能！

问题三：皮肤溃烂，胖宝宝的"隐形折磨"

1岁胖宝突然哭闹拒抱，家长脱下其裤子一看：大腿根和屁股缝的皮肤已经发白、溃烂，甚至渗出脓液。医生诊断为"间擦疹"，由皮肤褶皱处长期潮湿、摩擦且清洁不到位等导致。换药时孩子撕心裂肺地哭，治疗周期长达数周，还可能留下永久性疤痕。

问题四：长期忽视，埋下健康隐患

有个大孩子小时候反复尿路感染，未彻底治疗，长大后总尿频、尿急，最终确诊为"慢性膀胱炎"。这与幼年时期私处清洁不彻底密切相关。孩子生活质量下降，长期服药，甚至可能影响生育功能。

洗屁屁的正确姿势

首先，水温要控制在40℃以下，用手腕内侧试温，感觉温热即可，千万别用花洒直冲私处，太强的水流可能损伤皮肤。其次，准备专用小盆和棉柔巾，别和洗脚盆混用，湿巾可选婴儿专用款，但大便后建议用清水冲洗。清洁手法也有讲究：女宝要从前往后擦，重点清洁大阴唇沟壑；男宝要轻轻推开包皮，用棉柔巾蘸水擦拭龟头和冠状沟；胖宝要扒开皮肤褶皱处，确保无残留。擦干时，用干净毛巾或棉柔巾蘸干，尤其是肛门和私处周围，千万别用力摩擦。最后，洗完屁屁并晾干后，薄涂一层含氧化锌的护臀霜，形成保护膜。幼儿的皮肤厚度只有成人的1/3，私处更是敏感、脆弱，不能忽略细节。"清水+正确手法"是洗屁屁的黄金法则！

如果幼儿出现屁屁发红、异味、频繁抓挠或排尿时哭闹等情况，须立即就医！早发现、早治疗，才能避免小问题变成大麻烦。

1.6.1　生殖系统的特点

生殖系统是人体内负责生殖和性功能的系统，分为内生殖器和外生殖器两大部分。

在男性生殖系统中，内生殖器主要包括睾丸、附睾、输精管、精囊、射精管和前列腺等器官。其中，睾丸是男性的主要性器官，负责分泌雄性激素和产生精子。外生殖器则包括阴囊和阴茎，它们在生殖过程中起到重要作用。

在女性生殖系统中，内生殖器由卵巢、输卵管、子宫和阴道组成。卵巢是女性的主要性器官，能够产生卵子并分泌雌性激素、孕激素以及少量的雄激素。外生殖器，又称外阴，包括阴阜、大阴唇、小阴唇、阴道前庭及前庭大腺等结构，它们对于保护内生殖器和参与生殖过程有重要作用。

生殖系统通过内生殖器和外生殖器的配合实现生殖细胞(精子和卵子)的产生、运输以及生殖过程中的其他关键功能。

1.6.2　学前儿童生殖系统的特点

1. 男性儿童生殖系统

1) 睾丸

男性儿童出生时睾丸已降至阴囊，但10岁前生长缓慢，体积较小。睾丸的主要功能是产生精子和分泌雄性激素，但学前阶段激素分泌量极少，生殖功能尚未启动。

2) 阴茎

男性儿童阴茎海绵体腔未完全发育，包皮包裹龟头，常出现包茎或包皮过长等现象。包皮具有使龟头免受外界刺激和污染的作用，是生殖系统的一种自然防御机制。

3) 附属器官

男性儿童附睾、前列腺等附属器官处于未成熟状态，功能尚未启动。这些器官随年龄增长而逐渐发育，为青春期生殖功能的成熟做准备。

2. 女性儿童生殖系统

1) 卵巢

女性儿童卵巢滤泡处于原始阶段，8～10岁开始发育，17～18岁成熟。学前阶段卵巢体积小，表面光滑，无规律排卵，生殖功能尚未启动。卵巢是女性生殖系统的核心器官，负责生产和排出卵细胞，以及分泌雌激素和孕激素。

2) 子宫

女性儿童子宫位于盆腔底部，体积小，宫颈占子宫全长的2/3。10岁后子宫迅速发育，体积和重量显著增加，为青春期月经初潮和生育功能做准备。子宫是孕育胚胎和产生月经的重要器官。

3) 阴道

女性儿童阴道黏膜薄、无皱襞，酸度低，抗感染能力较弱。阴道具有自净作用，少量分泌物可抑制细菌生长，维持阴道内环境的稳定，是女性生殖系统的一种自然防御机制。

1.6.3　学前儿童生殖系统的卫生保健

1. 每日温和清洁外阴

每日使用38℃左右的温水轻柔冲洗外阴，避免使用肥皂或沐浴液直接接触黏膜。保持外阴部清洁、干燥，可破坏细菌滋生的环境，减少感染风险。温水既能有效清洁，又能避免烫伤儿童娇嫩的皮肤，同时减少化学刺激，有助于维护黏膜屏障的完整性。

2. 建立排尿后护理流程

女童排尿后须从尿道向肛门方向擦拭，避免将肛门的细菌带入尿道，引发上行感染；男童应翻开包皮清洗冠状沟，及时清理包皮垢。这些护理流程能显著降低尿路感染和外阴炎的发生概率，保障儿童泌尿系统健康。

3. 选择发育友好型衣物

选择A类纯棉内裤，其透气性和吸湿性良好，能减少汗液对外阴的刺激。裤腰松紧带宽应大于3cm，避免因松紧带过紧而压迫腹部，影响生殖器官的正常发育。同时，应避免穿开裆裤，以减少外阴接触地面污染物的机会，降低感染风险。

4. 实施隐私部位观察计划

每月固定日期在沐浴后观察儿童生殖器外观，记录发育里程碑，如睾丸下降进程、阴唇发育情况等。通过定期观察，家长能及时发现包皮嵌顿、阴唇粘连等发育异常，以及性早熟等潜在问题，为早期干预提供基础数据。

5. 构建安全防护机制

在家中安装防撞角家具，避免儿童在玩耍时碰撞到尖锐物，导致生殖器外伤。同时，开展"身体泡泡"安全教育，让儿童认识身体隐私部位，学会保护自己的"小秘密"，预防性侵害。此外，避免儿童骑跨硬物玩具，以减少生殖器外伤的风险，保障儿童生殖健康。

任务 1.7　认识生命运输网——循环系统

☆ 案例导入

幼儿心脏跳得快，正常吗？

4岁幼儿乐乐在幼儿园户外活动后出现额头微汗、呼吸略急促的现象，老师触摸其胸口时发现他心率较快，随即将情况告知家长。乐乐妈妈当晚观察到孩子安静时心率仍超过100次/分钟，联想到成人心率标准后产生担忧。事实上，3～6岁幼儿静息心率通常为80～120次/分钟，活动后可达130～150次/分钟，显著高于成人静息心率，这是因为幼儿新陈代谢旺盛、心脏搏出量较小。若幼儿仅因活动或情绪激动而出现心率暂时增快的现象，且无面色苍白、头晕、胸闷等伴随症状，通常属于生理现象。但若出现静息心率长期超过140次/分钟、轻微活动后心率飙升且恢复缓慢等现象，或伴随拒食、生长发育迟缓等情况，则须警惕贫血、甲状腺功能亢进或先天性心脏病等潜在问题。经家庭监测，乐乐晨起静息心率为95次/分钟，活动后1小时可恢复至110次/分钟，且无其他异常表现，医生确认其心率处于正常范围。此案例提示教师和家长：须结合幼儿活动状态综合判断心率变化，可通过触摸颈动脉或手腕脉搏(数15秒×4)进行基础监测，同时避免在幼儿剧烈运动后立即测心率；若发现异常，应及时就医以排查病因，而非盲目用药。幼儿园也可通过体检建立幼儿健康档案，动态追踪心率变化，并结合绘本或动画向幼儿简单讲解"心脏跳跳为身体加油"的生理原理，帮助其从小建立健康认知。

1.7.1　循环系统的特点

循环系统由心血管系统和淋巴系统协同构成。心血管系统包含心脏、血管和循环血液，负责通过动脉输送氧与养分，通过静脉回收代谢废物(含二氧化碳)，经毛细血管完成物质交换(见图1-10)。淋巴系统作为补充机制，主要调节组织液平衡并参与免疫防御，与心血管系统共同维持机体内环境稳态。

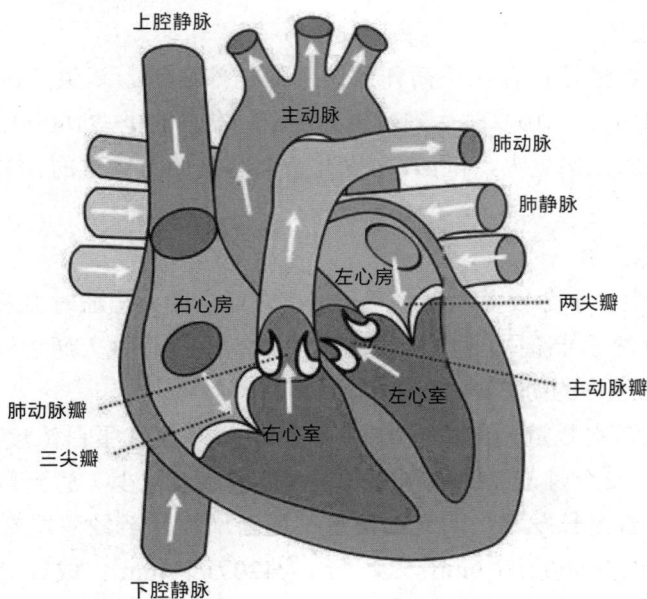

图1-10　心脏结构示意图[1]

---

[1]　王庭槐.生理学[M].9版.北京：人民卫生出版社，2018.

1.7.2　学前儿童循环系统的特点

1. 学前儿童心脏的特点

1) 心脏相对较大

心脏位于胸腔中部偏左下方，学前儿童心脏的重量随年龄增长而增加，但增长速度慢于体重的增长速度。新生儿心脏重量为20～25g，到5岁时增长至出生时的4倍(80～100g)，9岁时达到出生时的6倍(120～150g)。尽管心脏重量在增加，但由于体重增长更为显著，心脏占体重的比例实际上逐渐减小。

2) 心脏的排血量较少

新生儿心脏的总容积仅为20～22mL，2岁半时增加至60mL左右，此后增长相对缓慢。进入青春期后，心脏容积迅速增长，至18岁左右达到成人水平(约240mL)。由于心脏容积较小，学前儿童心脏每次搏动输出的血量(即排血量)也相应较少，血管弹性好，血压偏低。

3) 心脏收缩功能弱

学前儿童的心肌纤维较为细微，弹性纤维分布较少，这使得心脏在收缩时的扩张能力有限，收缩功能相对较弱。随着年龄的增长，弹性纤维逐渐增多，心肌的收缩功能也随之增强。

4) 心率快

由于学前儿童心脏排血量小、收缩功能弱，加上新陈代谢旺盛，身体组织需要更多的血液供应，因此心脏需要通过增加搏动次数来满足机体的需求。4～7岁幼儿心率一般在80～100次/分钟，明显高于成人心率(60～80次/分钟)。

2. 学前儿童血液的特点

1) 血容量相对较多

学前儿童的血容量是指存在于循环系统中的全部血量。新生儿血容量约为300mL，1岁时增长至600mL左右，10岁时达到新生儿的6～7倍(1800～2100mL)。与成人相比，儿童的血容量占体重的比例更大，例如，3岁儿童血容量约占体重的10%，而成人血容量仅占体重的7%左右。

2) 凝血功能尚未完善

学前儿童血浆中含水分较多，凝血因子浓度较低，因此出血时血液凝固得较慢。新生儿出血需要8～10分钟才能凝固，学前儿童需要4～6分钟，而成人通常只需3～4分钟。

3) 红细胞和血红蛋白的动态变化

儿童出生时红细胞数量为500万～700万个/mm^3，血红蛋白浓度为每100mL血液中15～22g。出生后2～3个月，红细胞和血红蛋白数量逐渐减少，达到最低水平，出现生理性贫血。此后，随着生长发育，两者的数量又逐渐增加，至12岁左右达到成人水平。成年男子红细胞数量约为500万个/mm^3，女子约为420万个/mm^3；成年男子血红蛋白浓度为12～15g/dl，女子为11～13g/dl。

4) 白细胞免疫特点

学前儿童白细胞中中性粒细胞比例较小，导致机体抵抗病原微生物的能力相对较弱。因此，儿童在感染时，炎症反应容易扩散，需要及时诊断和治疗。

3. 学前儿童血管的特点

1) 血管结构利于物质交换

学前儿童血管较粗，毛细血管丰富，这样的结构有利于增加血流量，使身体各部位获得充足的氧气和营养物质，促进生长发育，也有利于代谢废物的排出和疲劳的消除。

2) 血管壁逐渐发育成熟

随着年龄增长，学前儿童的血管壁逐渐增厚，弹力纤维增多，血管的弹性和调节能力逐渐增强。到12岁时，动脉血管的发育成熟程度已与成人接近。

3) 血压随年龄增长而升高

由于学前儿童心肌力量较弱，心脏每次搏动输出的血量较少，加上血管管径较大，血液在血管中流动时阻力较小，因此血压低于成人水平。随着年龄的增长，心肌力量增强，血管壁增厚，血压逐渐升高至成人水平。

1.7.3 学前儿童循环系统的卫生保健

1. 增加含铁食物的摄入

学前儿童生长发育快，须保证充足铁摄入。每周安排2～3次动物肝脏、瘦肉等含铁食物，搭配橙汁等富含维生素C的饮品以促进铁吸收。避免长期素食导致铁摄入不足，早产儿或挑食儿童须遵医嘱补充铁剂。注意观察口唇、甲床是否苍白，定期检测血红蛋白值。

2. 控制运动时间与强度

避免长时间剧烈运动(如连续跳绳超过10分钟)，以防心脏负荷过重。选择适龄运动，如平衡车、拍球等，每次持续活动不超过30分钟。运动时注意监测心率，呼吸明显急促或面色异常发白时须立即停止。有先天性心脏病史的儿童须在医生指导下制定运动方案。

3. 做好手脚部位的保暖

儿童末梢血管调节能力较弱，冬季外出时须戴手套、穿厚袜。避免长时间静坐玩耍，每小时应起身活动肢体以促进血液回流。洗澡时先用温热毛巾敷手脚再入水，防止温差过大引起血管收缩。出现手脚持续冰凉的现象时须排查贫血或心脏问题。

4. 每日保证充足饮水量

建议每日饮水量为800～1000mL(含奶量)，夏季或发热时须适当增加。腹泻期间须口服补液盐以预防电解质紊乱，避免仅喝白开水。运动后采用少量多次补水法，每次不超过50mL。注意观察尿量及颜色，深黄色尿液提示须增加饮水。

5. 调整饮食结构以防肥胖

控制油炸食品、甜饮料的摄入，每日水果摄入量不超过150g。主食增大全谷物比例，保证优质蛋白的摄入(如鸡蛋、鱼类)。培养定时定量进餐习惯，避免过度喂养。定期监测身高、体重，若BMI超过P85，须调整饮食结构并增加运动量。

任务 1.8　认识智能通信网——神经系统

☆ 案例导入

幼儿注意力不集中，是神经发育异常吗？

　　5岁幼儿明明在幼儿园集体活动中常常注意力不集中，如老师讲故事时他频繁东张西望，手工活动中途会突然起身跑动。家长会后，老师向家长反映了这一情况，明明妈妈担忧道："孩子总坐不住，是不是神经发育有问题？"

　　事实上，3~6岁幼儿注意力持续时间存在个体差异，4~6岁儿童平均专注时间为10~15分钟，且以"无意注意"为主，易被外界刺激干扰。明明的行为须结合具体表现来判断：若他仅在非兴趣活动中分心，但能专注拼图20分钟或完整观看动画，则分心属于年龄特征；但若伴随语言发育迟缓(如3岁仅能说单字)、运动协调障碍(如经常摔跤)或社交回避(如从不与同伴对视)等情况，则须警惕神经发育异常。

　　研究显示，幼儿注意力不集中的问题可能与遗传、大脑发育不成熟(如前额叶皮层功能未完善)或环境因素(如长期睡眠不足、家庭教养方式不一致)相关，仅少数案例由注意缺陷多动障碍(ADHD)等神经发育障碍导致。

　　针对明明的情况，教师建议家长先通过"家庭观察表"记录其注意力表现(如专注时长、干扰因素等)，并调整家庭环境(如减少电子屏幕时间、建立固定作息习惯)。若观察到明明在6岁后仍无法完成简单指令(如"把积木放进盒子")，或专注力没有随年龄增长而提升，则需要转介至儿童保健科进行专业评估，包括神经心理学测试(如持续性操作测验)和脑电图检查，以排除病理因素。

　　此案例提示：幼儿注意力问题需要动态观察，既避免过度敏感而错误地贴上"异常"标签，又应及时识别需要干预的信号。

1.8.1　神经系统的特点

　　神经系统由中枢神经和周围神经两大分系统组成(见图1-11)。中枢神经包括脑和脊髓，脑位于头部，分为大脑、小脑、脑干(包括中脑、脑桥和延脑)和间脑四部分(详见图1-12)。大脑控制思维和记忆，小脑协调动作、维持平衡，脑干负责基本生命活动，间脑协助感觉传递。脊髓位于脊柱内，负责传递身体与脑之间的神经信号，并能独立完成简单反射，如排尿控制。

　　周围神经系统由头部神经、脊柱神经和内脏神经组成。头部神经连接脑与面部器官，传递感觉和控制运动；脊柱神经从脊髓发出，支配身体各部位的感知与动作；内脏神经调控心跳、消化等内脏功能，分为交感神经(应对紧急情况)和副交感神经(维持日常状态)。神经信号通过神经元间的化学和电信号传递。当身体感受器检测到刺激时，信号通过传入神经传至脊髓或脑，处理后通过传出神经引发相应反应。例如膝跳反射中，敲击膝盖的信号直接通过脊髓触发腿部动作，不需要大脑参与。这种分级传导机制使神经系统能快速处理信息并作出反应。

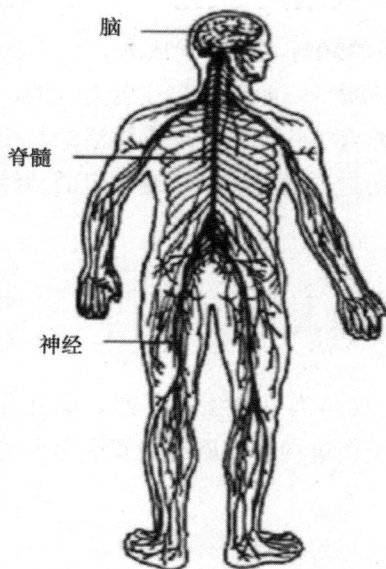

图1-11　神经系统的组成

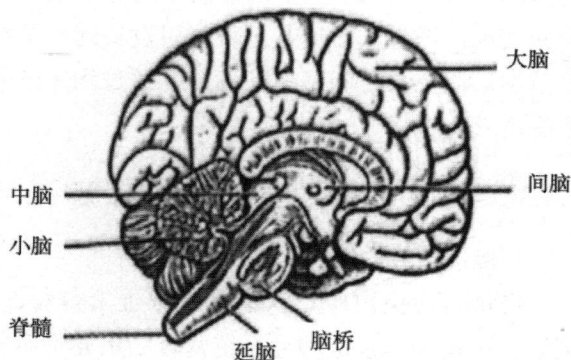

图1-12　脑的组成①

1.8.2　学前儿童神经系统的特点

1. 发育迅速

1) 大脑快速发育

在生命的最初几年，大脑体积和重量迅速增加。到学龄前期，儿童大脑重量已接近成人的90%。这种快速增长主要是由于神经元的成熟、髓鞘形成及突触密度的增加，为儿童认知、语言、运动等能力的发展奠定物质基础。

2) 突触连接与修剪

突触的生成在学龄前期达到高峰，每个神经元与其他神经元之间形成大量连接。随后，使用频率低的突触会被"修剪"，这一过程使大脑更加高效，有助于优化神经网络，提升信息处理速度。

3) 髓鞘化进程加速

髓鞘化是指神经纤维外包覆髓鞘的过程，这一过程在学龄前儿童中显著加速。髓鞘化提高了神经信号的传导速度，增强了儿童的反应能力和运动协调性，是神经系统功能成熟

---

① 宣兴村. 学前儿童卫生与保健[M]. 长春：东北师范大学出版社，2017.

的重要标志。

2. 容易兴奋，也容易疲劳

3岁以下幼儿的高级神经活动中，抑制性神经过程尚未完善，兴奋性占据主导地位，表现为情绪控制能力薄弱，对感兴趣活动难以主动终止；注意力易分散，持续静坐时易出现小动作。尽管3岁后大脑皮层的兴奋—抑制平衡逐步改善，学习与活动能力显著提升，但相较于学龄儿童，其抑制能力，尤其是主动抑制能力，仍处于较低水平。

3. 对氧的需求量大，对糖的依赖性强

幼儿脑组织耗氧量极高，静息状态下占全身总耗氧量的50%，而对于成人，仅占约20%，而且幼儿几乎完全以血糖作为能量来源，血糖水平轻微下降即可导致注意力涣散、反应迟钝，严重低血糖甚至可能引发昏迷。这些特点要求教育实践中须合理安排活动与休息节奏，避免长时间静态任务，并通过均衡营养确保血糖稳定，以支持其快速发育的神经系统需求。

1.8.3　学前儿童神经系统的卫生保健

1. 保证营养均衡

提供富含蛋白质、铁、锌、维生素等营养素的食物，如鱼肉、鸡蛋、牛奶、绿叶蔬菜等。这些营养素是神经系统发育的重要物质基础，有助于促进神经细胞的生长和髓鞘的形成。

2. 鼓励适当锻炼

适当的体育锻炼，如户外游戏、体操等，不仅能增强体质，还能促进大脑发育。运动可以刺激神经系统的生长，提高神经信号的传导效率，增强儿童的反应能力和协调性。

3. 确保充足睡眠

保证儿童每天有足够的睡眠时间，建立规律的作息习惯。充足的睡眠有助于大脑休息和恢复，促进神经系统的发育和功能的完善。

4. 注重情绪管理

家长应给予儿童足够的关爱和支持，避免过度刺激，帮助儿童学会调节情绪。稳定的情绪状态有利于神经系统的健康发展，从而提高儿童的学习效率和社交能力。

5. 提供适当刺激

通过游戏、音乐、画画等方式提供各种不同类型的刺激，促进儿童感官、运动、认知和情感等方面的发展。适当的刺激可以激发神经系统的潜能，促进神经网络的优化和重组。

6. 创造安全环境

确保儿童生活的环境安全、卫生、舒适，避免意外伤害。安全的环境为儿童提供了自由探索的空间，有助于神经系统的发育和功能的完善。

任务 1.9　认识化学调控者——内分泌系统

案例导入

孩子矮小是甲状腺功能减退导致的吗？

5岁幼儿小彬在幼儿园体检中被发现身高仅100.2cm，比同龄男孩平均身高(113.5cm)矮了13.3cm，家长起初认为"孩子只是发育晚"，但经教师提醒后就医。检查发现，小彬不仅身高落后，还伴有智力测试接近最低临界值、反应迟钝及长期便秘等情况，经进一步甲状腺功能检测，小彬被确诊为先天性甲状腺功能减退症(甲减)。该病患者由于甲状腺激素分泌不足，代谢率降低，直接影响骨骼发育和生长激素作用。典型症状包括：身高增长缓慢、骨龄延迟(如5岁儿童骨骼发育仅相当于3岁)、特殊面容(如眼睑浮肿、舌大外伸)及基础代谢低下(如体温偏低、嗜睡)。

幼儿矮小可能由多种因素导致，甲状腺功能减退是需要重点排查的病因之一。甲状腺激素在3～6岁儿童生长发育中起关键作用，其缺乏会导致细胞代谢减缓、蛋白质合成减少，进而抑制骨骼与软组织发育。若未及时干预(如补充甲状腺激素)，患儿身高将永久落后，且智力损害不可逆。经规范治疗，小彬的身高增速恢复至每年6cm(接近正常值)，心包积液消失，但已损失的身高难以完全追回。

家长须定期监测幼儿身高，若发现身高低于同龄儿均值2个标准差(如5岁男童<105.4cm)或生长曲线平坦，应结合其他症状(如便秘、嗜睡、特殊面容等)及时排查甲状腺功能问题。幼儿园可通过健康宣教，指导家长识别"三低一高"信号(低代谢、低体温、低心率、高TSH)，并强调新生儿筛查与定期体检的重要性。

1.9.1　内分泌系统的特点

内分泌系统作为人体重要的调控机构，与神经系统共同维持生理平衡。该系统由内分泌腺、内分泌结构及内分泌细胞组成，通过分泌激素发挥调节作用。激素作为化学信使，直接释放进血液和淋巴系统，随体液流动作用于全身靶器官[1]。尽管激素在血液中浓度极低，却对新陈代谢、生长发育、生殖等生命活动具有显著调控效应。

该系统核心功能体现在三个方面：其一，调控机体生长与性成熟进程；其二，协调重要生命活动，如生殖过程；其三，维持内环境稳态。主要内分泌腺包括脑垂体(调控多腺体

---

[1]　靶器官是某一特定物质在体内"重点作用"的器官，例如，胰岛素的靶器官主要包括肝脏、肌肉和脂肪组织。

功能)、松果体(调节昼夜节律)、甲状腺(控制代谢率)、甲状旁腺(调节钙磷平衡)、胸腺(参与免疫发育)、肾上腺(应激反应调节)、胰腺(血糖管理)及性腺(维持生殖功能)等，各腺体通过激素网络实现精密生理调控(见图1-13)。

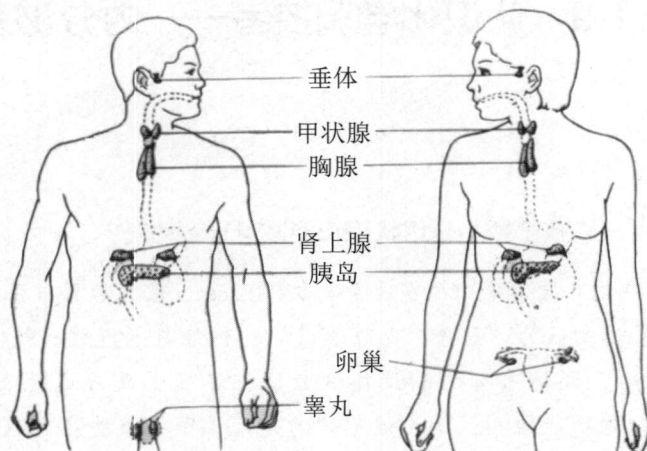

图1-13　人体主要的内分泌腺[①]

1.9.2　学前儿童内分泌系统的特点

1. 脑垂体——内分泌之王

脑垂体是位于脑底蝶骨体上方垂体窝内的重要内分泌腺体，虽仅重约0.6g(此为成年男性脑垂体平均重量，女性脑垂体稍重)，却通过下丘脑的紧密连接掌控着全身的内分泌活动。作为"内分泌之王"，它分泌的生长激素可直接促进蛋白质合成与骨骼生长，是儿童身高发育的关键调控因子；同时通过释放促激素调节甲状腺、性腺等靶腺的活动，维持机体代谢平衡。

脑垂体在婴儿出生时已发育成熟，其功能活跃期集中于4岁前及青春期。若学前儿童(尤其是幼童)因先天缺陷或疾病而出现生长激素分泌不足的问题，将引发生长发育迟滞等问题，严重者可能患上侏儒症——患者成年身高通常低于130cm，但智力水平及性器官发育多保持正常。

生长激素的分泌并不是匀速的，呈现脉冲式节律，夜间深睡眠阶段是其分泌高峰期。研究表明，睡眠不足或质量下降会显著减少生长激素分泌量，直接影响儿童身高的增长。因此，保证充足、优质的夜间睡眠对学前儿童生长发育至关重要。

2. 甲状腺

甲状腺由左、右两个侧叶和峡部构成，表面内、外两层被膜包裹。甲状腺合成、贮存和分泌甲状腺素，促进生长发育，调节新陈代谢和神经系统功能。学前儿童的甲状腺位置比成年人高，上端可达舌骨大角，下端平第5～6气管环处，体积相对较大。出生后6个月内，甲状腺的重量出现减轻现象或略微增加，以后随年龄的增长逐渐增加。甲状腺激素的主要功能是促进体内新陈代谢，维持正常生长发育，尤其对幼年机体的骨骼、生殖器与神经系统的生长发育有促进作用。

---

① 图片来源：https://baike.baidu.com/item/内分泌腺/1141412.

对于学前儿童(特别是低龄幼童)来说，如果甲状腺机能不足，激素过少，会导致呆小症，呆小症患者表现为骨骼生长落后，前囟闭合延迟、智力低下，性发育受阻等(见图1-14)。

反之，甲状腺素如果分泌过多，会患甲状腺功能亢进症，简称甲亢。甲亢患者常表现为食量大但消瘦、焦虑烦躁、易怒、双眼突起、心跳呼吸快等(见图1-15)。

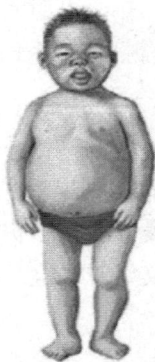

图1-14　呆小症患者[①]　　　　　　　　图1-15　甲亢患者

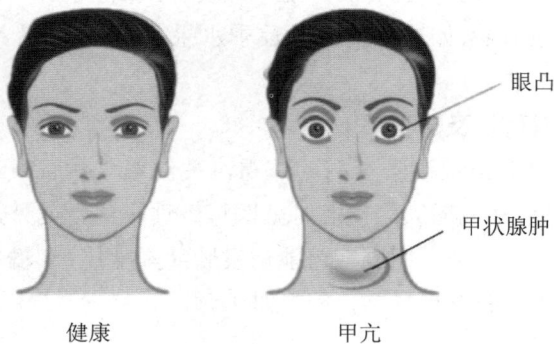

3. 肾上腺

肾上腺分为皮质和髓质。皮质分泌盐皮质激素、糖皮质激素和雄激素，调节水盐代谢、糖和蛋白质代谢；髓质分泌肾上腺素和去甲肾上腺素，参与应激反应。肾上腺是成对的器官，左右各一，位于肾的上端。新生儿的肾上腺相对较大，但会迅速萎缩，以后又逐渐恢复。肾上腺的作用很多，与其他内分泌器官的关系密切，在发育过程中，皮质发生变性溶解，重量迅速下降，在出生后头1个月最为明显，到6个月左右，重量已达到最低点，从此又开始回升。

4. 胰腺

胰腺由腺泡和胰岛组成。腺泡分泌胰液，参与消化；胰岛分泌胰岛素和胰高血糖素，调节血糖水平。胰腺具有内分泌和外分泌功能，在消化和血糖调节中起重要作用。胰腺在学前儿童时期持续发育，胰岛功能逐渐完善，有助于维持血糖水平的稳定。

5. 性腺

男孩的性腺是睾丸，女孩的性腺是卵巢。睾丸分泌雄激素，促进生殖器官发育和第二性征出现；卵巢分泌雌激素和孕激素，促进子宫内膜增生和女性第二性征发育。学前儿童的性腺发育缓慢，直到性成熟时才迅速发育。性腺的活动决定两性的特征，促进肌肉的发育，对脑垂体活动有抑制作用，因而可抑制骨骼的生长。

1.9.3　学前儿童内分泌系统的卫生保健

1. 保证充足且规律的睡眠

充足睡眠是内分泌系统稳定的基础，生长激素在夜间深睡眠阶段分泌最旺盛。家长应确保孩子每天获得10～12小时的优质睡眠，固定作息时间，睡前避免使用电子设备，营造

---

① 图片来源：https://www.zhihu.com/question/626571990/answer/3266138780.

安静、舒适的睡眠环境。规律睡眠不仅能促进身高增长，还能调节昼夜节律，降低性早熟和矮小症风险。

2. 饮食中加碘，均衡营养，避免过度进补

合理营养是激素合成的关键，蛋白质、锌、碘等营养素对生长激素和甲状腺激素分泌至关重要。日常饮食应包含新鲜蔬果、优质蛋白(如蛋、奶、鱼类)，并使用加碘盐。同时，须警惕含激素食物(如速生禽肉、反季水果、补品)的摄入，避免外源性激素干扰内分泌平衡，预防性早熟。

3. 监测发育，及时干预

家长应定期记录孩子身高、体重，关注第二性征发育情况。若发现女孩8岁前乳房发育、男孩9岁前睾丸增大，须及时就医排查性早熟。此外，生长迟缓可能与甲状腺功能减退或生长激素缺乏有关，肥胖症可能诱发胰岛素抵抗①和糖尿病。建议每年体检时监测骨龄、甲状腺功能等，若发现异常，应及时干预。

任务 1.10　认识信息感知器——感觉器官

☆ 案例导入

如何判断幼儿有无听力问题？

5岁幼儿然然在幼儿园集体活动中常常"不配合"，例如，老师讲故事时他毫无反应，音乐课也从不跟随节奏摆动。家长会后，老师委婉提醒家长观察然然的听力，然然妈妈起初认为孩子只是"性格内向"，但随后发现孩子看电视时总将音量调至最大，对门铃声和呼唤名字也常无反应。经医院专业检查，然然被确诊为轻度感音神经性耳聋(双耳听力损失35dB)，其语言发育迟缓(4岁仅能说双词短语)与听力障碍直接相关。

此案例揭示：3～6岁儿童听力问题易被忽视，但早期识别至关重要。家长可通过以下方法进行初步判断。

日常行为观察： 在孩子侧后方20～30cm处摇铃铛或拍手，观察其是否转头寻找声源；若孩子对关门声、电话铃声等突发声响无反应，须警惕。轻声呼唤孩子名字或发出简单指令(如"把球给妈妈")，若3岁以上儿童需要你重复多次才能回应，或常出现"啊？"等疑惑表达，可能提示听力异常。留意孩子对流水声、汽车喇叭声等环境音的关注度；若对高频声(如鸟鸣)无反应，可能存在高频听力损失。关注相关的异常行为，例如，语言发育迟缓(如2岁无有意义词汇)、频繁要

---

① 胰岛素抵抗是指机体对胰岛素的敏感性降低，正常剂量的胰岛素产生低于正常生物学效应的一种状态。

求"再说一遍"、看电视时凑近屏幕或调高音量等，均为听力问题的危险信号。

幼儿园可通过"听力行为观察表"记录幼儿对声音的反应，并指导家长掌握"三步自测法"。

安静环境测试：在幼儿背后轻声呼唤，观察其是否转头。

噪声环境测试：在播放音乐时轻声说话，观察其是否捕捉关键指令(如"把积木放进盒子")。

睡眠测试：在幼儿浅睡时轻声呼唤其名字，观察其是否惊醒或眨眼。

若幼儿未通过任意一项测试，或伴随语言发育迟缓、注意力不集中等表现，应及时转介至儿童耳鼻喉科进行专业评估。早期干预(如6月龄内确诊的听力障碍儿童)可使幼儿语言发育接近正常水平，而延误治疗可能导致不可逆的语言和认知损害。

1.10.1 视觉器官——眼

1. 眼的特点

眼由眼球及周围结构(眼睑、结膜、泪腺、眼肌等)组成(见图1-16)。眼球包含三层结构的眼球壁和内部物质，外膜前段为透明角膜，光线由此进入眼球；后部为坚韧的白色巩膜，起保护作用。中膜包含调节瞳孔大小的虹膜、调整晶状体形状的睫状体，以及为视网膜提供营养的脉络膜。内膜即视网膜，分布感光细胞，负责将光信号转化为视觉信息。眼球内容物由房水、晶状体和玻璃体构成。房水维持眼压，晶状体通过改变形状实现聚焦，玻璃体填充眼球，保持眼球形状。这些结构共同组成折光系统，使外界光线经折射后在视网膜上形成清晰图像，进而通过视神经传递至大脑，形成视觉。这种精密的光学设计使眼睛能适应不同距离和光照条件，完成精准的视觉感知。

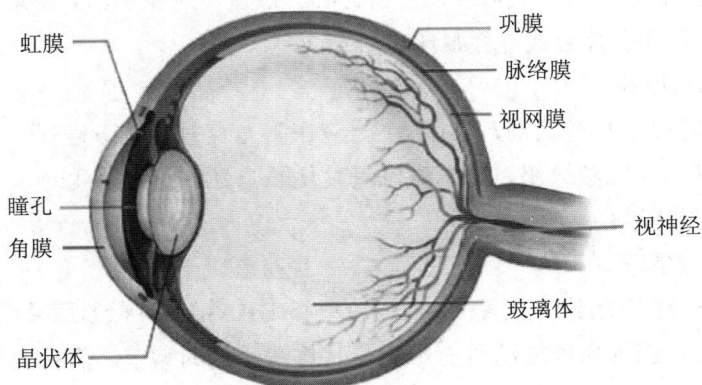

图1-16 眼球的主要结构[①]

---

① 王庭槐. 生理学[M]. 9版. 北京：人民卫生出版社，2018.

2. 学前儿童眼的特点

1) 发育早且易受到伤害

学前儿童的眼部发育始于胎儿期，特别是在母亲妊娠的前三个月，眼睛受伤害的概率较大。母亲的身体状况不佳、营养摄入不足，以及接触有害物质等，都可能影响胎儿眼部的正常发育，导致先天性眼病。

2) 生长发育快

0～3岁是眼器官发育的最快时期，正常的视觉发育主要在出生后的几年内形成。2岁前是视觉发育的关键期，6岁为视觉发育的敏感期。在这一阶段，眼球、角膜、晶状体、视网膜等组织迅速发育，视力也逐渐提高。

3) 由生理性远视逐渐变为正常视力

学前儿童的眼球较小，眼轴长度相对较短，呈远视状态。随着年龄的增长，眼轴长度逐渐增加，一般到5岁左右即可变为正常视力。但如果发育过早停止或过度发育，则可能出现远视或近视状态。

4) 晶状体弹性大，调节范围广

学前儿童的晶状体弹性大，调节能力强，无论是远一点的物体还是非常近的物体，都能够看得比较清楚。然而，长时间近距离用眼可能导致睫状肌紧张，引发调节痉挛或眼轴增长，增加近视风险。

3. 学前儿童眼的卫生保健

1) 控制屏幕暴露时间

3～6岁儿童每日观看电子屏幕(含电视、手机)累计不宜超过1小时，单次观看时长不超过15分钟。建议每用眼20分钟就远眺5m外景物，持续放松睫状肌。避免在黑暗环境中使用电子产品，屏幕亮度应与周围光线匹配。

2) 培养正确用眼习惯

保持"一尺一拳一寸"读写姿势：眼睛距书本33cm，胸口距桌边1拳，握笔手指距笔尖3cm。使用无频闪LED台灯，光源应从左前方45°照射，避免手部阴影遮挡视线。连续绘画或阅读20分钟后应闭目休息或进行眼球转动操。

3) 加强户外光照刺激

每日保证2小时以上户外活动，其中1小时应在阳光直射环境下进行。自然光中的全光谱照射可刺激视网膜多巴胺分泌，抑制眼轴过度增长。建议进行羽毛球、飞盘等追踪类运动，锻炼睫状肌调节能力。

4) 均衡视觉发育营养

每周安排3次动物肝脏(维生素A)、2次深海鱼类(DHA)、5次彩色蔬果(叶黄素)的摄入。避免过量摄入甜食，因为血糖波动可能影响晶状体渗透压的调节。有挑食倾向的儿童可补充儿童专用多维元素片。

5) 建立眼健康监测档案

自3岁起每半年进行专业眼科检查，重点监测以下几方面。屈光度：筛查远视储备消耗速度(3岁+2.00D～+3.00D为正常)。眼轴长度：年均增长不超过0.4mm。立体视：使用Titmus立体视图谱检测。色觉：通过假同色图初步筛查。

7) 预防感染性眼病

教育儿童"不揉眼、不混用毛巾"，游泳后使用左氧氟沙星滴眼液预防感染。出现眼红、分泌物增多等情况时，应先用生理盐水冲洗结膜囊，然后及时就医，避免自行使用激素类眼药水。

1.10.2 位听器官——耳

人耳有双重感觉功能，既是听觉器官，又是机体位置和平衡感觉器官。

1. 耳的特点

耳由外耳、中耳、内耳三部分构成。外耳包括耳郭和外耳道，耳郭收集声波，外耳道将其传导至鼓膜，耳道内的耳垢具有保护作用。中耳含鼓膜、鼓室、气压平衡管和听骨链，鼓膜将声波振动传递至听骨链，三块听小骨组成的杠杆系统放大振动并将其传至内耳。内耳包含半规管、前庭和耳蜗，半规管与前庭中的传感器检测头部运动，耳蜗内的听觉传感器将振动转化为神经信号并将其传递至大脑。整个结构通过物理传导实现声音信号的处理，同时监测身体平衡状态(见图1-17)。

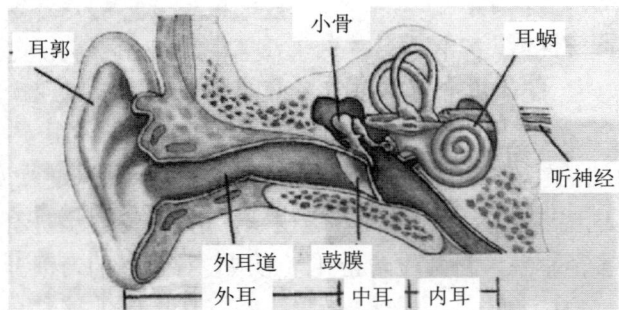

图1-17 耳的结构①

2. 学前儿童耳的特点

学前儿童外耳道呈"S"形弯曲，管腔狭窄，皮下组织松软，轻微触碰即可导致肿胀。儿童鼓膜倾斜度与成人不同，呈现浅漏斗状结构，这种解剖特点使儿童对高频声音(如母亲语音)更为敏感，但声波传导效率相对较低。儿童中耳区域，咽鼓管解剖特征突出——长度仅为1.5cm(成人咽鼓管为3.5cm)，走行接近水平位，这种结构虽有利于平衡气压，却增加了上呼吸道感染时病菌逆行侵入中耳的风险(见图1-18)。

内耳发育方面，前庭系统较早成熟，但平衡功能的完善须通过运动经验的积累逐步实现。耳蜗毛细胞对声音频率的分辨能力随年龄增长而提升，至12岁左右方达成人水平。在听觉功能层面，儿童对500～4000Hz语言频率的敏感度优于低频区，但高频听力(>8000Hz)较成人弱约20dB。安静环境下，儿童听阈约为20dB HL(成人约为10dB HL)，在噪声环境

---

① 图片来源：https://zhuanlan.zhihu.com/p/697599002.

中，儿童听辨能力较弱，需要比成人更高的信噪比。儿童听觉记忆容量有限，短句记忆3～5个音节，但可以通过重复强化记忆，此外，儿童往往对韵律性强的语言材料表现出更强的记忆力。

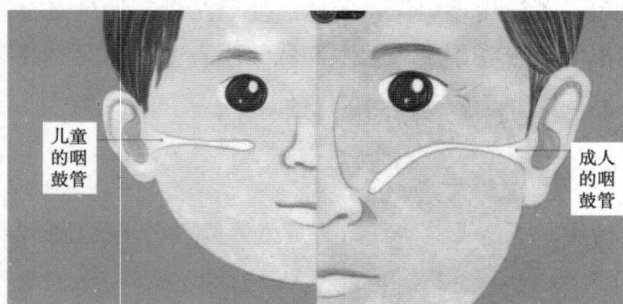

图1-18　学前儿童和成人咽鼓管的比较①

学前儿童耳部疾病具有特定易感性。中耳炎发病率较高，6月龄至3岁幼儿年发病率达15%～20%，感冒后继发中耳炎的概率约为30%。外耳道炎风险也值得关注，因儿童耳道狭窄且自洁能力弱，洗澡进水或异物滞留易引发霉菌感染，夏季2～5岁儿童尤为高发。此外，儿童毛细胞再生能力较弱，暴露于85dB以上的噪声环境30分钟即可造成暂时性听力阈值偏移，长期可能影响语言发育。

3. 学前儿童耳的卫生保健

1) 谨慎挖耳

当学前儿童感到耳朵发痒时，可采用轻柔方式缓解。家长可用干净手指轻轻按摩耳郭周围，或用儿童专用细棉签轻轻卷动外耳道口，但须注意控制深度。严禁使用火柴棍、耳扒等尖锐物品挖耳，这些工具容易划伤外耳道皮肤，引发感染。若操作不当，还可能损伤鼓膜，导致听力下降甚至耳聋。日常应防止儿童形成自行挖耳的习惯。

2) 预防中耳炎症

中耳炎是学前儿童常见耳疾，预防需注意三点：首先，积极预防上呼吸道感染，感冒时及时治疗，避免炎症通过咽鼓管蔓延至中耳；其次，教会儿童正确的擤鼻涕方法，即单侧鼻孔轻轻擤出，避免用力过猛将鼻涕挤入咽鼓管；最后，在洗头、洗澡或游泳时，要做好耳部防护，可佩戴防水耳塞，防止污水进入外耳道引发感染。

3) 尽量避免噪声污染

噪声污染对学前儿童听力发展危害极大。家庭环境中，应控制电视、音响等设备的音量，避免长时间持续噪声暴露。儿童观看节目或听音乐时，建议每次不超过15分钟，每日累计不超过1小时。家长与儿童交流时，应保持温和语调，避免大声喊叫或呵斥，为儿童创造安静、舒适的生活环境。

4) 发展学前儿童的听力

成人可通过组织多样化活动促进儿童听力发展。开展音乐欣赏、儿歌学唱等活动，培

---

① 图片来源：https://www.chunyuyisheng.com/pc/topic/309866/.

养儿童对节奏和音高的感知能力；利用打击乐器进行简单的节奏练习，增强儿童的听觉辨别力；引导儿童聆听自然界声音，如风声、雨声、鸟鸣等，训练其捕捉细微声音的能力。这些活动不仅能促进听力发育，还能培养儿童的音乐兴趣和观察力。

1.10.3　人体最大的感觉器官——皮肤

1. 皮肤的特点

皮肤作为人体最大的器官，覆盖于身体表面，具有柔韧性和弹性，其基本结构由外向内分为表皮、真皮和皮下脂肪三层(见图1-19)。表皮层位于最外层，平均厚度为0.1mm，主要由角质形成的细胞构成，具有屏障保护功能，能有效阻止微生物入侵并防止体内水分流失；真皮层位于表皮下方，厚度为1～3mm，由致密结缔组织构成，赋予皮肤弹性和韧性，内含血管、神经末梢及毛囊、汗腺等附属结构，参与体温调节和感觉功能；皮下脂肪层由疏松结缔组织和脂肪细胞构成，具有储存能量、缓冲外力和调节体温等作用。皮肤整体承担着保护机体、感知外界刺激、调节体温以及参与物质代谢等重要功能，通过汗腺分泌汗液来散热，神经末梢传递触压、温度等信号，经紫外线照射合成维生素D，实现多层次的生理活动调节。

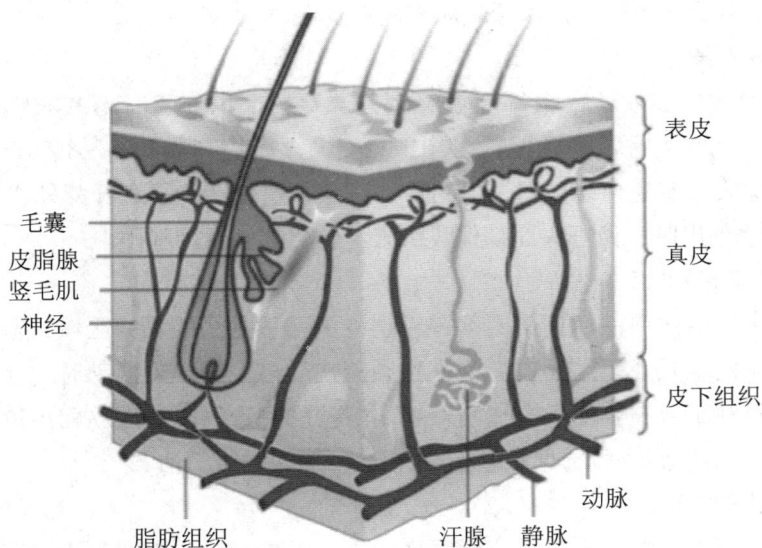

图1-19　皮肤结构

2. 学前儿童皮肤的特点

学前儿童皮肤具有独特的生理特征，可概括为"两弱一强"。

1) 保护功能较弱

学前儿童皮肤细嫩，角质层较薄，仅由数层扁平细胞构成，真皮层胶原纤维和弹性纤维密度较低，皮肤整体弹性较差。这种结构特点导致细菌等病原体容易突破皮肤屏障，引发脓疱疮、甲沟炎等感染性疾病。同时，儿童皮下脂肪层较薄，对机械性冲击的缓冲能力有限，跌倒或碰撞时易出现皮肤破损和皮下淤血等现象。

2) 体温调节能力较弱

学前儿童皮肤表面积与体重的比例较大，汗腺发育尚不成熟，通过汗液蒸发散热的效率较低。同时，皮下血管舒缩调节功能不完善，在寒冷环境下难以有效保持体温。这种体温调节能力的不足，使儿童更容易因环境温度变化而出现受凉或中暑现象，增加了感冒等疾病的发病风险。

3) 物质渗透性较强

由于学前儿童皮肤角质层薄，细胞间隙较宽，脂溶性物质(如有机磷农药、苯系化合物等)更容易穿透皮肤屏障，进入血液循环。儿童在接触含此类有害物质的物品时，中毒风险比成人更高，家长须特别注意居家环境安全和日常用品的选择。

3. 学前儿童皮肤的卫生保健

1) 保持皮肤清洁、干燥

每日清洁次数须根据季节调整，夏季可每日1次，冬季建议2～3次/周。使用37～38℃温水洗浴，选择pH5.5～6.5的弱酸性洗浴产品，避免含SLS/SLES等刺激性成分的清洁剂，以保障皮脂膜完整性。清洁后应当用柔软棉质毛巾轻拍以吸干水分，避免因大力擦拭而造成物理损伤。褶皱部位(如颈部、腋窝、腹股沟)及尿布区须特别注意保持干燥，每次更换尿布时须清洁皮肤并涂抹护臀膏，以预防尿布皮炎发生。

2) 合理调节体温

采用"洋葱式"穿衣法，根据环境温度分层穿搭，以便随时增减衣物。对于室内温控，夏季以26～28℃为宜，冬季保持在20～22℃，湿度控制在50%～60%。睡眠时建议选择适宜厚度的睡袋，避免传统被褥造成的捂热风险。户外活动须避开紫外线最强的10:00—16:00时段，冬季外出时应做好头面部保暖措施，以防冷风直接刺激。

3) 避免接触有害物质

居家环境中，清洁用品、化学制剂等应收纳于儿童无法触及的区域。避免购买含苯、甲醛等有害物质的玩具及日用品，新购衣物须清洗后再穿。户外活动时，穿浅色长袖衣物以防蚊虫，接触沙土或植物后及时清洁双手。若接触有毒物质，应立即用流动清水冲洗15分钟以上；误食有毒物质时须保持呼吸道通畅，并立即送医救治。

4) 选择温和洗护用品

沐浴露应选择无香料、无色素、无酒精配方，以减少对皮肤的刺激。润肤剂应含神经酰胺、透明质酸等保湿成分，冬季干燥时可选用乳霜质地产品。6月龄以上儿童可使用纯物理防晒霜(含二氧化钛/氧化锌)，SPF值建议≥30，应在日晒前20分钟涂抹，每2小时补涂。尿布区应使用含氧化锌的护臀膏以隔离尿液刺激。

5) 定期皮肤检查

每日须重点检查褶皱处、尿布区及头面部等易发皮损部位。识别常见皮肤问题，如湿疹(干燥、红斑、丘疹)、痱子(针尖大小的丘疹)等，及时采取保湿或降温措施。若出现皮肤脓疱、渗液等感染征象，或皮疹持续加重伴发热，或皮肤破损面积较大、出血不止等情况，应及时就医处理。

实习实训

学前儿童骨骼与重要器官模型观摩实训

[实训目标]

知识目标：掌握3～6岁儿童骨骼、心脏、肺部、消化系统等器官的解剖特点及发育规律。

技能目标：能通过观察模型识别儿童器官与成人器官的差异，分析常见健康问题(如佝偻病、呼吸道疾病)的生理基础。

应用目标：结合模型特征设计学前儿童健康保健教育活动方案。

[实训准备]

教具：3～6岁儿童骨骼(含头骨、脊柱、四肢骨)模型、内脏器官(心脏、肺、肝、胃等)模型、牙齿发育模型。

对比教具：成人骨骼/器官(如髋关节、胸腔结构)模型。

多媒体资源：儿童器官发育(如骨骼钙化过程、肺泡形成)动画、常见疾病案例(如肺炎听诊案例)视频。

材料：观察记录表、彩色标记贴、儿童生长发育曲线图。

[实训流程]

模块一：理论导入

儿童骨骼特点：骨密度低、关节窝浅、脊柱生理弯曲未定型(易驼背)。

器官发育差异：儿童肺泡数量少(易呼吸急促)、胃呈水平位(易吐奶)。

案例导入：播放"4岁幼儿跌倒后肘关节脱位"视频，提问"为何儿童关节更易受伤？"

模块二：模型观摩与对比

分组观察(8人/组，每组配1套模型)

观察任务1：用标记贴标注儿童骨骼模型与成人模型的3处差异(如颅骨缝未闭合、膝关节扁平等)。

观察任务2：模拟儿童呼吸系统，用气管模型演示异物吸入风险(会厌软骨未发育完善)。

互动研讨：小组汇报观察结果，教师补充解剖学原理(如"为什么儿童应睡硬板床？")。

模块三：保健应用分析

案例分析：提供"3岁幼儿O型腿"照片，结合骨骼模型讲解维生素D缺乏症。

分组讨论：如何通过日常活动促进骨骼健康(如通过爬行游戏锻炼肩关节稳定性)。

角色扮演：模拟"幼儿园午检"，学生使用听诊器模型在心脏模型上定位心音，判断是否正常。

模块四：教学方案设计

基于模型特征，设计15分钟的幼儿健康活动(如"保护小脊背"体操、器官拼图游戏等)。

校企合作：双师问答录

幼儿秋冬肺炎相关知识教学与实践探讨

高校教师：园长，对于幼儿秋冬肺炎相关理论知识的教学，我一直把重点放在基础原理和分析方法上。我会先系统讲解幼儿呼吸系统的生理结构，比如呼吸道的管径、黏膜的特点，让学生明白幼儿的身体为什么容易受到病菌侵袭。再结合秋冬季节气温变化、空气湿度等因素，深入分析肺炎发病的诱因，帮助学生构建完整的知识体系。另外，还会通过对比不同病原体引发肺炎的症状，教学生如何进行初步的病情判断。您觉得这样的教学方案合理吗？

幼儿园园长：扎实的理论基础是日后实践的关键。那么，在学生理论学习成果的评价上，您有什么发现呢？

高校教师：大部分学生对基础理论知识的掌握比较扎实，能够理解幼儿肺炎发病的原理，在模拟病情判断的练习中，也能说出关键症状。但也存在一些问题，比如，部分学生缺乏知识整合能力，遇到综合性案例时，不能灵活运用所学知识进行全面分析。还有些学生虽然知道理论，但所设计的预防肺炎的健康教育方案内容比较空洞，缺乏创新性和可操作性。

幼儿园园长：在幼儿园的实践操作中，我们更注重日常预防和应急处理的细节。每天都会严格按照规范流程对教室进行通风、消毒，精准控制室内温度和湿度；晨检和午检时，老师会仔细观察每个孩子的状态，不放过任何细微的异常。一旦发现疑似肺炎症状的孩子，会立即启动应急程序，第一时间隔离并通知家长。不过，在学生实习过程中，我们也发现了不少问题。很多学生在实际观察幼儿状态时不够细致，容易忽略一些非典型症状，比如孩子轻微的精神萎靡、食欲下降等。在执行预防措施时，也不够严谨，比如通风时间不足、消毒配比不准确等。您觉得在见习阶段，怎么帮助学生提升这些方面的能力呢？

高校教师：我认为可以让学生在见习前，先系统学习幼儿园卫生保健的操作规范和流程，明确每个环节的标准和要求。见习过程中，安排经验丰富的幼儿园教师一对一指导，及时指出学生的问题并给予示范。同时，要求学生每天记录见习日志，总结当天的收获和不足，定期进行反思和改进。另外，还可以组织学生开展案例讨论，分享在幼儿园遇到的实际情况，互相学习处理问题的方法。

幼儿园园长：幼儿园也会给学生提供更多实践机会，比如参与健康教育活动的设计和组织，在实践中锻炼他们的操作能力和应变能力。

校企合作任务

"守护呼吸健康"——幼儿秋冬肺炎预防与应对实践实训

[任务内容]

1) 综合案例深度剖析与诊断

企业导师提供3～5个幼儿秋冬肺炎的真实案例，学生分组对案例进行分析，要求结合幼儿呼吸系统生理结构、肺炎发病诱因等理论知识，分析幼儿发病原因。

2) 预防措施实操与规范训练

环境管理模拟：企业导师提供幼儿园教室、午睡室等场景模型或3D虚拟场景，学生分组按照幼儿园卫生保健操作规范，进行通风、消毒模拟操作。要求学生根据室内面积计算通风时间，正确配比消毒液并演示喷洒、擦拭流程，设置温度计、湿度计监测并调节室内温度和湿度。企业导师现场纠正操作错误，如消毒液配比不准确、通风方式不合理等问题。

健康观察实训：播放幼儿日常活动视频，视频中部分幼儿表现出肺炎典型症状(发热、咳嗽、气促)和非典型症状(精神萎靡、食欲下降、烦躁不安)。学生分组观察视频，记录每个幼儿的状态，判断是否存在肺炎疑似症状。完成后，小组间交叉讨论、补充，企业导师结合幼儿秋冬肺炎症状特点，讲解观察要点和判断方法，强化学生细致观察能力。

考点总结

表1-1详细列出了"幼儿生理特点和卫生保健"相关考点以及具体考点内容。

表1-1 "幼儿生理特点和卫生保健"考点总结

重要等级	系统/器官	具体考点内容
★★★	运动系统	骨骼有机物占比高，易变形(如O型腿)；大肌肉群先发育(3～4岁能跑跳)；关节窝浅，易脱臼
★★★	感觉器官(眼)	5岁前生理性远视，晶状体弹性大。科学用眼：每20分钟休息一次，补充维生素A；斜视/弱视须在6岁前干预
★★★	感觉器官(耳)	咽鼓管短平，易患中耳炎。听力保护：远离>80dB噪声。中耳炎患者须正确擤鼻涕
★★★	神经系统	大脑皮质活动原则：优势原则、镶嵌式原则、动力定型原则；睡眠影响生长激素的分泌(夜间高峰)
★★	呼吸系统	喉部狭窄，易吸入异物。保育要点：空气流通，深呼吸练习
★★	消化系统	胃呈水平位，易溢奶。保育要点：少量多餐，定时排便，预防龋齿
★★	循环系统	心率快(新生儿120～140次/分)。保育要点：适当运动，避免剧烈运动
★	泌尿系统	肾脏功能不完善，需充足水分。保育要点：定时排尿，注意会阴部清洁
★	内分泌系统	甲状腺影响发育，须摄入碘。保育要点：保证睡眠(生长激素夜间分泌)

真题再现

单项选择题

1.(2017年上半年《保教知识与能力》)下列哪一种活动重点不是发展幼儿的精细动作能力？( )

A.扣纽扣　　　　B.使用剪刀　　　　C.双手接球　　　　D.系鞋带

答案：C

解析：精细动作能力指的是幼儿手部小肌肉的发展，扣纽扣、使用剪刀和系鞋带都是手部小肌肉的精细动作发展，而双手接球主要依靠的是躯干，也就是大肌肉运动。

2.(2017年上半年《保教知识与能力》)教师引导幼儿擤鼻涕的正确方法是(   )。

A.把鼻涕吸进鼻腔
B.先捂一侧鼻孔，再轻轻地擤另一侧
C.同时捏住鼻翼两侧擤
D.用手背擦鼻涕

答案：B

解析：擤鼻涕时幼儿应先用手指压住一侧鼻翼，然后轻轻地去擤另一侧。

考点模拟

单项选择题

1.以下关于人体八大系统的描述，正确的是(   )。

A.运动系统由骨、骨连结和骨骼肌组成
B.循环系统仅包括心脏和血管
C.泌尿系统由肾脏、输尿管和膀胱组成
D.神经系统由脑和脊髓组成

2.关于幼儿生理系统特点，以下说法错误的是(   )。

A.幼儿骨骼弹性大、易变形
B.幼儿呼吸频率比成人低
C.幼儿消化系统功能未完善，易发生消化不良
D.幼儿泌尿系统由"无约束"排尿逐渐过渡到"有约束"排尿

3.幼儿期生长激素分泌不足会导致(   )。

A.巨人症   B.侏儒症   C.肢端肥大症   D.呆小症

4.以下关于幼儿骨骼保健的说法，正确的是(   )。

A.幼儿骨骼硬度高，不易变形
B.长时间保持同一姿势不会影响骨骼发育
C.适当补充维生素D和钙可促进骨骼钙化
D.幼儿不必进行户外活动以避免骨骼受伤

5.人类负责味觉的器官是(   )。

A.眼睛   B.耳朵   C.舌头   D.鼻子

6.以下关于幼儿视觉器官特点的描述，错误的是(   )。

A.幼儿眼球前后径较短，呈生理性远视
B.幼儿晶状体弹性大，调节力强
C.幼儿视网膜发育完善，视觉敏锐度高
D.0～3岁是视觉发育的敏感期

7. 以下保护幼儿听力的措施中，错误的是( )。

A. 避免长时间处于高分贝噪声环境

B. 教会幼儿正确擤鼻涕方法

C. 允许幼儿躺着进食或喝水

D. 定期检查听力

参考答案

1. A 2. B 3. B 4. C 5. C 6. C 7. C

价值引领

COVID-19——全球公共卫生体系的严峻考验

COVID-19如一场突如其来的风暴席卷全球，其传播速度之快、影响范围之广，堪称人类历史上罕见的公共卫生危机。这场疫情不仅暴露了全球公共卫生体系的脆弱性，也深刻揭示了个人卫生习惯与社会责任之间密不可分的联系。

据世界卫生组织统计，疫情导致全球数亿人感染，数百万人失去生命。医疗系统面临前所未有的压力，医护人员超负荷工作，医疗物资极度匮乏；经济活动几乎停滞，企业倒闭、失业率飙升，全球产业链遭受重创。在这场危机中，没有哪个国家/地区能够独善其身，人类社会真正成为一个命运共同体。例如，意大利北部城市贝加莫，在疫情最严重时，医院人满为患，殡仪馆不堪重负，街头弥漫着消毒水的气味与悲伤的情绪，这一幕成为全球疫情的缩影。

面对如此凶猛的病毒，个人卫生习惯成为守护生命的第一道防线。佩戴口罩、保持社交距离、勤洗手等看似简单的措施，能有效阻断病毒的传播链。世界卫生组织的研究表明，在公共场所正确佩戴口罩，可使新冠病毒的传播风险至少降低85%。然而，个人行为的疏忽往往会导致灾难性的后果。在韩国大邱市，一个超大型集会成为疫情的"超级传播事件"。由于参与者未采取必要的防护措施，且在密闭空间内长时间聚集，最终数千人感染，疫情迅速蔓延至全国。这一事件深刻警示我们：在公共卫生事件中，个人行为的选择不再是个人的私事，而是直接关系到整个社会健康安全的大事。

面对疫情，人类社会展现出了惊人的团结与担当。无数医护人员、志愿者挺身而出，他们不顾个人安危，奋战在抗疫一线，用专业和勇气守护着生命的最后一道防线。在中国武汉，医护人员连续数月奋战在方舱医院，他们的脸上布满压痕，双手被消毒液浸泡得发白，但他们的眼神中始终闪烁着坚定的光芒。与此同时，普通民众也通过遵守居家隔离、减少聚集等规定，为疫情防控贡献了自己的力量，这些力量汇聚成抗击疫情的磅礴之势，展现了人类在面对共同威胁时的团结与担当。

COVID-19引发的这场全球公共卫生危机，不仅是一场医学战役，也是一场关于个人卫生与社会责任的深刻教育。每个人的健康选择都与社会整体息息相关；每个人的责任担当都是构建人类命运共同体的重要基石。

幼儿生长发育

内容导航

学前儿童身高、体重、头围、胸围的测量 —— 实习实训

幼儿生长发育概述
- 身体发育
- 运动能力发展
- 语言与认知发展
- 情感与社会性发展

双师问答录：幼儿生长发育不均衡性探讨

校企合作任务："解码成长密码"——幼儿生长发育不均衡性分析与实践应对

校企合作

幼儿生长发育

认识幼儿生长发育的规律

认识影响幼儿生长发育的因素

基于《"健康中国2030"规划纲要》的幼儿身体发育 —— 价值引领

幼儿身体生长发育的测量
- 身高测量
- 体重测量
- 头围测量
- 胸围测量
- 身体各部位比例测量

交互式课件

任务 2.1 幼儿生长发育概述

⭐ 案例导入

幼儿为什么容易发生意外?

案例1 厨房的惊险一刻

2岁的朵朵在妈妈炒菜时趁着妈妈不注意,踮着脚尖摸到了台面上的热水壶。好奇的她用力拽了一下壶柄,滚烫的热水瞬间倾洒而下,朵朵的手臂被烫伤,她顿时嚎啕大哭。幼儿好奇心旺盛,身体协调性却尚不完善,加之缺乏危险认知,像厨房、阳台这些成人习以为常的环境,都可能因疏于看护而成为潜在的危险场所。

案例2 阳台"探险"的小意外

3岁的乐乐趁奶奶做饭时,搬来小板凳,爬上阳台,试图触碰窗外晾晒的玩具。由于动作协调性不足,他在踮脚时失去平衡摔下,额头磕在地板上。这类意外事故频发,是因为幼儿好奇心旺盛,喜欢探索环境,但身体控制能力较弱,对危险缺乏判断,加之骨骼发育未成熟、反应速度慢,稍有疏忽就可能因奔跑摔倒、误食异物或触碰尖锐物品而受伤。

幼儿正处于对世界充满好奇、探索欲旺盛的阶段。但他们的身体协调能力、平衡感尚不完善,动作控制不够精准,难以准确判断行为的危险性。像朵朵和乐乐这样,因好奇心驱使而去探索复杂且存在诸多潜在危险物品的环境,加上缺乏危险认知,很容易发生意外。

幼儿的生长发育是由不显露的细小量变发展到质变的复杂动态过程,不但是身高的增长、体重的增加,而且是每个器官在结构上的逐渐分化,以及机能方面的逐渐成熟。量变和质变经常是同时进行的,但各有一定的缓急阶段。例如消化系统的发育,从婴儿到成人,有着复杂的变化过程。在新生儿期只能接受少量流质食物,随着年龄的增加、消化机能的成熟,才能逐渐完善地消化多种固体食物。又如,随着大脑重量的增加,脑细胞之间的联系加强,幼儿的记忆、思维、分析能力也在不断地发展,使幼儿的智力、活动能力逐步发展。学前儿童正处于迅速生长发育的重要时期,他们虽然已经具有人体的基本结构,但是各组织、各器官及各系统尚未发育完全,与成人之间差异较大。认识和掌握学前儿童身体生长发育的特点和规律,有利于开展并做好保健工作。

幼儿期是儿童身心快速发展的关键阶段，涵盖身体、运动、语言、认知、情感与社会性等多方面的成长和变化。

2.1.1　身体发育

1～3岁期间，幼儿身高每年增长7～8cm，体重年均增加2～3kg；4～6岁时，生长速度略有放缓，但身体比例逐渐向成人靠拢。骨骼和肌肉持续发育，骨骼硬度小、韧性大，易因外力而变形；肌肉力量弱，耐力差，不宜进行长时间的高强度运动。同时，幼儿的消化系统逐步完善，但肠胃功能仍较弱，饮食须注重营养均衡与易消化。

2.1.2　运动能力发展

从蹒跚学步到灵活跑跳，幼儿的大运动能力不断提升。1岁左右开始独立行走，2岁能跑、踢球，3岁可双脚交替上下楼梯；精细动作同步发展，1岁多能捏取小物品，3岁学会使用勺子、翻书，4～5岁可握笔涂鸦、扣纽扣，6岁能完成剪纸、系鞋带等复杂动作。但因神经系统发育尚未成熟，幼儿动作的协调性和准确性仍需要持续锻炼。

2.1.3　语言与认知发展

幼儿从单字表达过渡到能说简单句子；3岁后词汇量迅速增加，可完整叙述事件，理解抽象概念。认知上，幼儿从直觉行动思维逐步发展为具体形象思维，对周围事物充满好奇，通过观察、触摸、摆弄等方式探索世界，记忆力和想象力显著增强，开始参与象征性游戏(如用积木代表汽车)。

2.1.4　情感与社会性发展

幼儿逐渐发展出同理心和合作意识，不再始终以自我为中心。1～2岁常出现分离焦虑，对主要照顾者依赖强烈；3岁后开始渴望同伴交往，但社交方式较为简单、直接，易因争抢玩具而发生冲突。随着自我意识增强，幼儿开始区分"我"与"他人"，并在家庭和幼儿园的引导下，逐步建立规则意识和初步的道德判断能力。

任务 2.2　认识幼儿生长发育的规律

☆ 案例导入

为什么有的孩子会突然长个？

在某幼儿园大班，6岁的俊俊在寒假前身高还处于班级中等水平，可开学后，老师和同学们惊讶地发现他一下子蹿个儿不少，原本合身的校服和校裤变得短了一截。这种突然长个的现象主要出于由以下几方面原因。

从生长发育规律来看，儿童生长具有不均衡性，身高增长并非匀速的，而是存在快速生长期。俊俊正处于从学龄前期向学龄期过渡的阶段，身体生长激素的分泌可能进入相对旺盛期，刺激骨骼生长加速。此外，俊俊的家长在寒假特别注重饮食搭配，每日保证鸡蛋、牛奶、鱼虾等富含蛋白质和钙的食物摄入，充足的营养积累为骨骼发育提供了物质基础。同时，寒假期间，俊俊养成了早睡早起的习惯，每天保证10小时以上的充足睡眠，而夜间正是生长激素分泌的高峰期，规律作息促进了身体发育。这些因素共同作用，使得俊俊出现了短期内身高快速增长的情况。

2.2.1　幼儿生长发育的规律

1. 连续性与阶段性规律

幼儿的生长发育是一个持续不断的过程，但又呈现出明显的阶段性特征。例如，0～1岁的婴儿期是生长发育的第一个高峰期，身高、体重增长迅速；在1～3岁的幼儿期，生长速度相对放缓，但语言、认知等能力快速发展；到了3～6岁的学龄前期，幼儿开始具备一定的逻辑思维和社交能力，为进入小学做准备。在教学中，教师会根据不同阶段的特点设计活动，如为1～2岁幼儿提供抓握类玩具，而3～4岁幼儿则开展简单的角色扮演游戏。

"小树苗的成长轨迹"

刚满1岁的芊芊还只能扶着围栏蹒跚学步；到了2岁时，她已经能稳稳地跑跳，灵活地绕过障碍物；3岁入幼儿园后，芊芊开始对画画产生兴趣，能用蜡笔笨拙地画出不规则的图形；4岁时，她已经可以画出完整的小人，给图画添上丰富的色彩；5岁的芊芊语言表达愈发流畅，能完整讲述故事；到了6岁，她不仅识字量增加，还能主动参与班级讨论，展现出较强的逻辑思维能力。这一系列变化，正是幼儿生长发育连续性与阶段性规律的直观体现。

2. 不均衡性规律

幼儿身体各系统的发育速度并不均衡。神经系统发育较早，胎儿期至幼儿期大脑发育迅速，为智力发展奠定基础；生殖系统发育较晚，在幼儿期几乎处于停滞状态；淋巴系统则在儿童期迅速生长，10岁左右达到高峰，之后逐渐退缩至成人水平。比如，幼儿期孩子容易出现扁桃体肿大，就是淋巴系统发育过程中的正常现象；而幼儿早期就能快速学会说话、认识事物，正是神经系统快速发育的体现。

薇薇的"快慢生长曲"——3岁幼儿能力发展不均衡性观察案例

3岁的薇薇在生长发育中展现出明显的不均衡性。她1岁时就展现出语言优势，能清晰说出完整的句子，还会背诵简单的儿歌，可大动作的发育却相对滞后——14个月才学会独走，跑跳时也常因平衡感差而摔跤。2岁时，她能用语言准确表达需求，甚至和大人辩论，但精细动作又显落后：用勺子吃饭时常洒出，穿脱袜子需要大人的协助。到了3岁，她的语言能力已接近成人逻辑，能绘声绘色地讲故事，可下肢力量才逐渐追赶上同龄人，单脚站立仅能维持5秒。这种不同能力发展的快慢差异，正是幼儿生长发育不均衡性的典型体现。

3. 顺序性规律

幼儿的生长发育遵循一定的顺序，即由上到下、由近到远、由粗到细、由简单到复杂。比如，婴儿先学会抬头，再学会翻身、坐立、爬行，最后学会站立和行走，这是"由上到下"的体现；幼儿手臂动作发展时，先学会抬手臂等大动作，之后才能够控制手指完成拿笔、写字等精细动作，这符合"由粗到细"的规律；从只能发出简单的音节，到说出完整的句子，再到进行复杂的语言交流，展现了"由简单到复杂"的发展顺序。

辰辰的"成长阶梯"——1～2岁幼儿发育顺序性实证案例

1岁的辰辰遵循着生长发育的顺序性规律：4个月时先学会抬头，6个月能稳定翻身，8个月开始独坐，10个月尝试扶物站立，13个月迈出独走第一步，每个大动作都按"由上到下"的顺序发展。精细动作上，他先学会大把抓握玩具，1岁后逐渐能用拇指和食指捏起小饼干，1岁半时已能笨拙地翻书、叠2～3块积木。语言发育也呈现顺序性：6个月咿呀学语，1岁喊出"妈妈"，1岁半能用"吃""抱抱"等单词表达需求，2岁时组合出"妈妈抱宝宝"的简单句子。这种由简单到复杂、由低级到高级的递进过程，正是顺序性规律的生动体现。

4. 个体差异性规律

受遗传、环境、营养等多种因素的影响，每个幼儿的生长发育速度和水平都存在差异。比如，同样是3岁的幼儿，有的已经能流畅地背诵儿歌，有的语言表达还较为迟缓；在身高、体重方面，有的孩子长得快，有的孩子长得慢。在幼儿园的绘画活动中，有的幼儿能画出细节丰富的作品，而有的幼儿只能画出简单的形状，这些都是个体差异的表现，教师需要根据每个孩子的特点因材施教。

双胞胎兄妹的"生长差异图谱"——2岁幼儿个体发育差异性案例

同卵双胞胎乐乐和欢欢在2岁时展现出显著的个体差异：男孩乐乐身高88cm、体重13.5kg，跑动时能灵活绕过障碍物，单脚站立可持续10秒，却只能说出"爸爸抱"等简单短句；妹妹欢欢身高82cm、体重11kg，大动作稍慢但精细动作突出，能用蜡笔画出闭合圆圈，还会自己穿脱带魔术贴的鞋子，语言能力更超前，能清晰描述"昨天在公园看到小鸭子游泳"。尽管遗传背景相似，两人在体格生长、动作发展和语言能力上的差异，直观呈现了幼儿生长发育中"同一起点、不同轨迹"的个体差异性规律。

2.2.2　遵循规律开展保育与教育

幼儿生长发育规律是自然法则，保育与教育工作必须以此为基础。在保育方面，根据幼儿身体发育特点，合理安排膳食营养，保障充足睡眠，制订适合年龄的运动计划；在教育层面，依据幼儿认知和心理发展阶段，设计符合幼儿兴趣与能力的活动，避免超前教育。例如，遵循动作发展规律，先引导幼儿练习跑、跳等大动作，再进行书写等精细动作的训练；依据语言发展特点，通过亲子阅读、游戏对话等方式提升幼儿语言表达能力。尊重幼儿的个体差异，因材施教，促使幼儿健康、全面发展。

任务 2.3　认识影响幼儿生长发育的因素

☆ 案例导入

缺乏运动会不会让幼儿长不高？

5岁的诚诚性格内向，平时不爱参加户外活动，放学回家后总是坐在沙发上看动画片、玩平板电脑，很少主动跑动或参与体育游戏。与同班爱跑爱跳的儿童相比，诚诚身高明显矮了一截，身体素质也较差，经常感冒生病。家长带诚诚体检时，医生指出，长期缺乏运动是导致诚诚生长发育迟缓的重要原因之一。运动不足不仅影响骨骼的生长刺激，还会降低身体新陈代谢，影响营养吸收，久而久之，对身高增长和整体健康产生了不利影响。

2.3.1　影响幼儿生长发育的因素

1. 遗传因素

遗传是幼儿生长发育的内在基础，在身高、体形、外貌特征及部分生理机能上起着决定性作用。

研究表明，儿童成年后身高的70%～80%由遗传因素决定。例如，若父母双方身高均高于人群平均水平，那么孩子的遗传靶身高(通过父母身高预测的预期身高)也相对较高；反之，若父母身高较矮，那么孩子可能存在先天的身高增长限制。除身高外，遗传还会影响体型特征，若父母为偏瘦体型，孩子可能继承低体脂率和纤细骨骼的特点；若父母一方患有遗传性疾病(如遗传性矮小症、地中海贫血等)，孩子也可能携带相关致病基因。此外，种族差异在生长发育上同样明显，相较于欧美儿童，亚洲儿童青春期启动时间通常较晚，生长突增期持续时间更长。

然而，值得观察的是，自21世纪以来，不少孩子的身高正在被"吃睡练"综合因素所主导，有些孩子的身高甚至远超父母。"吃"是指营养因素合理；"睡"是指充足睡眠时间；"练"是指适度的体育锻炼。

2. 营养因素

营养是支撑幼儿生长发育的物质基石，其重要性贯穿身体各个器官和系统的发育过程。

1) 宏量营养素

蛋白质作为"生命的物质基础"，对幼儿至关重要。幼儿期是身体组织快速生长的阶段，每天每千克体重要求摄入2.5～3g优质蛋白质，来源包括牛奶、鸡蛋、鱼虾、瘦肉等。若蛋白质摄入不足，会直接导致生长迟缓、肌肉松弛，还会降低免疫力，增加患病风险。碳水化合物和脂肪则是幼儿日常活动与生长所需能量的主要来源，二者须保持合理比例，过度摄入碳水化合物(如甜食、精制米面等)易引发肥胖，而优质脂肪(如坚果、深海鱼类中的不饱和脂肪酸)则对大脑和视力发育有益。

2) 微量营养素

钙、磷、维生素D构成骨骼发育的"黄金三角"。幼儿每日钙摄入量应为600～800mg，缺钙会导致骨骼矿化不足，引发佝偻病，表现为骨骼畸形、生长停滞；维生素D能促进钙的吸收，若缺乏，会导致钙利用率下降，即便补充大量钙，也难以达到理想效果。铁元素参与血红蛋白的合成，缺铁会造成缺铁性贫血，影响氧气运输，导致幼儿面色苍白、注意力不集中，进而影响身体和智力发育。锌元素对生长激素分泌和味觉发育意义重大，缺锌会使幼儿食欲减退、生长速度减慢，甚至出现异食癖(如啃食泥土、纸张)。

3) 饮食结构

不合理的饮食结构是当前幼儿营养问题的主要诱因。例如，过度依赖加工食品(如薯片、糖果、火腿肠等)，会导致幼儿摄入过多添加剂、盐分和糖分，影响正常食欲，同时挤占其他营养素的摄入空间。此外，挑食、偏食习惯(如只吃肉类不吃蔬菜)会造成膳食纤维、维生素和矿物质缺乏，影响幼儿肠道健康和整体生长。

萌萌的"营养补给站"——缺铁性贫血对幼儿发育的影响案例

2岁的萌萌因长期挑食(拒食红肉、动物肝脏)，体检时被诊断为缺铁性贫血，身高、体重低于同龄儿童第10百分位。平日里她常面色苍白、活动耐力差，爬楼梯时需要扶栏杆休息，语言发育也显滞后：只会说"妈妈""抱抱"等词，远不及同龄孩子的短句表达能力。医生指出，铁元素缺乏不仅导致血红蛋白合成不足，还影响了大脑神经递质的合成——她搭积木时注意力难以集中，玩拼图游戏时耐心不足，精细动作和认知发展均受波及。调整饮食结构(添加猪肝泥、牛肉末)并补充铁剂3个月后，萌萌的血红蛋白值回升，能连贯说出"我要吃苹果"等句子，跑跳时的体能也明显改善。

3. 疾病因素

疾病对幼儿生长发育的干扰往往是多维度、持续性的。

1) 慢性疾病

先天性心脏病、哮喘、肾病等慢性疾病，会使幼儿身体长期处于高代谢或消耗状态。以先天性心脏病为例，患病幼儿心脏泵血功能异常，导致全身供血不足，影响各器官的正常发育，据统计，这类患儿生长发育迟缓的发生率比健康儿童高出30%～50%。又如，哮喘患儿频繁发作，导致呼吸功能受限，影响氧气摄入，进而阻碍生长。

明明的"生长暂停键"——过敏性哮喘对幼儿发育的影响案例

3岁的明明因反复过敏性哮喘发作，身高较同龄儿童落后约5cm，体重落后约2kg。发作期持续的咳嗽和喘息导致他睡眠浅、食欲差，每月因呼吸道感染而住院治疗，活动量也被迫减少。原本1岁半就能独走的他，因长期用药和体能消耗，2岁时跑跳稳定性仍低于同龄人，精细动作(如握笔涂鸦)也显笨拙。医生评估显示，慢性炎症和营养吸收障碍直接影响了他的骨骼发育，而频繁就医的应激状态也延缓了他的语言发展——同龄孩子已能说复合句时，明明仍以单词表达为主。规范治疗半年后，随着哮喘得到控制，他的身高增速才逐渐追赶上来。

2) 内分泌疾病

甲状腺功能减退症(甲减)会导致甲状腺激素分泌不足，直接影响新陈代谢和神经系统发育。幼儿患甲减后，会出现生长缓慢、智力发育落后、皮肤粗糙、嗜睡等症状。生长激素缺乏症则更为直接地影响身高增长，正常儿童每年身高增长5～7cm，而生长激素缺乏的患儿年生长速率可能低于4cm，若不及时干预，患儿成年后身高将显著低于同龄人。

3) 感染性疾病

反复呼吸道感染、肠道感染等疾病会严重影响幼儿的营养摄入和吸收。例如，幼儿患腹泻时，肠道黏膜受损，消化酶分泌减少，即便补足营养，吸收效率也会大幅下降。此外，一些传染病(如麻疹、水痘等)若引发脑炎、肺炎等严重并发症，还可能对神经系统和肺部功能造成永久性损伤，间接影响生长发育。

4. 生活环境因素

生活环境从多个层面影响着幼儿的生长发育，是后天干预的关键领域。

1) 家庭环境

家庭氛围和教养方式对幼儿身心发育影响深远。和谐、温馨的家庭环境能降低幼儿的应激激素(如皮质醇)水平，促使生长激素正常分泌；反之，若父母频繁争吵、离异或教养方式极端(如过度溺爱或严厉惩罚)，则会使幼儿长期处于焦虑、恐惧状态，导致食欲下降、睡眠质量差，进而影响生长。此外，家庭经济条件也与营养供给、医疗资源的获取直接相关。经济条件较差的家庭，可能无法为幼儿提供充足的优质蛋白质和新鲜蔬果，或因无力承担医疗费用而延误疾病治疗，增加生长发育风险。

2) 居住环境

居住空间和卫生条件对幼儿健康至关重要。狭小、拥挤的居住环境不仅限制幼儿的活动空间，还容易滋生细菌和病毒，增加呼吸道感染概率。研究显示，长期暴露在空气污染(如PM2.5超标、二手烟环境)中的幼儿，肺功能发育会受到抑制，身高增长速度也会减缓。此外，水源污染可能导致幼儿肠道疾病，影响营养的吸收；铅、汞等重金属污染则可能损害幼儿的神经系统和造血系统，造成不可逆的发育损伤。

3) 作息习惯

睡眠是幼儿生长发育的"黄金修复期"。生长激素在夜间睡眠时分泌旺盛，尤其是在深度睡眠阶段。3～6岁幼儿每天须保证10～12小时的睡眠时间，若幼儿长期睡眠不足，生长激素分泌量会减少30%～40%，直接影响身高增长。同时，睡眠不足还会导致幼儿注意力不集中、免疫力下降，进一步影响日常活动和身体健康。

5. 运动因素

运动对幼儿生长发育的促进作用尤为明显。身体活动能通过多种机制刺激骨骼生长，提升幼儿整体健康水平。

1) 骨骼发育

跑跳、跳绳、篮球等纵向运动能对骨骼产生机械刺激，促进生长板(骨骺)细胞分裂增殖，提升骨密度和骨长度。研究发现，每天坚持运动1小时以上的幼儿的骨密度比不运动的幼儿高15%～20%，成年后身高差可达3～5cm。此外，运动还能促进血液循环，为骨骼输送更多的钙、磷等营养物质，加速骨骼生长。

2) 肌肉与关节

运动能增强肌肉力量，提高关节灵活性和协调性。例如，幼儿通过攀爬、翻滚等活动，可锻炼核心肌群和四肢肌肉，为身体活动提供更好的支撑；而球类运动(如拍球、踢球)则能提升手眼协调和身体控制能力，使动作更精准、流畅。良好的肌肉力量和关节功能不仅有助于提高运动表现，还能预防运动损伤。

3) 心肺功能

有氧运动(如跑步、游泳、骑自行车)能增强心肺功能，提高氧气输送和利用效率。长期坚持有氧运动的幼儿，肺活量更大，耐力更强，能为身体生长提供充足能量。同时，运动能促进胃肠蠕动，增强消化功能，提高营养吸收效率，间接促进生长发育。此外，户外活动能让幼儿接触阳光，促进皮肤合成维生素D，进一步提升钙的吸收和利用。

2.3.2　预防措施

1. 合理膳食：构筑成长营养基石

科学研究表明，幼儿期是身体发育的黄金阶段，合理膳食是保障幼儿健康成长的基础。在日常饮食安排中，家长应精心搭配食物，确保幼儿饮食均衡。蛋白质是构成人体细胞和组织的重要成分，钙是骨骼发育的关键元素，维生素则参与身体多项代谢活动，因此要多给幼儿准备富含这些营养物质的食物。例如，每天为幼儿提供250～500mL牛奶、1～2个鸡蛋，搭配胡萝卜、菠菜、苹果、橙子等新鲜蔬果。为避免幼儿挑食、偏食，家长可以采用多样化的烹饪方式，将食物制作成有趣的形状，如用模具把米饭压成小动物形状，用蔬菜汁和面制作彩色饺子，激发幼儿的进食兴趣。同时，家长要以身作则，养成良好的饮食习惯，为幼儿树立榜样。

2. 保证充足睡眠：激活生长动力引擎

睡眠对幼儿的生长发育至关重要，生长激素在夜间睡眠时分泌最为旺盛。对于3～6岁的幼儿来说，每天保证10～12小时的睡眠时间，有助于生长激素分泌，促进身体发育。家长要帮幼儿建立规律的作息习惯，例如，晚上八点半开始进行睡前准备，调暗灯光，播放轻柔的音乐，给幼儿讲温馨的睡前故事，帮助他们放松身心。早上七点左右叫醒幼儿，让他们逐渐形成固定的生物钟。同时，要为幼儿创造安静、舒适的睡眠环境，选择合适的床上用品，确保室内温度和湿度适宜，避免幼儿在睡眠过程中受到干扰，确保睡眠质量。

3. 积极开展运动：锻造强健体魄

运动不仅能刺激骨骼生长，还能增强幼儿的体质，提高幼儿的免疫力。鼓励幼儿每天进行至少1小时的户外活动，如跑步、跳绳、拍球等。不同的运动项目对幼儿身体发展有不同的益处，跑步能锻炼腿部肌肉和心肺功能，跳绳有助于提升协调能力和节奏感，拍球则能增强手眼协调能力。家长可以根据幼儿的兴趣和年龄特点，选择合适的运动项目，并与幼儿一起参与。例如，在公园进行亲子跑步比赛，和幼儿一起练习跳绳，开展拍球游戏等。此外，还可以利用周末时间，带幼儿进行登山、骑行等户外活动，让他们亲近大自然，在运动中享受快乐，促进身体发育。

4. 定期健康检查：守护成长每一步

定期带幼儿进行健康检查是及时发现生长发育问题的重要手段。建议每3～6个月带幼儿进行一次全面体检，检查项目包括身高、体重、视力、听力、血常规等。通过体检，医生可以评估幼儿的生长发育情况，及时发现潜在的健康问题，如营养不良、贫血、视力下降等，并给予相应的指导和治疗建议。家长要重视体检结果，对于医生提出的问题和建议，积极配合并采取措施。同时，建立幼儿健康档案，记录每次体检的数据和医生的建议，以便长期跟踪幼儿的生长发育情况，做到对疾病早发现、早治疗，为幼儿的健康成长保驾护航。

5. 创造良好环境：培育心灵成长沃土

幼儿的成长不仅需要身体健康，也需要心理健康。要营造温馨、和谐的家庭氛围，家庭成员之间要相互尊重、关爱，避免在幼儿面前发生争吵和冲突。良好的家庭氛围能让幼儿感受到安全感和归属感，有利于心理健康发展。保持居住环境清洁、通风，定期打扫房间，更换床上用品，每天开窗通风2～3次，每次30分钟左右，让新鲜空气进入室内，减少细菌和病毒的滋生。同时，要严格控制幼儿使用电子产品的时间，3～6岁幼儿每天使用电子产品的时间不宜超过1小时。家长可以多陪伴幼儿进行亲子阅读、手工制作、户外游戏等活动，丰富幼儿的生活，为幼儿提供健康的成长空间，促进其身心全面发展。

任务 2.4　幼儿身体生长发育的测量

☆ 案例导入

多久量一次身高合适？

李女士的女儿今年4岁，她十分关注孩子的身高发育情况，却对测量频率犯了难。起初，她每天都给孩子量身高，可发现数值几乎没变化，而且让孩子觉得厌烦。后来改为每周测量，依旧看不到明显增长，还徒增焦虑。咨询儿保医生后，她才知道，幼儿身高增长是个缓慢过程，过于频繁测量不仅无意义，还容易造成心理负担。医生建议，正常情况下，3～6岁幼儿每3个月测量一次身高即可，这样既能有效监测生长趋势，又不会过度折腾孩子。

2.4.1　身高测量

1. 测量工具

选用精准的身高测量仪或在墙壁上贴有刻度的身高贴。若使用身高贴，须确保墙面平整，身高贴垂直于地面。

2. 测量方法

让幼儿脱去鞋袜、帽子，立正站在测量仪底板或身高贴前，脚跟、臀部、双肩、后脑勺紧贴测量板或墙面，双眼平视前方，保持身体挺直。测量者将水平压板轻轻下滑至幼儿头顶，读取数值；使用身高贴时，将三角板水平放置于幼儿头顶，标记三角板与墙面重合处，读取刻度，精确到0.1cm。

2.4.2　体重测量

1. 测量工具

选用精准的儿童专用体重秤，测量前须校准归零。

2. 测量方法

幼儿须空腹、排空大小便，仅穿轻薄内衣裤进行测量。若幼儿年龄较小，无法独立站立，家长可抱着幼儿站在体重秤上测量总重量，再减去家长自身重量，得出幼儿体重，精确到0.1kg。

2.4.3　头围测量

1. 测量工具

使用软皮尺，测量前检查软皮尺是否有拉伸变形。

2. 测量方法

让幼儿取坐位或仰卧位，测量者用软皮尺从幼儿眉心上方最突出处，经枕骨结节绕头一周。测量时软皮尺应紧贴头皮，左右对称，不可过松或过紧，精确到0.1cm。

2.4.4　胸围测量

1. 测量工具

使用软皮尺。

2. 测量方法

幼儿取卧位或立位，测量者将软皮尺经两乳头下缘绕胸一周，在幼儿呼气末、吸气末开始时读数；若为女婴，测量时软皮尺须经过乳头上方的第四肋骨处。测量时软皮尺要保持水平，松紧适度，精确到0.1cm。

2.4.5　身体各部位比例测量

1. 测量工具

使用软皮尺、直尺。

2. 测量方法

测量坐高(头顶至坐骨结节的长度)以评估上半身发育，让幼儿坐于特制坐高计或稳固的椅子上，背靠垂直面，测量头顶到椅面的距离；测量下肢长(从髋关节到足底)，让幼儿平躺，沿下肢自然伸展方向测量。通过计算坐高与下肢长的比例，可初步判断幼儿身体发育是否均衡。同时，测量上肢长度(肩峰至中指尖)，观察左右肢体是否对称。

实习实训

学前儿童身高、体重、头围、胸围的测量

[实训目标]

知识目标：掌握学前儿童身高、体重、头围、胸围指标的意义，熟悉不同年龄段参考标准，构建儿童生长发育评估知识体系。

技能目标：熟练运用测量工具完成规范操作，精准选择适配工具，科学记录、分析数据，判断儿童生长发育状况。

态度目标：秉持关爱、耐心的原则，保持严谨、科学的态度，强化团队协作意识，确保测量工作高效、规范。

[**实训内容**]

1. 身高测量

1) 3岁以下婴幼儿(卧式身长测量)

让婴幼儿仰卧于卧式身长测量板的底板中线上，测量者位于婴幼儿右侧。

一人用手固定婴幼儿头部，使其头顶紧密接触头板，保持头部正直，双眼平视正上方。

测量者左手握住婴幼儿两膝，将两下肢并拢伸直，紧贴测量板；右手移动足板，使其轻轻紧贴婴幼儿双足跟，注意足板与测量板垂直，且婴幼儿双腿不能弯曲或离开测量板。

读取足板处所示数值，精确到0.1cm。测量过程中，要确保婴幼儿身体自然伸展，避免姿势不当导致测量误差。

2) 3岁及以上儿童(立式身高测量)

引导儿童脱去鞋袜、帽子，赤足站在身高测量仪的底板上，背向立柱。让儿童躯干自然挺直，两脚跟并拢，足尖分开约60度，使脚跟、骶骨部及两肩胛间三点紧靠身高计的立柱。调整儿童头部位置，使其平视前方，耳屏上缘与眼眶下缘的最低点保持齐平(即"两呈水平")。测量者缓慢将水平压板移至儿童头顶，注意，压板松紧要适度，头发蓬松者须轻轻将其压实，有发辫、发结的要解开，头上饰物要取下。测量者眼睛与水平压板平面保持同高，读取立柱上的数值，精确到0.1cm。

2. 体重测量

1) 婴儿体重测量(使用婴儿秤)

将婴儿秤放置在平坦、稳固的地面上，测量前检查指针是否归零，若使用电子秤，须确保电量充足且已校准。为婴儿脱去厚重衣物、尿布，仅穿轻薄内衣，若室温较低，可穿厚衣测量，然后减去厚衣重量。轻轻将婴儿平放在婴儿秤的秤盘中央，待婴儿安静、身体放松后，读取秤上显示的数值，精确到0.01kg。测量过程中，要注意保障婴儿安全，避免其从秤盘上滑落。

2) 幼儿体重测量

将体重秤放置平稳，检查指针或显示屏是否归零。引导儿童脱去鞋、袜、外套等，仅穿轻便单衣裤。让儿童站在体重秤踏板中央，双手自然下垂，身体保持平稳，不要晃动或触碰其他物体。若使用杠杆式体重秤，要确保在儿童站稳且指针稳定后再读数；若使用电子体重计，待数值稳定后读取，精确到0.1kg。测量时，要提醒儿童动作轻缓，避免因跳跃等动作损坏体重秤。

3. 头围测量

选择合适的软皮尺，测量前检查软皮尺是否完好、刻度是否清晰。让儿童取坐位或站立位，测量者站在儿童前方。用左手拇指将软皮尺上缘零点固定于儿童右侧眉弓上缘处。将软皮尺紧贴儿童头皮，沿顺时针方向，经枕骨粗隆(后脑勺最突出部位)，绕过左侧眉弓，回到软皮尺零点。测量过程中，要确保软皮尺水平且紧贴头皮，左右对称，头发较长的儿童须将头发上下分开，以免头发影响测量结果。读取软皮尺与零点重合处的数值，精确到0.1cm。

4. 胸围测量

准备好软皮尺，检查软皮尺的准确性和完整性。

1) 3岁以下婴幼儿胸围测量

婴幼儿可取卧位或立位，测量者站在婴幼儿右侧或前方。用左手拇指将软皮尺下缘零点固定于婴幼儿右侧乳头下缘(若为女婴，注意避开乳头)。将软皮尺紧贴婴幼儿皮肤，经背部两侧肩胛骨下角下缘，绕至左侧乳头下缘，回到零点。测量时，软皮尺要保持水平，松紧适宜，以能轻轻插入一根手指为宜。在婴幼儿平静呼吸时，读取软皮尺数值，精确到0.1cm。

2) 3岁及以上儿童胸围测量

儿童取立位，自然站立，双肩放松，两臂自然下垂，两足分开，与肩同宽。测量者面对儿童，将软皮尺下缘零点固定于儿童右侧乳头上缘，并将软皮尺上缘经儿童背部肩胛下角下缘，绕至左侧乳头上缘(女童测量时，软皮尺经乳头上方第四肋骨处)，回到零点。测量者在儿童呼气末(平静呼吸)时读取数值，精确到0.1cm。

［实训注意事项］

保持环境安静舒适，场地宽敞明亮，工具平稳放置，减少外界干扰。测量工具使用前应校准、检查，依儿童特点选合适工具，使用后对工具进行清洁和保养，定期维护。测量过程中充分沟通以取得配合，规范、轻柔操作，及时准确记录数据，保护儿童隐私。定期对测量工具进行消毒，测量者保持手部清洁，关注儿童安全，防止交叉感染与意外伤害。

校企合作：双师问答录

幼儿生长发育不均衡性探讨

高校教师： 园长，最近我们在教学中发现，很多学生对幼儿生长发育的不均衡性理解得不够深入。在社会上，不少家长和公众对幼儿生长发育的不均衡现象也存在一些误解，比如，有的家长一看到孩子某段时间身高长得慢就过度焦虑，您在幼儿园工作中是如何看待这些社会现象的？

幼儿园园长： 确实如此，这种现象很普遍。部分家长缺乏科学的儿童生长发育知识，不了解幼儿生长速度不均衡是正常规律(像婴儿期和青春期是生长高峰期，其他阶段相对平稳)，就容易因为孩子短期的发育变化而焦虑。还有些家长觉得孩子各项能力都得同步发展，忽略了器官发育的不均衡性，比如神经系统发育早，生殖系统发育晚。这就需要我们幼儿园和学校共同努力，做好科普工作，帮助家长树立正确的观念。

高校教师： 没错！在课堂教学中，我主要侧重于理论知识的讲解。我会通过图表、案例等方式，详细阐述幼儿生长速度在不同年龄段的变化，以及各器官系统发育的先后顺序，比如展示幼儿大脑在0~3岁快速发育的相关研究数据，让学生理解神经系统发育的特殊性。同时，引导学生分析不均衡性对幼儿教育的启示，培养他们科学的教育观念。但在对学生的考核中发现，有些学生虽然记住了理论，但难以将其运用到实际场景中，您在幼儿园实习学生身上有类似发现吗？

幼儿园园长： 在幼儿园实践中，我们更注重观察和应对幼儿生长发育不均衡性带来的实际问题，比如在日常活动安排上，根据幼儿神经系统发育较早的特点，设计适合幼儿认知水平的游戏和课程；在生活照料方面，关注不同阶段幼儿的营养需求差异。然而，实习学生往往不能及时察觉这些细节，比如在组织活动时，没有充分考虑到幼儿肌肉发育的不均衡性，导致活动难度设置不合理。还有些学生面对家长关于孩子发育不均衡的疑问时，无法用通俗易懂的语言解释清楚，这都是实践能力不足的表现。

高校教师： 那在培养学生这方面的能力上，您有什么好的建议吗？我们在学生在校学习阶段应该侧重于哪些方面呢？

幼儿园园长： 我认为首先要加强实践教学环节。可以多引入幼儿园的实际案例，让学生分析、讨论，比如针对某个幼儿生长发育迟缓的案例，探讨如何综合考虑不均衡性规律制定干预措施。同时，须重视培养学生的观察能力，让他们学会通过幼儿的日常行为表现，判断其生长发育情况。另外，沟通能力的训练也必不可少，毕竟他们在工作中需要和家长、同事交流幼儿的生长发育问题。

高校教师： 在幼儿园工作中，家长在幼儿生长发育不均衡问题上，通常都有哪些诉求呢？

幼儿园园长： 家长最希望的就是得到专业的指导和建议。当发现孩子在身高、体重或者能力发展上出现不均衡情况时，他们渴望幼儿园提供科学的解释和可行的解决办法。比如，有的家长发现孩子语言能力发展较慢，就希望老师能给出针对性的训练方法。还有些家长希望幼儿园能定期监测孩子的生长发育情况，并及时反馈，让他们了解孩子的成长动态。

校企合作任务

"解码成长密码"——幼儿生长发育不均衡性分析与实践应对

[任务内容]

1) 典型案例深度剖析

企业导师(幼儿园园长或资深教师)提供3～4个幼儿生长发育不均衡的真实案例，案例涵盖不同维度的不均衡现象。器官系统发育不均衡案例：某幼儿语言表达能力发展良好，但大肌肉动作发展相对滞后，如跑跳能力较弱，提供幼儿日常行为表现视频及家长反馈信息。

学生分组对案例进行分析，要求结合幼儿生长发育不均衡性的理论知识，回答以下问题：

案例中的幼儿存在哪些生长发育不均衡现象？

从理论角度分析出现这些不均衡现象的可能原因。

针对案例情况，提出初步的应对建议。

每组选派代表汇报分析结果，企业导师和高校教师共同点评，引导学生深入理解理论与实践的联系，纠正分析中的错误和不足。

2) 模拟场景观察与应对

观察训练：企业导师提供模拟幼儿园场景的视频，视频中设置多个幼儿生长发育不均衡的细节(例如，有的幼儿专注于拼图等精细动作但不愿参与跑步活动，有的幼儿说话较晚但动手搭建能力强)。学生分组观察视频，记录观察到的幼儿生长发育不均衡现象，并判断这些现象属于哪种类型的不均衡(生长速度或器官系统等)。

活动设计：每组根据观察到的某种不均衡现象，设计一场符合幼儿认知水平的教育活动。例如，针对大肌肉动作发展滞后的幼儿，设计以趣味运动游戏为主的活动，活动须符合幼儿神经系统发育特点，采用有趣的故事或情境导入，激发幼儿参与兴趣。

模拟沟通：部分学生扮演"家长"，提出关于幼儿生长发育不均衡的担忧和问题(由企业导师提前收集、整理真实家长疑问)，其余学生分组扮演幼儿园教师并进行解答。解答过程中要求运用专业知识，并确保语言通俗易懂。模拟结束后，"家长"和教师角色互换并再次演练。企业导师和高校教师观察沟通情况，从专业性、语言表达、安抚情绪等方面进行点评和指导。

3) 个性化成长计划制订

学生从前面案例或模拟场景中选择一个幼儿，结合其生长发育不均衡的情况，为该幼儿制订一份个性化成长计划。计划内容应包括：对幼儿生长发育不均衡现状的分析；结合不均衡性规律提出的具体教育策略，比如在不同时间段侧重培养的能力、适合其的活动类型等；针对家长的指导建议，如家庭环境营造、亲子活动推荐等。

每组展示个性化成长计划，企业导师从幼儿园实际工作和家长需求角度提出意见，学生根据反馈进行修改和完善。

考点总结

表2-1详细列出了"幼儿生长发育"相关考点以及具体考点内容。

表2-1　"幼儿生长发育"考点总结

重要等级	考点分类	具体考点内容
★★★★★	幼儿生长发育的规律	1. 顺序性：由上到下(先抬头后坐立)、由近及远(先躯干后四肢)、由粗到细(先大肌肉动作后精细动作)、由简单到复杂、由低级到高级 2. 阶段性：婴儿期(0~1岁)、幼儿前期(1~3岁)、幼儿期(3~6岁)等阶段，各阶段有独特发展特点 3. 不均衡性：生长速度不均衡，婴儿期和青春期为生长高峰期；器官发育不均衡，神经系统发育最早，生殖系统发育最晚 4. 个体差异性：受遗传、环境等因素影响，发育速度和水平存在个体差异

续表

重要等级	考点分类	具体考点内容
★★★☆☆	幼儿身体生长发育的测量指标	1. 体格生长指标 (1) 身高(长)：反映骨骼发育，3岁前卧位测"身长"，3岁后立位测"身高"，正常足月新生儿平均50cm，1岁约75cm，2岁约87cm。2～12岁身高公式：身高(cm)=年龄×7+75 (2) 体重：反映营养状况，新生儿平均3kg，1岁约9kg，2岁约12kg。2岁后体重公式：体重(kg)=年龄×2+8 (3) 头围：反映脑和颅骨发育，新生儿平均34cm，1岁约46cm，2岁约48cm，5岁约50cm (4) 胸围：反映胸廓、胸肌发育，新生儿平均32cm，1岁左右与头围相等，之后超过头围 2. 身体机能指标 (1) 心率：幼儿正常心率为80～100次/分 (2) 呼吸频率：幼儿正常呼吸频率为20～25次/分

真题再现

一、单项选择题

幼儿生长发育遵循一定的顺序性，下列发育顺序正确的是(　　)。

A. 先会抬头，后会坐立，再会走

B. 先会用手指捏取物品，再会全掌抓物

C. 先会画圈，再会画直线

D. 先有逻辑思维，再会感知事物

答案：A

解析：幼儿生长发育遵循由上到下、由近及远、由粗到细、由简单到复杂、由低级到高级的顺序。A选项符合先抬头(上)、后坐立(中)、再会走(下)的由上到下的顺序。B选项应该是：先会全掌抓物(粗动作)，再会用手指捏取物品(细动作)。C选项应是：先画直线(简单)，再会画圈(复杂)。D选项应是：幼儿先感知事物，后有逻辑思维(高级认知)。因此选A。

二、简答题

简述幼儿生长发育的不均衡性表现在哪些方面。

参考答案

幼儿生长发育的不均衡性主要表现在以下两个方面。

(1) 各系统发育速度不均衡。神经系统发育较早，脑重量在幼儿期已接近成人水平，生殖系统发育较晚，在幼儿期进展缓慢，到青春期才迅速发育；淋巴系统在幼儿期生长迅速，10岁左右达到高峰，之后逐渐退缩至成人水平。

(2) 身体各部分发育速度不均衡。幼儿身体各部分的生长速度不同，如在胎儿期，头颅生长最快，婴儿期躯干生长最快，2岁后下肢增长速度加快，使身体比例逐渐趋于成人。

考点模拟

论述题

结合幼儿生长发育规律，谈谈幼儿园教师应如何在教学活动中进行科学引导。

参考答案

(1) 依据阶段性与连续性规律设计教学。幼儿生长发育是连续的过程，但不同阶段有不同特点。在小班，幼儿认知以直观形象为主，教师可多采用实物教学，如认识水果时，让幼儿观察、触摸真实水果。到了中班，幼儿注意力有所延长，可开展稍复杂的故事表演游戏，锻炼语言与表现力。大班幼儿抽象思维开始萌芽，可引入简单数学推理游戏，如数字排序等，顺应各阶段发展需求。

(2) 根据顺序性规律安排教学内容。遵循由简单到复杂、由具体到抽象等顺序。在美术教学中，先让幼儿随意涂鸦，锻炼手部控制，再教简单图形绘画，如圆形、方形，最后引导组合图形创作。在语言教学上，从简单词汇积累到语句表达，再到讲述简短故事，逐步提升幼儿语言能力。

(3) 按照个体差异性规律因材施教。幼儿发展存在个体差异，教师要关注每个孩子。在体育活动中，对于运动能力强的幼儿，可鼓励尝试更具挑战性的动作，如跳绳花样玩法；对于运动能力较弱的幼儿，先从基础动作练习入手，如慢慢行走、简单跳跃，给予更多耐心与指导，让每个幼儿在原有基础上发展。

(4) 考虑相互关联性规律，关注幼儿整体发展。身体与心理发展相互关联。当幼儿在活动中情绪低落时，教师要及时关注，了解其是否因身体不适或心理受挫。若因任务难度大而使幼儿产生挫败感，教师可调整难度，给予积极反馈，增强幼儿自信心，促进身心协同发展。同时，在教学中注重动静结合，合理安排体能与智力活动，保障幼儿全面成长。

在线答题

价值引领

基于《"健康中国2030"规划纲要》的幼儿身体发育

《"健康中国2030"规划纲要》明确指出，健康是促进人的全面发展的必然要求，是经济社会发展的基础条件，实现国民健康长寿是国家富强、民族振兴的重要标志。幼儿阶段是人生的起始阶段，幼儿身体发育状况不仅关乎个体的未来健康，更是为整个国家的健康事业奠定基石。在这一政策背景下，深入探究幼儿身体发育的价值引导路径，具有重要的现实意义。

幼儿身体发育具有独特的特点与规律。从连续性、非匀速性和阶段性来看，幼儿从出生到3岁，身体处于持续发育状态，但发育速度并非一成不变。例如，1岁时体重约为出生时的3倍，身高约增长25cm，之后每年身高增长约7cm，即出生后第1年发育最快，幼儿时期逐渐减慢。各器官系统发育也存在不平衡性，神经系统发育较早，在出生后2年内发育最快，而生殖系统在幼儿期一般处于静止状态，到青春期才迅速发育。身体发育还遵循程序性，按照由上到下、由近到远、由粗到细、由低级到高级、由简单到复杂的规律进行，例如，幼儿先学会站立、行走，后发展跑跳能力；先全掌抓物，后能用手指取物。同时，受遗传与环境影响，幼儿身体发育存在显著的个体差异性。

依据《"健康中国2030"规划纲要》，促进幼儿身体发育有着多方面的重要价值。首先，这有助于提升国民整体健康素质。幼儿时期是身体发育的关键期，在此阶段打好健康基础，能有效减少成年后慢性疾病的发生风险，从长远角度提升国民健康水平。其次，良好的身体发育能促进幼儿认知、情感和社会交往等能力的发展。例如，运动能力的提升能让幼儿更积极地探索周围环境，从而促进认知发展；在集体体育活动中，幼儿通过与同伴互动，能增强社会交往能力与团队合作意识。此外，关注幼儿身体发育也是落实国家对下一代健康关怀的体现，彰显了以人民为中心的发展思想，对推动社会可持续发展具有重要意义。

为了更好地促进幼儿身体发育，实现价值引导，可从多方面着手。在营养供给方面，应根据幼儿身体发育特点提供均衡膳食。幼儿牙齿处于生长过程，消化功能未发育完善，易出现消化不良等问题，因此适宜喂养至关重要。家长和幼儿园须为幼儿提供富含蛋白质、钙、铁、维生素等营养素的食物，如牛奶、鸡蛋、新鲜蔬果等，保证幼儿获得充足且合理的营养，以支持骨骼、肌肉等器官的发育。

运动锻炼同样不可或缺。《"健康中国2023"规划纲要》强调全民健身，幼儿阶段也应积极开展适宜的运动。根据幼儿年龄和身体发育阶段，3～6岁的幼儿正处于精细运动技能和大肌肉群快速发展期，运动项目应以游戏和活动为主，像跳绳、简单的球类游戏、追逐游戏等，注重提升基本运动技能。幼儿园可增加户外活动时间，组织多样化的体育游戏，家庭也应鼓励幼儿参与户外运动，如散步、踢球等，培养幼儿的运动兴趣和习惯，增强幼儿体质，促进骨骼和肌肉发育，提高心肺功能与身体免疫力。

营造健康的生活环境对幼儿身体发育也十分关键。《"健康中国2030"规划纲要》重视建设健康环境，这在幼儿成长中体现为提供安全、卫生、舒适的生活空间。幼儿园和家庭要确保室内空气流通、环境整洁，玩具、餐具等定期消毒，为幼儿创造良好的生活卫生条件。同时，减少幼儿接触电子产品的时间，以免幼儿因久坐和过度使用电子屏幕而影响身体发育。

此外，加强健康教育是促进幼儿身体发育价值引导的重要手段。幼儿园可将健康教育融入日常教学，通过生动有趣的活动，如健康知识讲座、绘本阅读、角色扮演等，向幼儿传授健康生活知识，培养幼儿良好的生活习惯，如正确的洗手方法、按时作息、保持良好的坐姿站姿等。家长在日常生活中也要以身作则，引导幼儿养成健康的生活方式。

《"健康中国2030"规划纲要》为幼儿身体发育价值引导指明了方向。通过关注幼儿身体发育特点，落实营养供给、运动锻炼、环境营造和健康教育等措施，能够有效促进幼儿身体发育，提升幼儿健康水平，为实现健康中国战略目标奠定坚实基础，培养出一代身心健康、全面发展的未来栋梁。

项目3 **幼儿膳食与营养**

内容导航

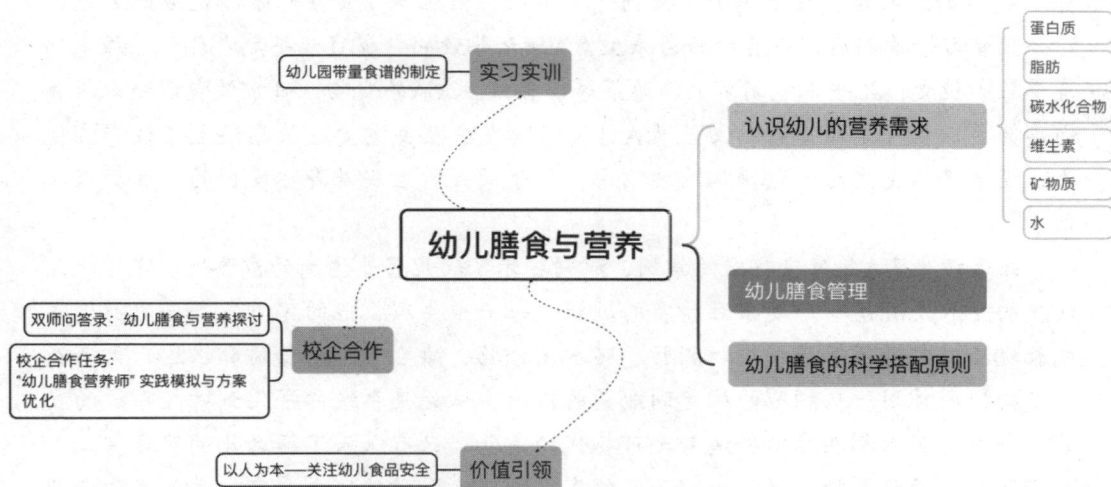

幼儿园带量食谱的制定 —— 实习实训

幼儿膳食与营养

双师问答录：幼儿膳食与营养探讨
校企合作任务：
"幼儿膳食营养师"实践模拟与方案优化 —— 校企合作

以人为本——关注幼儿食品安全 —— 价值引领

认识幼儿的营养需求
- 蛋白质
- 脂肪
- 碳水化合物
- 维生素
- 矿物质
- 水

幼儿膳食管理

幼儿膳食的科学搭配原则

交互式课件

任务 3.1　认识幼儿的营养需求

☆ 案例导入

幼儿晚上为什么看不清东西?

最近,5岁的童童总让妈妈感到困惑:天一黑就不敢自己走路,说看不清楚楼梯。起初妈妈以为是孩子胆小,直到一次体检,医生发现童童双眼暗适应能力差,结合饮食习惯询问后,将其诊断为维生素A缺乏导致的"夜盲症早期表现"。原来,童童从小挑食,几乎不吃胡萝卜、菠菜等富含维生素A的食物,日常饮食以白米饭和肉类为主。医生解释道:"维生素A对视网膜发育至关重要,长期缺乏不仅影响视力,还会降低免疫力。"妈妈这才明白,孩子的异常表现是身体发出的"营养求救信号"。

缺乏维生素A导致夜盲症的案例,深刻揭示了幼儿营养均衡的重要性。事实上,幼儿的生长发育是一个复杂且精密的过程,每一项生理机能的完善、每一次身体的成长蜕变,都离不开蛋白质、脂肪、碳水化合物、维生素、矿物质和水这六大营养元素的协同作用。从细胞的构建到能量的供应,从免疫系统的强化到神经系统的发育,每一种营养都在其中扮演着无可替代的角色。只有深入了解幼儿的营养需求,才能像专业的营养师一样,为孩子的健康成长制定科学的饮食方案,避免类似的营养缺乏问题再次发生。

3.1.1　蛋白质

蛋白质是构成幼儿身体组织和器官的重要物质,参与身体生长、修复和免疫调节等生理过程。1～3岁幼儿每日蛋白质推荐摄入量为35～40g,3～6岁为45～55g。优质蛋白质来源包括奶类、蛋类、瘦肉、鱼类、豆类及其制品等。例如,1个鸡蛋约含7g蛋白质,200mL牛奶约含6g蛋白质,家长可通过合理搭配保证幼儿摄入充足的蛋白质。

3.1.2　脂肪

脂肪是幼儿能量的重要来源,同时有助于脂溶性维生素(维生素A、D、E、K)的吸收,对大脑和神经系统的发育至关重要。1～6岁幼儿脂肪供能应占总能量的25%～35%。建议选择富含不饱和脂肪酸的食物,如深海鱼类(三文鱼、鳕鱼)、坚果(核桃、杏仁)、植物油(橄榄油、亚麻籽油)等。须注意控制脂肪摄入总量，避免过量摄入导致肥胖。

3.1.3　碳水化合物

碳水化合物是幼儿最主要的供能物质，为身体活动和生长发育提供能量。1～3岁幼儿碳水化合物供能应占总能量的50%～65%，3～6岁应保持在这一比例。应优先选择富含膳食纤维的全谷物(燕麦、糙米)、薯类(红薯、山药)、杂豆类以及新鲜水果等，这些食物不仅能提供能量，还可促进肠道蠕动，维持肠道健康。

3.1.4　维生素

维生素在幼儿生长发育过程中起着不可或缺的调节作用，不同维生素功能各异，例如，维生素A保护视力、维持上皮组织健康；维生素D促进钙吸收，预防佝偻病；维生素C参与胶原蛋白合成、增强免疫力；B族维生素参与能量代谢等。新鲜的蔬菜和水果是维生素C、部分B族维生素的良好来源；动物肝脏、奶类、胡萝卜等富含维生素A；适当晒太阳有助于皮肤合成维生素D，此外，强化食品、深海鱼也是维生素D的重要来源。

3.1.5　矿物质

矿物质是构成人体组织和维持正常生理功能必需的元素。钙是骨骼和牙齿发育的关键，1～3岁幼儿每日钙推荐摄入量为600～800mg，3～6岁为800mg，奶制品、豆制品、虾皮、芝麻等都是钙的优质来源。铁可预防缺铁性贫血，1～3岁幼儿每日需铁12mg，3～6岁同样为12mg，瘦肉、动物肝脏、动物血、豆类等含铁丰富。锌对幼儿生长发育、味觉和嗅觉发育至关重要，1～3岁幼儿每日需锌4mg，3～6岁为5.5mg，常见的食物来源有牡蛎、瘦肉、坚果等。

3.1.6　水

水参与幼儿体内所有的生理活动，如营养物质的运输、体温调节、新陈代谢等。幼儿新陈代谢旺盛，需水量相对较多，1～3岁幼儿每日需水1300～1600mL，3～6岁每日需水1600～2000mL。除了直接饮水，还可从汤羹、粥类、水果、蔬菜等食物中获取水分。家长应培养幼儿主动饮水的习惯，少量多次饮用，避免过度饮水或缺水。

表3-1详细列出了幼儿所需的营养元素、不同年龄幼儿每日推荐摄入量、营养元素的主要作用及食物来源。

表3-1　幼儿营养需求一览表

营养元素	1～3岁每日推荐摄入量	3～6岁每日推荐摄入量	主要作用	食物来源
蛋白质	35～40g	45～55g	构成身体组织(肌肉、骨骼、血液等)，参与酶、激素的合成，增强免疫力	牛奶、鸡蛋、瘦肉、鱼类、豆类、豆腐、坚果

续表

营养元素	1～3岁每日推荐摄入量	3～6岁每日推荐摄入量	主要作用	食物来源
脂肪	占总能量的25%～35%	占总能量的25%～35%	提供能量，促进脂溶性维生素(A、D、E、K)的吸收，支持大脑和神经系统发育	橄榄油、亚麻籽油、牛油果、深海鱼(三文鱼/鳕鱼)、坚果、蛋黄
碳水化合物	占总能量的50%～65%	占总能量的50%～65%	主要供能物质，维持血糖稳定，参与构成细胞结构，节约蛋白质	全谷物(糙米/燕麦)、薯类(红薯/玉米)、水果(香蕉/苹果)、蔬菜(豌豆/胡萝卜)
维生素	维生素A：300～500μg视黄醇当量	维生素A：500～700μg视黄醇当量	调节代谢、维持生理功能(如视力保护、钙吸收、抗氧化等)	维生素A：动物肝脏、胡萝卜、菠菜
	维生素C：40～50mg	维生素C：60～70mg		维生素C：柑橘类水果、青椒
	维生素D：10μg(400IU)	维生素D：10μg(400IU)		维生素D：日晒、强化牛奶
矿物质	钙：600～800mg	钙：800mg	钙：构成骨骼牙齿，维持神经肌肉兴奋性	钙：牛奶、酸奶、奶酪、虾皮
	铁：12mg	铁：12mg	铁：预防贫血，参与氧气运输	铁：瘦肉、动物血、豆类
	锌：4mg	锌：5.5mg	锌：促进生长和味觉发育	锌：牡蛎、瘦肉、核桃
水	1300～1600mL	1600～2000mL	参与体内所有生化反应，运输营养物和废物，调节体温，润滑关节	饮用水、汤羹、粥类、新鲜水果(如西瓜/橙子)、蔬菜(如黄瓜/番茄)

任务 3.2　幼儿膳食管理

☆ 案例导入

幼儿不吃主食可以吗?

4岁的芳芳让妈妈十分头疼，每次吃饭，她总是把米饭、面条推到一边，只挑盘子里的肉和蔬菜吃。妈妈担心不已，尝试过哄骗、奖励，甚至强迫，但芳芳依然对主食没有兴趣。妈妈疑惑："孩子不吃主食，多吃点肉和菜补充营养，难道不行吗?"直到带芳芳体检，发现她体重增长缓慢、精力不足，妈妈才意识到问题的严重性，医生解释道："主食是碳水化合物的主要来源，长期缺乏会导致能量供应不足，影响生长发育和大脑活动。"妈妈这才明白，科学的膳食管理对幼儿健康至关重要。

　　因不吃主食而出现生长问题的案例，展现了科学膳食管理对幼儿成长的必要性与紧迫性。幼儿正处于生长发育的黄金时期，身体各器官与系统迅速发展，对营养的需求既全面又独特，这就要求家长、园长等成人必须掌握科学的膳食管理方法，从营养搭配、烹饪方式、进餐习惯等多方面着手，为幼儿打造健康、均衡的饮食方案，才能避免因饮食不当引发的健康隐患，让幼儿茁壮成长。

3.2.1　合理搭配，营养均衡

　　遵循"食物多样、谷类为主"的原则，将主食(如大米、面粉、燕麦、红薯)作为每餐基础，搭配富含蛋白质的肉、蛋、奶、豆类，以及新鲜的蔬菜和水果。例如，早餐可安排全麦面包搭配牛奶、水煮蛋和一小份苹果；午餐以软米饭为主食，搭配清蒸鱼、清炒菠菜和紫菜蛋花汤；晚餐用南瓜小米粥搭配豆腐肉末和清炒西兰花。同时，注意干稀搭配、荤素搭配，保证幼儿摄入充足的碳水化合物、蛋白质、维生素和矿物质。

3.2.2　控制食物分量，遵循科学进食规律

　　根据幼儿年龄和食量，合理控制每餐食物分量，避免过度喂养或食量不足。1～3岁幼儿每餐主食量为50～100g，肉蛋类30～50g，蔬菜50～100g；3～6岁幼儿主食量可增加至100～150g，肉蛋类50～75g，蔬菜100～150g。此外，培养幼儿规律进食习惯，每日安排三餐两点(早、中、晚餐及上午、下午点心)，两餐间隔3～4小时，保证幼儿消化系统正常运作。

3.2.3　注重烹饪方式，提升食物吸引力

　　幼儿的味觉和咀嚼器官尚在发育阶段，因此须采用多样化且适宜的烹饪方式。对于富含蛋白质的肉类，可剁碎并制成肉丸、肉羹，既方便幼儿咀嚼和吞咽，又能保留营养；蔬菜可切成可爱的形状，采用清炒、蒸煮的方式，最大程度地保留维生素等营养成分，还能让色彩更加鲜艳，激发幼儿食欲。烹饪时注重口味清淡，少盐少糖，避免过重的调味掩盖食材本味，同时可将食物制作成小动物、花朵等造型，或是采用趣味摆盘，增添进餐的趣味性。

校企合作：食育课程

　　近日，校企合作开展了一系列别开生面的烹饪活动，旨在通过让幼儿参与食物制作过程，培养他们对食物的认知、动手能力及健康饮食习惯。活动一经推出，便受到了幼儿的热烈欢迎与家长的高度认可。

　　在活动现场，孩子们热情高涨。他们在老师的悉心指导下，尝试亲手制作简单的食物，如蒸鸡蛋羹、蔬菜沙拉等。对于幼儿而言，这些烹饪任务充满挑战，但也乐趣十足。

在制作蒸鸡蛋羹时，孩子们认真地学习如何将鸡蛋打入碗中，用筷子轻轻搅拌，再小心翼翼地加入适量的温水和盐，最后放入蒸锅，耐心等待。当打开蒸锅，看到自己亲手制作的嫩滑鸡蛋羹时，孩子们的脸上洋溢着自豪与喜悦。

幼儿园负责人表示，之所以开展此类活动，是因为烹饪是一种极佳的教育途径。从食材选择、清洗到烹饪方式的运用，都能让幼儿亲身体验。例如，在蔬菜沙拉的制作过程中，幼儿能直观地了解不同蔬菜的特点，而蒸、煮、凉拌等烹饪方式，既保留了食物的营养，又符合幼儿的消化特点，有助于他们理解健康饮食的概念。

许多家长反馈，孩子参与烹饪活动后，对食物的兴趣明显提升，在家中也更愿意尝试新食物，甚至主动帮忙做家务。家长李女士说："孩子以前特别挑食，自从参加了幼儿园的烹饪活动后，在家会主动要求吃蔬菜，还会帮我洗菜，变化特别大。"

教育专家指出，让幼儿参与烹饪活动，不仅能锻炼他们的生活技能，还能促进其认知、情感和社交能力的发展。在活动中，幼儿需要与同伴合作，分享食材与烹饪经验，这有助于培养他们的团队协作精神。同时，了解食物从原材料到成品的过程，能让幼儿更加珍惜食物，养成良好的饮食习惯。

随着活动的持续推进，该幼儿园计划进一步丰富烹饪课程内容，引入更多适合幼儿的食材与烹饪方式，让孩子们在烹饪中收获更多成长与快乐。

3.2.4　营造良好进餐环境，培养健康饮食习惯

保持进餐环境安静、整洁、温馨，避免电视、手机等电子产品的干扰。家长以身作则，不挑食、不偏食，用积极的语言引导幼儿尝试新食物，如"这个胡萝卜甜甜的，宝宝尝一口，肯定喜欢"。当幼儿出现挑食行为时，不强迫进食，可通过故事、游戏等方式耐心引导，如讲《小熊不挑食》的故事，或开展"食物小侦探"游戏，让幼儿在轻松愉快的氛围中养成良好的饮食习惯。

3.2.5　关注个体差异，灵活调整膳食

每个幼儿的体质、口味和消化能力不同，膳食管理须因人而异。对于过敏体质的幼儿，避免食用易过敏食物；对于消化功能较弱的幼儿，可将食物煮得更软烂，并增加进餐次数。同时，定期观察幼儿的生长发育指标(如身高、体重)，根据实际情况调整饮食结构和营养摄入，确保幼儿健康成长。

【课证融合：教育部1+"X"幼儿照护职业技能实操——幼儿进餐指导】

(一) 学前儿童进餐指导实训任务单

实操案例

营营，2岁，男。在某早教机构的餐饮区，学前儿童们坐在小餐桌旁，愉快地吃着饭，

但是营营却抬头看着挂在墙上的屏幕里播放的视频，慢慢地嚼着嘴里的饭，边吃边玩，眼看上课的时间就要到了，营营想快速吃却咽不下去，委屈地哭起来。

任务：作为照护者，完成学前儿童进餐指导。

表3-2详细列出了学前儿童进餐指导实施条件及要求。

表3-2　学前儿童进餐指导实施条件及要求

名称	实施条件	要求
实施环境	模拟房间；理实一体化多媒体教室；无线Wi-Fi	干净、整洁、安全、温度和湿度适宜，实时在线观看线上资源
设施设备	面盆1个；口腔仿真模型	餐具图案可爱、颜色鲜艳，餐椅高矮适中、材质安全
物品准备	学前儿童餐具2套(小碗、勺子、水杯)；学前儿童餐椅1把；围嘴；手帕；学前儿童仿真模型	工作服、帽子、口罩、发网、挂表(照护者自备)
人员准备	照护者：具备指导学前儿童正确进餐姿势的操作技能和相关知识	

(二) 学前儿童进餐指导评分标准

如表3-3所示，该项操作的评分标准包含评估、计划、实施、评价四个方面的内容，总分为100分。测试时间8分钟，其中环境和用物准备3分钟，操作5分钟。

表3-3　学前儿童进餐指导考核标准[①]

考核内容		考核点	分值	评分要求	扣分	得分	备注
评估(15分)	照护者	着装整齐，洗手	3	不规范，扣1～2分			
	环境	干净、整洁、安全、温度和湿度适宜	3	无评估，扣3分；不完整，扣1～2分			
	物品	用物准备齐全	3	少一个，扣1分，扣完3分为止			
	学前儿童	年龄、饮食习惯、饮食环境	4	未评估，扣4分；不完整，扣1～2分			
		心理情况：有无厌食、焦虑情绪	2	未评估，扣2分；不完整，扣1分			
计划(5分)	预期目标	口述目标：1. 对学前儿童及其家长进行餐前教育 2.培养学前儿童良好的进餐习惯	5	未口述，扣5分			

[①] 彭英.幼儿照护职业技能教材(中级)[M].长沙：湖南科学技术出版社，2020.

续表

考核内容		考核点	分值	评分要求	扣分	得分	备注
实施 (60分)	进餐前 准备	1. 学前儿童洗净双手	2	未完成,扣2分			
		2. 学前儿童协助做好餐前准备	3	未口述或不正确,扣3分			
	进餐 训练	1. 注意饮食卫生和就餐礼貌	5	未口述,扣5分			
		2. 训练学前儿童使用餐具	5	训练方法不妥,扣2~5分			
		3. 合理控制进餐时间	5	未设置时间,扣5分			
		4. 进食速度要适当	15	未引导,扣5分;态度急促、催促,扣10分			
		5. 进食总量要适度,不挑食	10	未口述,扣10分			
		6. 进餐结束后协助清洁卫生工作	5	未完成,扣5分			
	整理 记录	整理用物	5	无整理,扣5分;整理不到位,扣2~3分			
		洗手	2	不正确洗手,扣2分			
		记录学前儿童进餐情况	3	不记录,扣3分;记录不完整,扣1~2分			
评价(20分)		1. 操作规范,动作熟练	5	实施过程中有一处错误,扣2分			
		2. 学前儿童能愉快完成进餐	5				
		3. 态度和蔼,操作过程中动作轻柔,关爱学前儿童	5				
		4. 与家属沟通有效,取得合作	5				
总分			100				

(三) 学前儿童进餐指导实操视频(扫码观看)

任务 3.3　幼儿膳食的科学搭配原则

案例导入

科学膳食助兰兰健康成长

4岁的兰兰在妈妈的科学膳食搭配下健康成长。早餐，她会吃一碗燕麦粥，搭配水煮蛋和一小盘草莓，燕麦提供膳食纤维与碳水，鸡蛋补充优质蛋白，草莓富含维生素C；午餐是杂粮饭、清蒸鳕鱼和清炒西兰花，杂粮饭营养丰富，鳕鱼含DHA，有助于大脑发育，西兰花提供多种维生素；晚餐则是菠菜瘦肉面条，搭配一小碗豆腐汤，菠菜补铁，瘦肉补充优质蛋白质、锌、B族维生素等，豆腐补充植物蛋白。两餐之间还会加一小盒无糖酸奶和几颗蓝莓。多样化的食材合理搭配，让兰兰身高体重达标，精力充沛，很少生病。

在幼儿的成长旅程中，合理的膳食搭配是健康成长的基石。对于1岁幼儿而言，一日辅食的科学搭配极为关键。早餐可准备一份营养米糊，取适量大米，磨粉后煮成糊，搭配1个蛋黄，鸡蛋富含优质蛋白质与卵磷脂，对幼儿大脑发育有益；午餐将50g左右的软米饭搭配上剁碎的菠菜、鸡肉泥，菠菜能提供丰富的维生素与铁元素，鸡肉则是优质蛋白来源；晚餐可以是南瓜粥(南瓜30g左右，大米适量)和豆腐50g，南瓜易于消化，豆腐富含大豆蛋白。这样的膳食搭配能满足1岁幼儿对能量、蛋白质、维生素等多种营养素的需求。

3~6岁的幼儿，生长发育迅速，活动量增大，对营养的需求更为多元。早餐可选择一杯250mL的牛奶、1个全麦面包夹火腿片(火腿20g左右)和小番茄3~4颗，牛奶补钙，全麦面包提供碳水化合物，火腿补充蛋白质，小番茄富含维生素C。午餐来一碗糙米饭(糙米100g左右)，搭配红烧鸡腿(去皮鸡腿1个)、清炒西兰花(西兰花100g左右)，糙米含丰富膳食纤维，鸡腿和西兰花分别提供蛋白质与多种维生素、矿物质。晚餐来一碗蔬菜瘦肉面条(面条80g左右，瘦肉30g，青菜50g)，瘦肉补充铁与蛋白质，青菜富含维生素与膳食纤维。此外，在上午和下午可适当安排水果作为加餐，如半个苹果或1根香蕉。

幼儿膳食的科学搭配对其成长起着决定性作用。科学合理的膳食搭配能为幼儿提供全面且充足的营养，促进他们健康茁壮成长。以下是幼儿膳食须遵循的科学搭配原则。

3.3.1　食物多样，谷类为主

依据《中国居民膳食指南(2022)》，幼儿每天应摄入12种以上食物，涵盖谷薯类、蔬菜水果、畜禽鱼蛋、奶及奶制品、大豆及豆制品和坚果类等。每天谷薯类食物摄入量在200～250g，其中全谷物和杂豆类50～150g，薯类50～100g。谷类食物作为碳水化合物和某些B族维生素的主要来源，食用量大，因而也是蛋白质及其他营养素的重要来源。多样化的食物选择能保证幼儿摄入全面的营养素。

3.3.2 多吃新鲜蔬菜和水果

每天要保证幼儿摄入300～400g蔬菜，200～350g水果。选择新鲜、应季的蔬菜和水果，且颜色和种类要丰富多样。蔬菜和水果是维生素C、β-胡萝卜素的唯一来源，也是维生素B2、无机盐(钙、钾、钠、镁等)和膳食纤维的重要来源，有助于增强幼儿免疫力，促进其消化。

经常吃适量的鱼、禽、蛋、瘦肉：每日畜禽肉和鱼虾类食物共计摄入100～150g，蛋类60g。这类食物不仅为幼儿提供丰富的优质蛋白，也为幼儿提供维生素A、维生素D及B族维生素和大多数微量元素，对幼儿生长发育起着不可或缺的作用。

3.3.3 每天饮奶，足量饮水，吃对零食

每天让幼儿摄入300～400mL牛奶或相当量的奶制品，以补充优质蛋白与钙。足量饮水，以白开水为主，避免含糖饮料。零食选择应以水果、奶制品等营养丰富的食物为主，尽量少选油炸、高盐或高糖的食品，以免影响幼儿正餐食欲与身体健康。

🌱 拓展阅读

幼儿零食过量摄入，健康红灯亮起

近日，一项针对幼儿饮食习惯的研究引发广泛关注。研究表明，幼儿过量食用零食的现象日益普遍，这对他们的身体健康构成了严重威胁。

如今，市场上的零食种类繁多，口味多样，对幼儿具有极大的吸引力。从色彩鲜艳的糖果，到口感酥脆的薯片，再到各类甜饮料，这些零食充斥在孩子们的生活中。调查显示，许多幼儿每天花费大量时间在吃零食上，甚至部分幼儿将零食当作主食，严重影响了正常的饮食结构。

过量食用零食给幼儿健康带来了诸多危害。在营养方面，零食往往营养单一，多为高糖、高脂肪、高盐食品，缺乏幼儿成长所需的蛋白质、维生素和矿物质等。长期过量食用，会导致幼儿营养失衡，影响身体正常发育。例如，本该茁壮成长的3岁女孩甜甜，因断奶后爷爷奶奶常用薯片、糖果哄她，逐渐拒绝正餐，如今体重仅有8kg，比1岁时还轻0.5kg，胳膊瘦得只有两根手指粗，被诊断为中重度营养不良。

肥胖问题也与幼儿过量吃零食密切相关。零食中的高热量成分在幼儿体内堆积，转化为脂肪，使得肥胖率不断上升。上海市学生体质健康中心2013年发布的数据显示，上海儿童的肥胖率为17.8%，而如今这一趋势仍在持续，其中过量食用零食是重要诱因之一。

口腔健康同样深受其害。大量摄入含糖零食后，幼儿口腔内残留的糖分被细菌分解，产生酸性物质，腐蚀牙齿，增加了龋齿的发病概率。龋齿疼痛影响幼儿进食和睡眠，对其日常生活造成负面影响。

此外，长期过量食用不健康零食，还会增加幼儿患糖尿病、高血压等慢性病的风险。这些原本多见于成年人的疾病，正逐渐侵蚀着幼儿的健康。例如，12 岁的邵阳男孩超超，平时特别爱吃零食、喝饮料，经常把零食当饭吃，饮料当水喝，最终被确诊为肠癌，这一病例令人痛心疾首。

专家呼吁，家长和社会应高度重视幼儿过量食用零食的问题。家长要以身作则，减少家中不健康零食的储备，引导孩子养成健康的饮食习惯，定时定量进餐，严格控制零食摄入的频率和量。同时，幼儿园和学校应加强营养知识教育，帮助幼儿树立正确的饮食观念。食品监管部门也须加大对儿童零食市场的监管力度，规范零食生产标准，减少高糖、高脂肪、高盐零食的生产和销售。

幼儿时期是身体发育的关键阶段，为孩子们提供健康的饮食环境，让他们远离过量零食的危害，是全社会共同的责任。只有这样，才能保障幼儿健康成长，为他们的未来奠定坚实的基础。

3.3.4　饮食清淡，油盐适量

培养幼儿清淡饮食的习惯，少吃或不吃油炸、酥皮、肥肉类的食品。控制盐和油的摄入量，每天盐不超过2g，烹调油用量在25～30g之间。过多的盐和油会增加幼儿肾脏负担，不利于健康。过少的盐和油则不能满足幼儿身体的基本需要，因此，幼儿油盐摄入须适量，既不能过多，也不能过少。

3.3.5　合理分配三餐比例

早餐应占全天能量的25%～30%，提供充足碳水化合物和蛋白质，开启活力一天；午餐占35%～40%，包含主食、肉类和蔬菜，保证营养充足；晚餐占25%～30%，以清淡、易消化的食物为主，避免晚餐过饱影响睡眠。适当安排两次加餐，如水果或坚果，补充能量和营养，但注意不要影响正餐进食。

实习实训

幼儿园带量食谱的制定

[实训目标]

1) 知识目标

(1) 深入理解幼儿营养需求知识，掌握蛋白质、脂肪、碳水化合物等六大营养素对幼儿生长发育的作用及每日摄入量标准。

(2) 熟悉《中国居民膳食指南》《幼儿园3～6岁儿童膳食营养计划》等政策文件中关于幼儿膳食的要求与规范。

(3) 了解食物营养成分相关知识，清楚常见食材中各类营养素的含量。

2) 技能目标

(1) 能够根据幼儿年龄、季节特点及营养需求，科学合理地制定幼儿园一日带量食谱。

(2) 熟练运用食物营养成分表，准确计算食谱中各营养素的摄入量，并与幼儿每日营养需求标准进行对比和分析，调整食谱，使其达到营养均衡。

(3) 学会根据食谱制定食材采购清单，明确食材的种类、数量及质量要求。

3) 态度目标

(1) 培养对幼儿膳食管理工作的责任感和严谨态度，认识到科学食谱对幼儿健康成长的重要性。

(2) 增强团队协作意识，在实训过程中与小组成员积极沟通、分工合作，共同完成食谱制定任务。

[实训内容与流程]

1) 理论讲解

指导教师通过PPT展示，详细讲解幼儿生长发育特点及营养需求，重点说明蛋白质、钙、维生素等关键营养素对幼儿身体发育和智力发展的重要性。

解读《中国居民膳食指南》中关于幼儿膳食的核心原则，如食物多样、谷类为主，多吃蔬果、奶类、大豆，适量吃鱼、禽、蛋、瘦肉等。

介绍幼儿园带量食谱制定的基本流程，包括确定幼儿年龄与人数、了解营养需求、选择食材、计算营养成分、调整食谱、制定采购清单等环节。

2) 案例分析

教师选取1～2个幼儿园带量食谱案例，发放给各小组。

各小组分析案例中食谱的优点与不足，从营养搭配、食材选择、季节适应性等方面进行讨论，并计算案例食谱中营养素的摄入量，判断其是否符合幼儿营养需求标准。

每组派代表发言，分享小组分析结果，教师进行点评和总结，加深学生对带量食谱制定要点的理解。

3) 分组实训

确定食谱框架：各小组根据给定的幼儿年龄(如3～4岁、4～5岁、5～6岁)和人数，参考营养需求标准，初步确定一日食谱的框架，包括早餐、午餐、晚餐及两次点心的食物种类。

计算营养成分：小组成员分工合作，利用食物营养成分表，计算食谱中每种食材所含的蛋白质、脂肪、碳水化合物、维生素、矿物质等营养素的含量，并汇总计算出一日食谱中各营养素的总摄入量。

调整、优化食谱：将计算出的营养素摄入量与幼儿每日营养需求标准进行对比，若出现某种营养素不足或过量的情况，则在组内讨论如何调整食谱，更换或增减食材，直至达到营养均衡。

制定采购清单：根据最终确定的食谱，制定详细的食材采购清单，注明食材名称、规格、数量及质量要求。

4) 成果展示与评价

各小组派代表通过PPT展示本组制定的幼儿园带量食谱及采购清单，讲解食谱制定的思路、营养搭配的合理性及季节适应性等。

其他小组进行提问和评价，提出建议和意见。

教师从食谱的营养均衡性、食材选择合理性、计算准确性、展示效果等方面进行综合评价，给出分数和点评，评选出优秀小组并给予表扬。

[实训注意事项]

在计算营养素含量时，提醒学生仔细核对食物营养成分表数据，确保计算准确无误。

强调食谱制定要充分考虑幼儿的饮食习惯和口味偏好，同时注重食物的色彩搭配和烹饪方式，以提高幼儿的食欲。

实训过程中，教师要加强巡视和指导，及时发现学生存在的问题并给予帮助，引导学生积极思考和解决问题。

提醒学生在展示环节注意控制时间，突出重点内容，语言简洁明了。

校企合作：双师问答录

幼儿膳食与营养探讨

高校教师： 园长，我最近发现一个现象，很多家长热衷于给孩子购买"网红辅食"，觉得它们既好看又有营养，但实际上有些可能并不适合幼儿。您在幼儿园工作中，遇到过类似情况吗？怎么看待这种社会现象？

幼儿园园长： 确实经常遇到！现在网络信息发达，一些商家过度营销，把辅食包装得很精美，还宣传说有各种"神奇功效"，家长爱子心切，很容易被误导。比如有的"网红果蔬面"，宣称富含多种维生素，可实际营养成分还不如普通的手工面条，甚至添加剂超标。这反映出家长虽然重视幼儿营养，但缺乏科学的膳食知识，也凸显了社会上幼儿营养科普的不足。我们幼儿园一直在通过家长会、公众号等渠道，给家长传递正确的膳食理念。

高校教师： 您说得太对了！我们的课堂教学侧重于理论知识的传授。我会系统讲解幼儿能量需求、各类营养素的作用，像蛋白质对幼儿生长发育的重要性，碳水化合物、脂肪的合理供能比等；还会结合《中国居民膳食指南》，教学生如何制定科学的幼儿食谱。不过在教学过程中发现，学生虽然掌握了理论，但将知识转化为实践的能力较弱，比如设计的食谱过于理想化，没有考虑到幼儿的饮食偏好和幼儿园实际操作情况。您在幼儿园接收实习学生时，有类似感受吗？

幼儿园园长：感受太深刻了！在幼儿园实践中，幼儿膳食管理不只是营养搭配，还涉及方方面面。从食材采购的安全性，到烹饪方式的把控，再到幼儿进餐习惯的培养，每个环节都很关键。实习学生往往在这些细节上做得不好，比如制定食谱时，忽略了幼儿对某些食物的过敏情况；在组织进餐时，不知道如何引导挑食的孩子。此外，幼儿园的膳食管理还要考虑成本控制、家长满意度等因素，这和课堂上单纯的理论设计差别很大。

高校教师：那在培养学生这方面的能力上，您有什么好建议？我们在学生在校学习阶段应该侧重于哪些内容呢？

幼儿园园长：我觉得可以增加实践课程的比重，比如和幼儿园合作开展实习实训，让学生参与到实际的膳食管理工作中。同时，多引入幼儿园真实案例进行教学，增强学生解决实际问题的能力，像处理幼儿食物中毒等应急事件，解决家长对膳食安排不满的问题等。另外，培养学生的沟通能力也很重要，因为幼儿园教师要和幼儿、家长、厨房工作人员多方沟通。在校期间，可以模拟一些沟通场景，让学生学会如何向家长解释膳食安排的科学性，以及如何引导幼儿养成良好的饮食习惯。

高校教师：家长在幼儿膳食与营养方面，通常都有哪些诉求呢？

幼儿园园长：家长最关心的就是孩子吃得是否健康、营养是否均衡。他们希望幼儿园能提供多样化的食物，满足孩子的口味需求，同时保证食品安全。很多家长还希望幼儿园能定期公布食谱和营养分析报告，让他们了解孩子每天的饮食情况。有些家长对特殊饮食需求也很关注，比如孩子过敏体质，希望幼儿园能特别照顾；还有些家长希望幼儿园能帮助孩子纠正挑食、偏食的习惯。

🧑‍💼 校企合作任务

"幼儿膳食营养师"实践模拟与方案优化

[任务内容]

1) 网红辅食案例分析与讨论

幼儿园园长提供3~4个网红辅食的实际案例，包括产品宣传资料、营养成分表、家长反馈等信息，例如"网红果蔬溶豆""儿童营养软糖"等。这些案例中部分产品存在营养成分虚标、添加剂过量等问题。

学生分组对案例进行分析，结合课堂所学的幼儿营养需求知识，讨论以下问题：

案例中的网红辅食是否符合幼儿的营养需求？存在哪些问题？

从商家营销和家长认知角度，分析这类网红辅食流行的原因。

针对家长盲目购买网红辅食的现象，提出合理的建议和解决方案。

每组选派代表进行汇报，企业导师和高校教师共同点评，引导学生深入理解幼儿膳食营养的科学性和实际应用。

2) 幼儿食谱设计与优化

企业导师给出幼儿园实际的食材采购清单、成本预算以及幼儿过敏情况等信息。

学生分组根据幼儿营养需求，结合《中国居民膳食指南》，设计一周的幼儿食谱，包括三餐两点。食谱须满足营养均衡、食物多样化、符合幼儿口味等要求，同时要考虑成本控制和特殊饮食需求(如对牛奶、鸡蛋过敏的幼儿)。

每组展示设计的食谱，企业导师从幼儿园实际操作、家长接受度等角度提出意见，其他小组也可提出补充建议。学生根据反馈对食谱进行优化，最终形成科学合理的幼儿食谱。

3) 模拟沟通场景实训

与家长沟通：部分学生扮演家长，提出对幼儿膳食的各种问题和诉求，如质疑食谱的营养搭配、希望幼儿园照顾孩子的特殊饮食需求、反映孩子挑食等；其余学生分组扮演幼儿园教师进行沟通和解答。要求扮演教师的学生运用专业知识，以通俗易懂的语言向"家长"解释膳食安排的科学性，并提出解决问题的方案。

与厨房工作人员沟通：设定模拟场景，如厨房某食材缺货，需要调整食谱；或者幼儿对某道菜反馈不佳，需要改进烹饪方式等。学生分组分别扮演教师和厨房工作人员，进行沟通和协调，确定解决方案。

模拟结束后，企业导师和高校教师从沟通技巧、专业知识运用、问题解决能力等方面进行点评，学生进行反思和总结，并互换角色，再次演练。

考点总结

表3-4详细列出了"幼儿膳食与营养"相关考点以及具体考点内容。

表3-4　"幼儿膳食与营养"考点总结

重要等级	考点分类	具体考点内容
★★★★★	幼儿营养需求特点	1. 能量需求：基础代谢率高(占总能量50%)、生长发育耗能(幼儿特需，占25%~30%)、活动耗能差异大 2. 宏量营养素需求：蛋白质，优质蛋白占比≥50%(如乳类、蛋类、瘦肉)，供能比12%~15%；脂肪，必需脂肪酸(亚油酸、α-亚麻酸)供能比30%~35%，避免反式脂肪；碳水化合物，供能比50%~65%，优先选择膳食纤维丰富的全谷物、薯类 3. 微量营养素关键需求：钙，促进骨骼发育，每日摄入量600~800mg(3~6岁)；铁，预防缺铁性贫血，每日12mg(男)/10mg(女)；维生素D，促进钙吸收，每日400~800IU，须兼顾日照补充；锌，改善食欲和增强免疫力，每日4~5mg
★★★★☆	膳食管理原则	1. 平衡膳食原则：每日膳食需包含谷薯类、蔬菜水果类、畜禽鱼蛋奶类、大豆坚果类等食物，参考"中国学龄前儿童平衡膳食宝塔" 2. 定时定量原则：每日3餐+2次加餐，间隔3~4小时，避免暴饮暴食 3. 个体化原则：根据幼儿过敏史(如牛奶、鸡蛋)、体质差异(如肥胖/消瘦)调整食谱，关注特殊儿童(如早产儿)的营养需求 4. 安全性原则：食物应新鲜、清洁，避免整粒坚果、果冻等易窒息食物，烹饪盐适量(<2g/日)、油适量(20~25g/日)、无糖

续表

重要等级	考点分类	具体考点内容
★★★☆☆	食谱制定与评价	1. 食谱制定步骤 计算每日能量及营养素目标(参考《中国学龄前儿童营养素参考摄入量》) 选择食物种类及数量,确保各类食物比例合理(如谷类100～150g/日,蔬菜150～200g/日) 合理分配三餐两点(早餐占25%、午餐占30%、晚餐占30%、加餐占15%) 2. 食谱评价指标 营养素达标率:蛋白质、能量、钙、铁等关键营养素达到推荐量的80%以上 食物多样性:每日食物种类≥12种,每周≥25种 餐次能量分配合理性:避免晚餐能量占比过高导致积食
★★★☆☆	常见营养问题干预	1. 营养不良:表现为体重不增、生长迟缓,须调整膳食结构(增加优质蛋白、能量密度高的食物),排查慢性疾病(如消化道问题) 2. 肥胖:控制每日总能量摄入,减少油炸食品、含糖饮料的摄入,增加运动量(每日≥180分钟户外活动,其中≥60分钟中、高强度运动) 3. 贫血:增加红肉、动物肝脏、豆类等富含铁的食物,搭配富含维生素C的蔬果(如橙子、番茄)以促进铁吸收
★★☆☆☆	政策法规与标准	1. 法律法规:《中华人民共和国食品安全法》(食品卫生要求)、《学校食品安全与营养健康管理规定》(幼儿园食堂管理) 2. 国家标准:GB10769—2010《食品安全国家标准》(婴幼儿谷类辅助食品)、GB14880—2012《食品营养强化剂使用标准》(辅食营养强化剂规范)

真题再现

单项选择题

1. 幼儿期每日能量的需求较高,三大营养素的生热比为(   )。

A. 蛋白质占总能量的10%～12%,脂肪占25%～30%,碳水化合物占50%～60%

B. 蛋白质占总能量的12%～15%,脂肪占30%～35%,碳水化合物占45%～55%

C. 蛋白质占总能量的15%～18%,脂肪占35%～40%,碳水化合物占40%～50%

D. 蛋白质占总能量的8%～10%,脂肪占20%～25%,碳水化合物占60%～70%

答案: B

解析: 幼儿生长发育旺盛,对能量和营养素的需求有特定比例,蛋白质供能应占12%～15%,用于机体组织构建与修复;脂肪占30%～35%,是重要储能与供能物质,且利于脂溶性维生素的吸收;碳水化合物占45%～55%,为日常活动提供主要能量。

2. 以下哪种食物不是幼儿优质蛋白质的良好来源?(   )

A. 牛奶　　　　　　B. 菠菜　　　　　　C. 鸡蛋　　　　　　D. 鱼肉

答案: B

解析: 牛奶富含酪蛋白和乳清蛋白,易被幼儿吸收;鸡蛋含有人体所需的各种氨基酸,氨基酸组成与人体组成模式接近;鱼肉的蛋白质含量丰富且肉质鲜嫩,易消化。而菠菜富含维生素、矿物质及膳食纤维,蛋白质含量较低。

3. 为预防幼儿缺铁性贫血，应多补充含铁食物，以下含铁量较高的食物是(　　)。

A. 苹果　　　　　　　B. 大米　　　　　　　C. 猪肝　　　　　　　D. 黄瓜

答案： C

解析： 苹果、黄瓜主要提供维生素、水分等营养成分；大米是碳水化合物的重要来源。猪肝是常见的高铁食物，铁含量丰富且生物利用率较高，有助于幼儿预防缺铁性贫血。

4. 幼儿的饮食中，每餐的间隙以多长时间为宜？(　　)

A. 2～3小时　　　　　B. 3～4小时　　　　　C. 4～5小时　　　　　D. 5～6小时

答案： C

解析： 幼儿胃容量相对较小，食物在胃内停留时间为4～5小时，所以每餐间隙以4～5小时为宜，这样既能保证幼儿有足够的饥饿感以正常进食，又能使肠胃有适当时间消化、吸收。

5. 某幼儿园午餐食谱为：米饭、红烧排骨、清炒西兰花、西红柿鸡蛋汤。从营养均衡角度看，该食谱缺乏的营养素主要是(　　)。

A. 蛋白质

B. 碳水化合物

C. 脂肪

D. 优质蛋白质中的豆类蛋白及奶制品中的钙

答案： D

解析： 米饭提供碳水化合物；红烧排骨含有蛋白质、脂肪；清炒西兰花富含维生素、膳食纤维；西红柿鸡蛋汤含蛋白质等。但食谱中优质蛋白质来源较单一，缺乏豆类蛋白，且整体奶制品缺失，钙的补充不足。

考点模拟

一、简答题

请列举幼儿常见的营养缺乏症及对应的主要原因。

参考答案

(1) 缺铁性贫血：主要原因包括幼儿生长发育迅速，对铁的需求量大；饮食中缺铁，如长期以乳类喂养，未及时添加富含铁的辅食，或食物搭配不合理，抑制铁吸收，比如，植物性食物中的植酸、草酸等影响铁的吸收；部分幼儿存在慢性失血情况，如肠道寄生虫感染等。

(2) 维生素D缺乏性佝偻病：一方面，幼儿户外活动少，阳光照射不足，导致皮肤合成的维生素D减少；另一方面，食物中维生素D含量低，如天然食物中除了深海鱼类、动物肝脏等少数食物外，一般食物维生素D含量少，且幼儿若未补充维生素D制剂，易缺乏此营养素。

(3) 锌缺乏症：食物中含锌量低或长期挑食、偏食，导致锌摄入不够；吸收障碍，如患有某些胃肠道疾病，影响锌的吸收；此外，某些特殊生理状态下，如生长发育快速期，对锌的需求增加，若未及时补充，也易缺乏此元素。

二、论述题

结合实际，谈谈如何培养幼儿良好的饮食习惯。

在线答题

参考答案

培养幼儿良好的饮食习惯是保障其健康成长的重要环节，可从以下方面着手。

(1) 营造良好进餐环境：安静、整洁、温馨且秩序良好的进餐环境能让幼儿专注进食。幼儿园可布置色彩柔和、有童趣的就餐区域，摆放高度适宜的桌椅，播放轻柔音乐。例如，在餐厅墙壁张贴可爱的食物卡通画，吸引幼儿注意力，使其对进餐充满期待。避免在进餐时批评指责幼儿，以免影响其情绪和食欲。若幼儿偶尔打翻餐具，应温和提醒，而非严厉斥责。

(2) 合理安排进餐时间和次数：根据幼儿胃容量小、易饥饿的特点，合理安排进餐。1～2岁幼儿每天可进餐5～6次，2～3岁进餐4～5次，一般安排早、中、晚三餐及午点、晚点。严格遵守进餐时间，形成规律生物钟，让幼儿的肠胃适应进食节奏。例如，幼儿园每天早上八点准时供应营养丰富的早餐，中午十一点半提供丰盛午餐，帮助幼儿养成定时进餐习惯。

(3) 食物多样化与趣味性：为幼儿提供丰富多样的食物，保证营养均衡。每周食物种类尽量达到25种以上，涵盖谷类、肉类、蔬菜、水果、奶类等。同时，注重食物的趣味性，通过改变食物形状、颜色搭配来激发幼儿食欲。例如，将米饭做成小熊形状，把胡萝卜、西兰花、玉米粒拼成彩虹图案，制作动物造型的小包子等，让幼儿觉得吃饭是有趣的事。

(4) 家长与教师以身作则：幼儿具有很强的模仿能力，家长和教师在幼儿饮食行为养成中起关键示范作用。家长在家中不挑食、偏食，享受各种食物，幼儿会受到积极影响。教师在幼儿园进餐时，表现出对食物的喜爱，认真进食，幼儿会更愿意尝试新食物。例如，教师带头吃青菜，并称赞青菜美味又健康，幼儿可能会受感染，尝试食用原本不喜欢的青菜。

(5) 培养自主进食能力：在合适年龄阶段，鼓励幼儿自主进食，锻炼其手部精细动作和自理能力。从提供勺子让幼儿自己吃饭开始，逐渐过渡到使用筷子。在幼儿自主进食过程中，给予耐心指导和鼓励，即使幼儿吃得较慢或弄脏衣服，也不要包办或代替。例如，在幼儿园进餐环节，教师引导幼儿自己拿勺子舀饭菜，对自主进食表现好的幼儿给予小红花奖励，增强其自信心和积极性。

(6) 避免不良饮食习惯诱导：控制幼儿对高糖、高盐、高脂肪食物及饮料的摄入，减少零食(尤其是不健康零食)的供给。不给幼儿看过多关于垃圾食品的广告，避免其受不良饮食观念影响。同时，防止幼儿边吃边玩，如吃饭时看电视、玩玩具等，应让幼儿坐在餐桌前专心进餐，培养专注用餐习惯。

价值引领

以人为本——关注幼儿食品安全

在幼儿成长过程中，膳食与营养是支撑其身体和智力发育的基石，而食品安全则是这一基石的重要保障。从价值引领角度出发，将食品安全教育融入幼儿膳食与营养工作，不仅是守护幼儿健康的必要举措，也是落实国家政策方针、培养幼儿责任意识与法治观念的重要途径。《中华人民共和国食品安全法》明确规定食品卫生要求，为食品安全筑牢法律防线；《学校食品安全与营养健康管理规定》针对幼儿园食堂管理制定细则，规范校园食品安全工作，这些政策为幼儿膳食与营养价值引导指明了方向。

食品安全是幼儿健康成长的生命线，在幼儿膳食与营养中占据核心地位。幼儿正处于生长发育的关键时期，身体器官尚未发育成熟，对有害物质的抵抗力较弱，食品安全问题对他们的影响更为直接和严重。受微生物污染的食品易引发幼儿肠道感染，导致呕吐、腹泻等症状；含有过量添加剂、防腐剂的食品，长期食用可能影响幼儿的内分泌系统和神经系统发育。因此，保障食品安全是为幼儿提供科学膳食与营养的前提，是对幼儿生命健康权的尊重与维护，这也与社会主义核心价值观中"以人为本"的理念相契合。

落实国家政策方针，是实现幼儿膳食与食品安全价值引导的关键路径。幼儿园作为幼儿日常饮食的重要场所，须严格遵循《学校食品安全与营养健康管理规定》，建立健全食品安全管理制度。从食材采购环节开始，选择资质齐全、信誉良好的供应商，严格把控食材的来源和质量，确保食品新鲜、无污染，做到源头可追溯；在食品储存方面，遵循生熟分开、分类存放原则，控制储存温度和湿度，防止食品变质；烹饪过程中，严格遵守食品加工操作规范，保证食物烧熟煮透，避免交叉污染。同时，幼儿园应定期开展食品安全自查自纠活动，及时发现并整改问题，将食品安全隐患消除在萌芽状态，以实际行动践行政策要求，培养幼儿对规则的敬畏之心。

在幼儿膳食与营养教育中融入食品安全相关内容，能够实现潜移默化的价值引导。教师可通过生动有趣的方式，将食品安全知识融入日常教学。例如，利用绘本故事《吃掉你的豌豆》《肚子里有个火车站》，以幼儿易于理解的方式讲述食品安全与健康饮食的关系；开展"小小食品安全员"角色扮演活动，让幼儿在游戏中学习辨别安全食品与问题食品，培养他们的观察力和判断力。此外，结合《中华人民共和国食品安全法》相关内容，通过简单的案例分析，向幼儿传递"每个人都要为自己和他人的食品安全负责"的理念，从小培养幼儿的法治意识和社会责任感。

家—园共育是强化幼儿食品安全与膳食营养价值引导的重要支撑。家长作为幼儿的第一任老师，其行为和观念对幼儿有着深远影响。幼儿园应积极与家长沟通、合作，通过举办食品安全知识讲座、发放宣传手册等方式，帮助家长了解国家食品安全政策和科学的膳食营养知识，引导家长树立正确的饮食观念，为幼儿营造健康的家庭饮食环境。同时，鼓励家长以身作则，在日常生活中严格遵守食品安全要求，如购买正规渠道食品、注意食品保质期等，以自身行动为幼儿树立榜样。只有家庭与幼儿园形成教育合力，才能让幼儿在食品安全的守护下，获得充足、均衡的膳食营养。

食品安全视角下的幼儿膳食与营养价值引导，是一项关乎幼儿健康成长、国家未来发展的重要工作。通过幼儿园规范管理、趣味教育活动以及家—园紧密合作，能够让幼儿在享受健康膳食与营养的同时，树立正确的价值观和法治意识。让我们携手共进，为幼儿筑牢食品安全防线，铺就健康成长之路。

内容导航

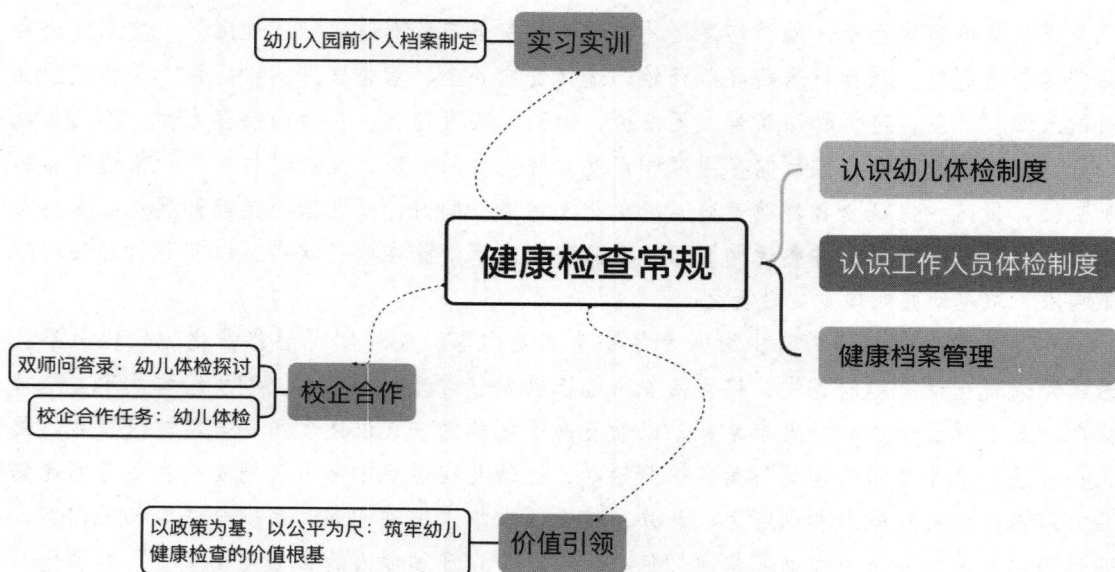

幼儿入园前个人档案制定 —— 实习实训

认识幼儿体检制度

认识工作人员体检制度

健康档案管理

健康检查常规

双师问答录：幼儿体检探讨

校企合作任务：幼儿体检

校企合作

以政策为基，以公平为尺：筑牢幼儿健康检查的价值根基 —— 价值引领

交互式课件

任务 4.1　认识幼儿体检制度

☆ 案例导入

什么样的幼儿不能入园？

　　小明是个活泼可爱的4岁男孩，本应在新学期踏入幼儿园，开启集体生活。然而，入园前体检结果却让他的入园计划暂时搁置。小明被查出患有传染性手足口病，且正处于发病初期，口腔内布满疱疹，手脚也出现红疹。医生明确告知小明父母，依据相关卫生防疫规定，患此类传染病的幼儿在痊愈前不能进入幼儿园，以免在园内造成疾病传播，影响其他孩子的健康。这一消息让小明父母既焦急又无奈，只能先带孩子回家积极治疗，等待痊愈后再入园。

　　小明因患手足口病而不能入园，这一案例反映出幼儿体检制度在保障幼儿园集体健康环境方面的关键作用。幼儿体检制度是幼儿园卫生保健工作的重要基石，通过一系列科学、规范的检查流程与要求，能够有效筛除不适合入园的特殊情况，及时发现幼儿健康问题，进而采取相应措施，呵护每一位幼儿的成长。接下来，让我们深入了解幼儿体检制度的具体内容。

4.1.1　入园检查

　　根据《幼儿园工作规程》，幼儿须按照卫生部门制定的卫生保健制度进行体格检查，合格者方可入园。严禁任何形式的入园考试或测查，除体格检查外，不得对幼儿进行其他额外筛选。

　　幼儿在入园前必须到当地妇幼保健机构或卫生行政部门指定的医疗卫生机构进行全身体格检查。检查项目涵盖一般身体检查(如身高、体重、心肺听诊等)、乙肝表面抗原测定、血红蛋白检测，必要时还须检查三大常规、心电图、肝功、X线等。健康检查表上的项目应填写完整且正确，体检结果在一个月内有效。入园时，幼儿须将健康检查表和预防接种证交给幼儿园。有传染病接触史的幼儿，必须经过医学观察，观察期满且无症状再作检查，正常者方可入园。患有严重先天性心脏病、裂腭、癫痫、中度以上智力低下(不适应集体生活，不能接受教育)等疾患的儿童，在矫治前不宜入园。入园体检时若发现疾病，应及时治疗，患营养不良、贫血等疾病的儿童可以在入园后矫治；患传染病者则应隔离治疗，痊愈后凭医疗单位的证明方可入园。

4.1.2　定期体检

《托儿所、幼儿园卫生保健管理办法》明确规定，托幼机构应当组织在岗工作人员每年进行1次健康检查；在岗人员患有传染性疾病的，应当立即离岗治疗，治愈后方可上岗工作。幼儿作为特殊群体，也须定期体检，以保障其健康成长。

幼儿入园后应每年进行一次全面体检，每次均按常规进行全面检查，包括身高、体重、视力、听力、口腔、心肺功能、血常规、肝功能等基本项目，以评估幼儿的身体发育、营养状况和健康水平。每半年测身高、体重一次，每学期查视力一次，所有在园的幼儿每年查血红蛋白一次。

1. 视力筛查

随着电子设备的普及，幼儿视力问题日益凸显。视力筛查主要采用视力表检测与屈光检测相结合的方式，定期检查幼儿视力状况。对于低龄幼儿，还会通过观察其对物体的注视、追视能力进行初步评估。早期发现幼儿近视、远视、散光等视力问题，以便及时干预，避免视力问题加重。

2. 口腔筛查

重点检查幼儿龋齿、牙龈健康及牙齿发育情况。除了查看牙齿表面是否有龋洞，还会评估幼儿口腔卫生习惯，检查是否存在牙菌斑、牙结石。针对幼儿爱吃甜食、零食的特点，着重分析龋齿形成的原因，为家长和教师提供口腔护理指导，如正确刷牙方法、控制糖分摄入建议等。

3. 听力筛查

使用耳声发射、自动听性脑干反应等技术，对幼儿听力进行精准检测。听力筛查能够发现幼儿先天性听力障碍或中耳炎等疾病导致的听力损伤。早期发现听力问题，可通过佩戴助听器、进行语言康复训练等措施，帮助幼儿实现正常语言和认知发展。

4. 体态发育筛查

观察幼儿站立、行走姿态，检查脊柱侧弯、扁平足、X型腿或O型腿等体态问题。幼儿时期骨骼发育尚未定型，不良体态若不及时纠正，可能影响身体正常发育。通过体态筛查，为幼儿制定个性化的矫正方案，如特定的运动训练、选择合适的鞋子等。

定期体检后要进行幼儿健康状况分析评价和疾病统计，若发现疾病或缺点，应及时矫治。例如，若发现幼儿视力异常，可及时通知家长带孩子进一步检查，并给予相应的用眼卫生指导；若发现幼儿营养不良，可调整膳食结构，加强营养干预。

4.1.3　晨间检查及全日观察制度

《托儿所、幼儿园卫生保健制度》强调托幼机构须严格执行晨间检查及全日健康观察制度，及时发现和处理儿童的健康问题。

1. 晨间检查

须配备必要的晨检用品，如体温表、压舌板、电筒、常用外用药及纱布、棉签、晨检牌、记录本等。日托幼儿每天早晨进班前，由保健人员进行晨间检查。检查步骤为"一问、二摸、三看、四查"，即询问幼儿在家的健康状况，触摸幼儿额头，判断是否发热，观察幼儿精神、脸色、咽喉、皮肤等有无异常，检查幼儿是否携带不安全物品。对无异常者给予表示健康的牌子，让幼儿进班。若发现异常情况，要及时处理并记录，对疑有传染病或其他疾病者，可由家长带幼儿去医院求诊或留在观察室临时隔离观察。同时，保健老师须收下家长带来的药，核对姓名、药名、剂量、用药时间和方法，做好记录，按时给幼儿用药。

"一问"，即询问家长幼儿在家的健康状况和生活情况，包括夜间睡眠是否安稳、有无发热、咳嗽、腹泻等不适症状；了解幼儿饮食情况，如是否正常进餐、有无食欲不佳的表现；询问幼儿情绪状态，是否出现哭闹、烦躁等异常表现。此外，还须询问幼儿近期接触史，如是否接触过传染病患者，以便及时掌握潜在健康风险。

"二摸"，即用手背触摸幼儿额头，感知体温是否正常，初步判断有无发热情况；触摸幼儿颈部、耳后等部位，检查是否存在肿大淋巴结；轻轻触摸幼儿手心，感受温度和湿度，若手心潮湿且温度较高，可能提示幼儿身体不适。通过触摸，快速察觉幼儿身体的异常热度或肿块等问题。

"三看"，即观察幼儿的精神状态，如眼神是否明亮、是否有活力；查看幼儿面色，判断是否存在苍白、潮红等异常；观察幼儿的皮肤，查看有无皮疹、疱疹、黄疸等；留意幼儿的咽部，检查是否红肿、有无疱疹。此外，还须观察幼儿的整体姿态和活动情况，判断是否存在身体不适导致的行动异常。

"四查"，即检查幼儿口袋、书包等是否携带危险物品，如尖锐物品、细小零件、药品等，避免幼儿在园内发生意外伤害；检查幼儿的口腔卫生情况，查看牙齿清洁程度，有无龋齿、溃疡等；检查幼儿衣着是否合适，有无破损、纽扣松动等情况，确保幼儿穿着安全舒适。对于寄宿制幼儿园，还须检查幼儿个人物品是否齐全、清洁。

晨检除隐患：藏在书包里的"危机"

周二清晨，彩虹幼儿园的王老师在晨间检查时，注意到小班的乐乐一直紧紧抱着书包，不愿打开。王老师耐心安抚后打开书包，竟发现里面藏着一把小剪刀。经询问得知，乐乐觉得剪刀好玩，偷偷从家里带来，想和小伙伴分享。王老师立即联系乐乐家长说明情况，同时对乐乐进行安全教育。这次检查，及时消除了安全隐患，避免了幼儿因误玩危险物品而受伤。该事件也提醒所有教职工，晨间检查不仅要关注健康，还须对幼儿携带的物品进行检查。

2. 全日观察

保健老师应每日上午、下午巡视各班级，向班上老师、保育员了解幼儿的健康状况，如有可疑或异常，应及时处理。班内的保教人员应全日注意观察幼儿的精神、饮食、睡眠、大小便等情况，对有病和体弱的幼儿加强生活护理，若发现异常情况，立即与保健老师联系并做好全日观察和记录。比如，若发现幼儿午餐时食欲不振、精神萎靡，保育员应及时告知保健老师，共同排查原因并采取相应措施。

任务 4.2　认识工作人员体检制度

☆ 案例导入

老师多久体检一次？

　　李老师在阳光幼儿园任教已有五年，每天清晨迎接孩子入园，傍晚目送最后一个孩子离开，工作忙碌又充实。随着工作压力逐渐增大，她常常感到疲惫不堪，有时还会头晕、心悸，但总是觉得熬一熬就过去了。幼儿园一直没有明确的体检制度，李老师上一次体检还是三年前入职时做的。

　　最近，李老师在给孩子们上课的时候，突然眼前一黑，险些晕倒。同事们急忙将她送到医院，检查结果显示，李老师由于长期劳累和缺乏健康管理，患上了严重的高血压和心肌缺血。这次事件让李老师心有余悸，也让幼儿园管理层意识到问题的严重性。园方进行了相关研究，并咨询了相关卫生部门后，决定依据《托儿所、幼儿园卫生保健管理办法》，建立完善的工作人员体检制度，规定全体教职工每年必须进行一次全面体检，确保老师们的健康能够得到及时关注和保障。

　　李老师的经历反映出许多幼儿园在工作人员体检制度方面存在的漏洞。工作人员的健康状况直接关系到幼儿的健康与安全，也影响着幼儿园教育教学工作的正常开展。一套科学、完善的工作人员体检制度，能够及时发现健康隐患，预防疾病传播，为幼儿园营造健康、安全的工作与学习环境。下面，我们来详细了解工作人员体检制度的具体内容与法律依据。

4.2.1　体检周期

　　《托儿所、幼儿园卫生保健管理办法》规定，托幼机构应当组织在岗工作人员每年进行一次健康检查；在岗人员患有传染性疾病的，应当立即离岗治疗，治愈后方可上岗工作。

　　幼儿园全体工作人员，包括教师、保育员、厨师、保安等，均须每年进行一次全面健康体检。新入职人员必须在入职前完成体检，体检合格后方可上岗。因病离岗的工作人员若要返岗，须提供医院开具的康复证明，并进行复查，确认健康后方可重新上岗。

4.2.2　体检项目

参照《公共场所卫生管理条例》及《托儿所、幼儿园卫生保健工作规范》，从事幼儿保育教育及服务工作的人员，体检项目须涵盖传染性疾病及影响工作的常见疾病检查(详见表4-1)。

基础检查：身高、体重、血压、视力、听力、心肺听诊等常规身体检查，评估基本健康状况。

实验室检查：血常规、尿常规、肝功能(包括乙肝表面抗原检测)、肾功能、粪便常规等，排查常见传染性疾病及肝肾功能异常。

特殊岗位检查：厨师须增加肠道致病菌检测、甲肝抗体检测；保育员、教师等直接接触幼儿的岗位，增加口腔检查、皮肤检查，防止传染性疾病传播。

表4-1　幼儿园工作人员健康体检表

类别	具体项目	填写说明/备注
基本信息	姓名、性别、年龄、入职时间、岗位、联系电话、身份证号	如实填写个人信息，身份证号用于唯一标识
既往病史	曾患重大疾病(如心脏病、传染病等)、手术史、家族遗传病史、过敏史	详细记录过往疾病及过敏情况，无则填"无"
常规检查	身高(cm)、体重(kg)、BMI指数、血压(收缩压/舒张压mmHg)、心率(次/分钟)、体温(℃)	按实际测量值填写，BMI可通过公式(体重÷身高²)自动计算
内科检查	心肺听诊结果、肝脾触诊结果、腹部检查结果	医生填写检查结果，如"正常"或具体异常描述
外科检查	皮肤、脊柱、四肢、关节、甲状腺检查结果	记录检查情况，异常处须详细说明
五官科检查	视力(左、右眼)、辨色力、听力、嗅觉、口腔(龋齿、牙龈、咽部)检查结果	视力填写具体数值，其他按"正常"或异常描述填写
实验室检查	血常规(白细胞、红细胞、血红蛋白、血小板等)	记录各项检测指标数值，标注是否正常；部分项目可用"阴性/阳性"表示
	尿常规(尿蛋白、尿糖等)	
	肝功能(谷丙转氨酶、谷草转氨酶等)	
	肾功能(肌酐、尿素氮等)	
	乙肝五项、梅毒血清学检测、HIV抗体检测	
胸部检查	胸部X光或DR检查结果	医生填写检查结论，如"未见明显异常"或具体病变描述
其他检查	心电图、B超等(根据岗位需求或个人情况增加)	按需填写检查项目及结果
检查结果	各检查项目综合评价	汇总所有检查结果，给出总体健康状况描述
诊断意见	医生诊断意见	医生根据检查结果给出专业诊断和建议

类别	具体项目	填写说明/备注
结论与建议	是否符合岗位健康要求	判断是否适合岗位，针对健康问题给出生活、治疗等方面的建议
	健康建议	
体检日期		填写实际体检日期
体检机构盖章		由体检机构加盖公章
体检医师签字		主检医师亲笔签名

4.2.3　体检流程与结果处理

依据《幼儿园工作规程》中关于卫生保健工作的相关规定，幼儿园须建立健全工作人员健康检查制度，并妥善管理健康档案。

1. 体检组织

幼儿园统一安排工作人员到当地卫生行政部门指定的医疗卫生机构进行体检，确保体检机构的专业性与权威性。

2. 结果反馈

体检机构应在规定时间内将体检报告反馈给幼儿园，幼儿园保健人员负责收集、整理报告，并及时通知工作人员本人。

3. 异常处理

若体检结果显示工作人员患有传染性疾病(如手足口病、流感、肺结核等)或其他影响工作的严重疾病，应立即离岗治疗。治愈后，须持医院康复证明，经幼儿园审批后方可返岗。同时，幼儿园须为工作人员建立健康档案，详细记录每次体检结果及健康状况变化，以便长期跟踪管理。

拓展阅读

未持健康证实习教师引发幼儿园疾病传播事件

近日，七色光幼儿园发生一起疾病传播事件：实习教师未按规定体检(无健康证)，导致幼儿感染疾病。

据悉，该实习教师赵某于9月进入幼儿园实习，在未完成健康检查、未取得健康证的情况下，直接参与到幼儿日常教学与生活照料工作中。幼儿园方面，在实习教师入职流程管理上存在疏忽，未严格落实《幼儿园工作规程》中关于教职工健康检查的规定，未对实习教师的健康资质进行有效把关。

实习教师赵某入职一段时间后，身体出现不适症状，时常咳嗽、伴有低热、盗汗，前往医院检查后，确诊为肺结核。由于实习教师与幼儿每日接触频繁且密切，在疾病尚处于潜伏期时，便已悄然将结核分枝杆菌传播给部分幼儿。此后，幼儿园内陆续有多名幼儿出现咳嗽、咳痰、低热、乏力等类似症状。幼儿正处于身体发育的关键时期，免疫系统尚未完善，对结核菌的抵抗力极为薄弱，一旦感染，健康面临极大威胁。

家长们在得知此事后，愤怒与担忧之情溢于言表。家长A痛心疾首地表示："把孩子送到幼儿园，就是希望他们能在安全、健康的环境中快乐成长，如今发生这样的事情，孩子遭罪，我们家长的心都要碎了，对幼儿园的管理也彻底失去了信任。"

教育部门与卫生部门接到幼儿园报告后，第一时间成立联合调查组以介入调查。依据相关法规，幼儿园教职工上岗前必须接受涵盖传染病筛查、心肺功能等项目的全面体检，只有在取得健康证后，才有资格从事与幼儿密切接触的工作。此次事件中，幼儿园的违规行为清晰明了，相关部门将依法依规对幼儿园进行严肃惩处。卫生部门迅速组织专业力量，对患病幼儿展开积极治疗，同时对幼儿园的教室、活动室、寝室等场所进行全方位、无死角消毒，并对全体幼儿及教职工进行健康排查，密切监测其他幼儿的健康状况，全力阻止肺结核病情在园内进一步扩散。

此次事件犹如一记沉重的警钟，重重地敲响在所有幼儿园的耳畔。严格落实教职工健康检查制度，是守护幼儿健康的关键防线，容不得丝毫马虎与懈怠。各幼儿园务必强化内部管理，规范人员入职流程，杜绝此类事件再次发生。相关部门也须进一步加大监管力度，确保每名幼儿都能在安全、健康的环境中学习与成长。

任务 4.3　健康档案管理

☆ 案例导入

健康档案里的"救命线索"

在阳光幼儿园，中班幼儿明明突然出现剧烈腹痛、呕吐症状。保健医生第一时间调取其健康档案，发现明明曾有食物过敏史，且档案中详细记录了过敏食物种类。结合症状判断，疑似食物过敏引发。园方立即启动应急预案，联系家长并送医治疗，因处置及时，明明很快脱离危险。事后，家长感激地说："若不是幼儿园保留着详细健康档案，后果不堪设想！"此次事件让全体教职工深刻认识到，健康档案不仅是一份记录，也是守护幼儿健康的重要保障，凸显了幼儿园健康档案管理的重要性。

上述案例充分证明，规范的健康档案管理能在关键时刻为幼儿的健康保驾护航。对于幼儿园而言，科学系统地管理健康档案，是了解幼儿健康状况、预防疾病、应对突发健康事件的重要基础。无论是日常健康监测，还是紧急情况的处理，翔实、准确的健康档案都能提供有力支持。接下来，我们将从建档、维护、利用三个维度，深入了解幼儿园健康档案管理的具体内容。

4.3.1 幼儿园健康档案管理

建立并完善幼儿与工作人员健康档案，分类记录各项检查结果、健康问题及干预措施。利用信息化系统对健康档案进行动态管理，以便随时调取查看，实现健康状况的长期跟踪。

1. 档案建立

幼儿档案：收集幼儿入园前体检报告、预防接种证、健康调查表，涵盖基本信息、既往病史、过敏史等内容，为每位幼儿建立专属健康档案。

教职工档案：记录教职工入职体检及年度复检结果，包含传染病筛查、心肺功能等检查项目，确保从业人员健康资质合规。

2. 档案维护

动态更新：及时记录幼儿和教职工每次健康检查结果、疾病诊疗情况、健康干预措施等，保证档案信息的时效性。

分类存储：采用电子档案与纸质档案相结合的方式，分类整理、编号存档，以便快速查找和管理。

3. 档案利用

健康评估：通过分析档案数据，评估幼儿生长发育趋势、常见健康问题，为制定个性化健康指导方案提供依据。

应急处理：在突发健康事件时，迅速调取相关档案，为准确判断病情、采取有效措施提供参考，提升应急处理效率。

1) 幼儿成长档案促进课程优化

在幼儿教育实践中，幼儿成长档案成为课程优化的重要依据。教师通过仔细翻阅幼儿成长档案，能精准捕捉到幼儿在不同阶段的行为特点与发展需求，比如发现幼儿在自主游戏时的社交障碍、探索能力薄弱等问题。基于这些记录，教师可组织教研团队深入研讨，制定针对性的课程调整方案，优化课程内容与教学方法，同时邀请家长参与课程评价。如此一来，幼儿成长档案不仅让教师更科学地把握幼儿发展规律，还推动课程朝着更贴合幼儿成长需求的方向不断优化，有效提升教育教学质量。

例如，上海市黄浦区思南路幼儿园通过审阅幼儿成长档案，发现教师观察、记录幼儿行为的方法存在问题，如表格记录无法还原幼儿具体行为表现。随后，幼儿园组织教师开展研究，形成多个"活力型协同研究小组"，对幼儿行为观察、记录和评价方法进行探索与优化，最终形成小、中、大班《幼儿行为观察参考指南》，还尝试了"幼儿园+家庭"观察、记录方法，让家长参与到课程评价中。这次活动提升了教师对幼儿行为进行观察和分析的能力，实现多角色参与幼儿行为观察，拓展了幼儿园课程对家庭的影响，更全面地记录、分析与评价幼儿的发展，使幼儿园课程方案得以不断完善与优化。

2) 电子成长档案促进家—园共育

电子成长档案打破了家—园沟通的时空壁垒，成为促进家—园共育的"连心桥"。教师通过电子平台，用图片、视频、文字等多元形式实时记录幼儿在园的精彩瞬间与成长点滴(如课堂上专注探索、游戏时的创意表现)并同步推送给家长。家长则可上传孩子居家生活、兴趣发展的动态，同时分享育儿困惑与经验。双方基于电子档案中的内容及时沟通，共同分析幼儿的成长特点与需求，商议个性化教育策略。如此一来，电子成长档案让家—园双方形成教育合力，构建起双向互动、协同育人的良好局面。

例如，潍坊市奎文区第二实验幼儿园借助"一起长大"App记录幼儿在园生活，用文字、图片、音频、视频等多种方式记录孩子的精彩瞬间。依托3～6岁儿童发展评价系统，分析幼儿游戏行为，评估发展水平，教师据此给予支持策略，并将评价推送给家长。家长也可上传孩子居家生活动态等内容，老师根据这些内容及时与家长沟通，共同商议教育策略。电子成长档案的建立让老师能更全面地了解孩子，提升自己的专业能力，也帮助家长更好地了解孩子的在园情况，提高育儿能力，达到家—园协同共育的目的。

3) 教学资源数字化推动教学创新

教学资源档案数字化为教学创新注入强劲动能。通过对幼儿作品、教案、活动记录等教学资源进行数字化处理，构建起便捷的资源库。教师只需要输入关键词，就能快速检索到所需的优质教案、创意活动案例，借鉴其中的创新思路，结合班级幼儿特点灵活调整教学方案。幼儿作品数字化后，还能作为创意素材融入课堂，激发更多孩子的创作灵感。数字化的教学资源档案，打破了资源利用的时空限制，加速教学经验的共享与传承，推动教师不断探索新颖教学模式，实现教学的持续创新与突破。

例如，会博通档案管理机器人猫仔与扫描机器人龟仔为幼儿园提供数字化解决方案。龟仔扫描幼儿作品、教师评语等，猫仔按"班级+姓名+学期"分类生成电子成长档案；机器人扫描、上传历年优秀教案，按主题归类，而教师可通过关键词检索快速调用模板。这样节省了纸质存储空间，提高了家长满意度，提升了教学资源复用率，缩短了备课时间和活动筹备周期，园所文化传播影响力扩大，新教师培训周期缩短，教学质量显著提升。

4) 电子成长档案推动幼儿自我发展与课程生成

电子成长档案为幼儿自我发展与课程生成架起了双向桥梁。借助图文、音视频等数字化记录，幼儿能直观回顾自己从入园到毕业的点滴变化，通过参与自评、互评，在对比与反思中逐渐建立自我认知，明确自身优势与努力方向，主动激发成长动力。此外，当教师与幼儿共同翻阅档案时，幼儿偶然的提问、独特的发现，都可能成为生成课程的灵感源泉。比如，幼儿对成长档案中某次手工活动的疑问，或许就能衍生出一场深入的主题探究，让课程真正贴近幼儿兴趣与需求，实现"以幼儿为本"的教育实践。

例如，温州市第二幼儿园使用"慧园通观察评价工具"记录幼儿的成长。教师可以通过该工具添加观察记录，以月份为时间点，围绕一日活动记录幼儿成长轨迹；还可将成长档案同步给家长，让幼儿参与自评与回顾，并组织开展成长档案计划活动，让幼儿参与内容规划。此外，电子成长档案还能让幼儿成为生成课程的开发者，比如，幼儿从成长档案中的拿被子图片引发了关于如何更好拿被子的课程讨论。这样增进了亲子沟通和家—园共育，发展了幼儿的自我意识，提升了幼儿的自我评价能力，同时推动了生成课程的发展。

4.3.2　检查工作监督与评估

幼儿园健康检查工作监督与评估是守护幼儿健康成长的重要防线。通过制定详细的健康检查规范，定期对幼儿身高、体重、视力、口腔等基础健康指标进行全面检测，并建立动态健康档案。监督过程中，专业人员实地查看保健室设施配备、检查流程规范性，随机抽查幼儿健康数据记录的准确性与完整性；评估时，结合卫生部门标准与幼儿个体差异，分析全园健康状况趋势，针对龋齿率偏高、视力不良率上升等问题提出改进建议。同时，将检查与评估结果反馈给园方，督促其加强卫生保健工作、优化膳食营养、增加户外活动等，全方位保障幼儿身心健康。

成立园内健康检查监督小组，定期检查各项健康检查工作的执行情况，确保流程规范。每学期开展健康检查工作评估，收集家长、教职工反馈意见，总结经验并改进不足，持续提升健康检查工作质量。

🧑 实习实训

幼儿入园前个人档案制定

[实训目标]

1) 知识目标

(1) 深入理解幼儿入园前个人档案制定的重要性和意义，明确档案在幼儿成长记录、健康管理及个性化教育中的作用。

(2) 掌握幼儿入园前个人档案涵盖的内容框架，熟悉各部分内容的填写规范和要求。

(3) 了解相关法律法规对幼儿信息管理的规定，强化幼儿信息保护意识。

2) 技能目标

(1) 能够独立、规范地收集幼儿入园前的各类信息，包括基本信息、健康状况、家庭情况等。

(2) 熟练运用文字表述、表格制作等方法，准确、清晰地整理和填写幼儿个人档案。

(3) 学会使用档案管理软件或工具，对幼儿个人档案进行电子化处理和分类存储，提升档案管理效率。

3) 态度目标

(1) 培养对幼儿档案管理工作的责任感和严谨态度，认识到档案信息的准确性和完整性对幼儿教育和成长的重要影响。

(2) 增强对幼儿隐私保护的意识，树立尊重幼儿及其家庭的观念，确保档案信息的安全与保密。

[实训内容与流程]

1) 理论讲解

指导教师通过PPT展示，详细讲解幼儿入园前个人档案制定的重要性和意义，结合实际案例说明档案对幼儿健康管理、教育教学的作用。

解读相关政策、法规文件，强调幼儿信息保护的法律要求，明确档案管理人员的责任和义务。

介绍幼儿入园前个人档案的内容框架，包括基本信息(姓名、性别、出生日期、家庭住址等)、健康信息(既往病史、过敏史、体检报告等)、家庭信息(家庭成员构成、家长职业、教育理念等)、成长记录(兴趣爱好、特长、获奖情况等)，并逐一讲解各部分内容的填写规范和要求。

2) 案例分析

教师选取1~2个完整的幼儿入园前个人档案案例，发放给各小组。

各小组分析案例中档案内容的完整性、准确性和规范性，讨论案例中存在的优点和不足，如信息填写是否清晰、是否遗漏重要内容、格式是否统一等。

每组派代表发言，分享小组分析结果，教师进行点评和总结，加深学生对档案制定要点的理解。

3) 分组实训

信息收集：各小组模拟幼儿园教师，通过发放调查表、与"家长"(由学生扮演)沟通等方式，收集幼儿入园前的各类信息。在收集过程中，注意遵循信息收集的规范和要求，确保信息的真实性和准确性。

档案整理与填写：小组成员分工合作，对收集到的信息进行整理和分类，按照档案模板的要求，规范填写纸质档案和电子档案。填写过程中，注意文字表述简洁明了、格式统一规范，避免出现错别字和信息错误。

档案审核与完善：完成档案填写后，小组成员相互审核，检查档案内容是否完整、准确，是否符合填写规范。对发现的问题及时进行修改和完善，确保档案质量。

档案装订与存储：将纸质档案装订成册，装入档案袋，并贴上标签，注明幼儿姓名、班级等信息。对电子档案进行分类存储，按照幼儿园档案管理的要求，建立合理的文件夹结构，以便查询和管理。

校企合作：双师问答录

幼儿体检探讨

高校教师： 园长，现在社会上对幼儿体检越来越重视，很多家长也特别关注孩子在幼儿园的体检情况。从幼儿园的角度来看，您觉得幼儿体检制度对于幼儿园的日常管理和幼儿成长有着怎样的意义呢？

幼儿园园长： 幼儿体检制度对我们幼儿园来说太重要了。从管理层面讲，它就像一道安全屏障。通过定期体检，我们能及时掌握每个幼儿的健康状况，比如有没有传染病隐患、身体发育是否正常等。一旦发现问题，可以及时和家长沟通，采取相应措施，避免疾病在园内传播，保障全体幼儿的健康和安全。从幼儿成长角度来看，体检数据能帮助我们更科学地制订幼儿饮食和活动计划。比如有些幼儿贫血，我们就会在食谱上增加含铁丰富的食物；如果发现幼儿视力有下降趋势，就会调整户外活动时间，增加护眼环节。这其实也是我们落实国家幼儿健康管理要求的重要方式。

高校教师： 确实如此。在我们的课堂教学中，关于幼儿体检制度的内容，我发现学生们对理论知识的掌握还可以，但在实际操作和沟通方面还有所欠缺。您觉得我们在教学中应该侧重培养学生哪些方面的能力呢？

幼儿园园长： 我觉得首先是实际操作能力。幼儿体检时不像成人那样配合，需要老师有很多小技巧。比如给幼儿称体重、量身高时，要会用有趣的语言和方式引导幼儿配合；在视力检查环节，要能准确解读幼儿的反应，判断检查结果是否准确。其次是沟通能力。每次体检后，老师都要向家长反馈幼儿的健康情况，既要准确传达体检结果，又要用家长能接受的方式提出建议。有的家长可能对孩子的小问题比较焦虑，老师得会安抚情绪；还有些家长不够重视，老师又要耐心解释利害关系。这些都是学生在未来工作中会遇到的实际情况。

幼儿园园长： 在您的课堂上，学生们对于幼儿体检制度方面的知识，通常会提出哪些问题呢？有没有一些普遍存在的学习难点？

高校教师： 学生们经常会问，幼儿体检的项目是怎么确定的，每个项目和幼儿健康成长有什么具体联系。另外，对于如何规范记录和保存幼儿体检档案，他们也存在很多疑惑。学习难点主要在于把理论知识和实际场景结合起来。比如，虽然知道幼儿体检的流程，但面对哭闹、不配合的幼儿，就不知道怎么灵活处理了。而且在模拟与家长沟通的环节，很多学生语言表达生硬，缺乏共情能力，不能很好地站在家长角度考虑问题。

幼儿园园长： 我们会先倾听家长的想法，尽量满足合理的诉求。比如，有些家长担心孩子缺乏微量元素，我们会在条件允许的情况下，建议家长自费增加相关检查项目。对于体检结果，我们除了口头解读，还会将其整理成详细的书面报告，用通俗易懂的语言解释各项指标的含义和可能存在的问题。另外，我们每学期还会开展一次幼儿健康知识讲座，邀请医生来给家长普及常见的幼儿健康问题和应对方法，这样家长对幼儿体检也会有更科学的认识，减少不必要的焦虑和误解。

校企合作任务

幼儿体检

[任务内容]

1) 理论学习与案例分析

教师发放由幼儿园提供的真实幼儿体检案例资料，包括体检流程记录、典型问题处理案例、与家长沟通记录等。

同学们分组讨论案例中涉及的幼儿体检制度相关理论知识，分析幼儿园在执行体检制度过程中的操作方法和沟通策略，每组推选一名代表进行总结发言。

2) 模拟体检操作

邀请幼儿园保健医生进入课堂，利用仿真体检道具(如儿童身高体重测量仪、视力表、听诊器等)，现场示范幼儿体检全流程操作，并讲解每个环节的注意事项和技巧。

同学们分组进行模拟操作练习，每组轮流扮演幼儿教师、幼儿和家长三种角色。扮演幼儿教师的同学负责完成体检操作，如引导"幼儿"配合完成身高体重测量、视力检查等项目；扮演幼儿的同学应模拟幼儿在体检过程中的不同反应(如哭闹、抗拒、好奇等)；扮演家长的同学则在体检结束后，与"幼儿教师"就体检结果进行沟通。其他小组进行观察和评价，指出操作和沟通中的优点与不足。

3) 体检档案管理实践

幼儿园提供真实的幼儿体检档案模板和部分脱敏后的体检数据，教师讲解档案记录和保存的规范要求。

考点总结

表4-2详细列出了"健康检查常规"相关考点以及具体考点内容。

表4-2　"健康检查常规"考点总结

重要等级	考点分类	具体考点内容
★★★	幼儿入园检查	1. 入园前必须进行全面健康体检，项目包括体格检查、视力检查、听力检查、口腔检查、血常规、肝功能等 2. 了解幼儿疾病史、传染病史、过敏史、家族史和生活习惯等 3. 有传染病接触史的幼儿须做胸部X射线透视等实验室检查，经检无症状方可入园
★★	幼儿定期体检	1. 每学期定期进行一次健康体检，项目有身高、体重、视力、听力、口腔、心肺、肝脾等 2. 每半年测身高，每季度测体重、视力一次(部分地区要求) 3. 保健医生根据体检结果综合评估、分析幼儿身体发育状况，及时发现潜在健康问题并给予指导建议，结果记录在健康档案中并向家长反馈

续表

重要等级	考点分类	具体考点内容
★★	幼儿晨间检查	坚持晨检及全日健康观察制度，做到： 一摸——有无发烧； 二看——咽部、皮肤和精神； 三问——饮食、睡眠、大小便情况； 四查——有无携带不安全物品，发现问题后及时处理
★★★	工作人员体检周期	1. 每年进行一次全面健康体检 2. 炊事员每年在防疫站体检两次并办理健康证
★★★	工作人员体检项目	1. 一般包括体格检查、血常规、肝功能、肾功能、心电图、内科检查(心肺听诊、血压等)、外科检查(皮肤、淋巴结等)、胸部透视、大便培养等 2. 女性保教人员增加阴道霉菌、滴虫检查等妇科检查 3. 厨房工作人员等特殊岗位须增加传染病检查等特殊项目
★★★	幼儿园健康档案管理	1. 档案建立：幼儿入园时，家长填写幼儿健康信息登记表，保健医生进行全面身体检查并将结果记录在健康档案中 2. 档案内容：包括幼儿基本信息、健康体检记录、疾病史、过敏史、预防接种记录等 3. 档案更新：每学期全面更新一次，如有幼儿身体异常或新疾病诊断，随时记录并与家长沟通

真题再现

单项选择题

根据相关规定，幼儿入园前健康体检的项目不包括以下哪一项？(   )

A. 身高、体重测量　　　B. 肝功能检查　　　　　C. 心理评估　　　　　　D. 视力筛查

答案：C

解析：幼儿入园前健康体检主要关注身体基本健康状况，常规项目包含身高、体重测量，用于评估生长发育情况；肝功能检查，排查肝脏相关疾病隐患；视力筛查，及时发现视力问题。而心理评估并非入园前健康体检的必检项目，一般在幼儿入园后，幼儿园可根据实际情况，通过日常观察、专业量表等方式对幼儿心理发展进行关注和评估。所以答案为C。

考点模拟

一、单项选择题

幼儿入园健康检查表的有效期为(   )。

A. 1个月　　　　　　　B. 3个月　　　　　　　C. 6个月　　　　　　　　D. 1年

答案：B

解析：依据《托儿所、幼儿园卫生保健管理办法》《托儿所、幼儿园卫生保健工作规

范》等相关规定，儿童入园(所)健康体检表有效期为3个月。这是因为幼儿身体状况在短期内可能会发生变化，较短的有效期能确保幼儿园获取幼儿最新、最准确的健康信息，以便及时调整健康管理和教育教学策略，保障幼儿在园期间的健康成长。所以本题选B。

二、简答题

简述幼儿入园前健康体检的重要意义。

参考答案

(1) 了解幼儿健康状况。通过全面体检，如身高、体重测量，能直观了解幼儿的生长发育水平，判断是否存在营养不良、超重等问题；通过视力、听力筛查，可及时察觉幼儿感官发育异常；血常规、肝功能等检查有助于发现潜在疾病，为后续健康管理提供依据。

(2) 预防疾病传播。体检能够排查幼儿是否携带传染性疾病，如手足口病、流感、肺结核等，避免在幼儿园集体生活中造成疾病传播，保障其他幼儿和教师的健康、安全。

(3) 促进个性化教育。体检结果可让教师了解幼儿身体状况，如某些幼儿可能存在食物过敏、特殊疾病史等，教师据此在日常教学和生活照料中给予针对性关怀，制定个性化教育教学和生活护理方案。

(4) 促进家—园共育。体检结果反馈给家长，家长能更清楚孩子的健康情况，与幼儿园共同关注幼儿的健康成长，形成家—园教育合力。

三、案例分析题

某幼儿园新入职了一批教师，在入职体检过程中，发现祝园长患有活动性肺结核。幼儿园应如何处理这一情况？请结合相关规定进行分析。

参考答案

《托儿所、幼儿园卫生保健管理办法》规定，在岗人员患有传染性疾病的，应当立即离岗治疗，治愈后方可上岗工作。

在此案例中，祝园长患有活动性肺结核，这是一种具有较强传染性的疾病。幼儿园应采取以下措施。

(1) 立即安排离岗。幼儿园应第一时间通知祝园长停止教学工作，离岗进行治疗，避免其在工作过程中将疾病传染给幼儿和其他教师，对园内人员健康造成威胁。

(2) 做好信息沟通与安抚。幼儿园管理层须与祝园长进行沟通，告知其离岗原因及相关政策规定，关心其病情，给予心理上的安抚，同时提醒祝园长积极配合治疗。

(3) 跟踪治疗情况。幼儿园应关注祝园长的治疗进展，要求祝园长定期提供治疗情况反馈。待祝园长治愈后，须持医院开具的康复证明，经幼儿园审核批准，并重新进行入职体检，确认健康后方可返岗。

(4) 加强园内防控与教育。幼儿园应借此机会加强园内传染病防控工作，如对教室、活动场所等进行全面消毒，开展传染病防控知识培训，提高教师和幼儿的防控意识，教导幼儿养成良好的卫生习惯。

在线答题

价值引领

以政策为基，以公平为尺：筑牢幼儿健康检查的价值根基

《"健康中国2030"规划纲要》明确指出，要"加强重点人群健康服务"，幼儿健康检查作为儿童健康管理的核心环节，不仅是落实国家政策的法定职责，也是践行教育公平的重要载体。从政策法规的刚性要求到健康公平的柔性实践，幼儿健康检查的每个流程都蕴含着深刻的价值引领，需要我们以政策为基石、以公平为导向，在守护幼儿生命健康的同时，培育具有社会责任感与法治精神的未来建设者。

一、政策护航：让健康检查成为"幼有所育"的生动实践

《托儿所、幼儿园卫生保健管理办法》明确规定："幼儿园应当建立幼儿健康检查制度，包括入园检查、定期体检、晨午检及全日观察。"这一政策要求将幼儿健康提升到国家治理层面，体现了"生命至上"的执政理念。从价值引导视角看，幼儿健康检查的规范实施，本质上是在幼儿心中播撒"法治种子"，让他们从小感知制度对生命的守护。

在实践中，各地积极响应政策号召，诸多乡村振兴的儿童健康项目蓬勃开展。例如，由中国医药教育协会承接执行的2023年中央财政支持社会组织参与社会服务项目——乡村振兴老人儿童健康保障服务推广示范项目，聚焦"一小一老"，服务范围覆盖广西壮族自治区柳州市三江侗族自治县和融水苗族自治县、陕西省商洛市镇安县和柞水县。该项目抽调专业人员组建儿童服务专家团队，为乡村幼儿提供全方位健康评估、疾病筛查以及个体化医疗健康服务与指导。在一次健康检查活动中，专家团队发现一名幼儿存在生长发育迟缓问题，随即为其制定了包含饮食调整、运动指导等内容的个性化方案，并定期回访，为幼儿健康成长提供助力。这一项目不仅落实了健康检查工作，也将政策关怀转化为实际行动，让乡村幼儿切实受益。

又如，杭州市依据相关政策文件精神，制定并实施《助力乡村振兴战略——杭州市基层儿童早期发展项目试点实施方案(2023—2024年)》。该项目针对3岁以下婴幼儿及其养育人，致力于提升婴幼儿营养喂养评估率、咨询指导率等多项指标。在执行过程中，乡镇卫生院、社区卫生服务中心的儿童保健人员在为幼儿进行健康检查时，严格按照要求，认真填写"3岁以下婴幼儿营养喂养评估及咨询指导记录表"，根据评估结果为养育人提供个性化营养喂养咨询指导。通过这一项目，将健康检查与科学养育指导紧密结合，把政策要求细化到每一个服务环节，推动乡村幼儿健康管理工作规范化、科学化发展。

这些项目在实施过程中，将政策要求转化为可感知的教育场景。每日晨午检时，工作人员手持"健康小卫士"记录板，用童趣化语言讲解检查流程——"看看小嘴巴(检查口腔)，像医生阿姨一样认真，这是我们和健康的'约定'哦！"这种将政策语言转化为幼儿能理解的"生命教育"，不仅培养了幼儿对规则的认同感，也让"依法保障健康"的理念通过具体行动得以传递。正如《幼儿园工作规程》所强调的"幼儿园的任务是贯彻国家教育方针"，健康检查正是将宏观政策细化为微观育人的重要途径。

政策的价值还体现在对从业者的责任塑造上。一次区域性卫生保健检查中，某乡村园所因漏检幼儿视力筛查而被通报，这一事件成为生动的"法治课堂"：教师们通过复盘发现，流程漏洞源于对政策文件的模糊解读。以此为契机，园所组织"政策条文与实践操作"对照研讨，建立"双人复核"制度，将政策要求内化为职业自觉。这种从"被动执行"到"主动担责"的转变，正是责任意识的升华。

二、公平普照：让健康检查成为消除"健康鸿沟"的起点

幼儿健康检查的价值不仅在于个体健康管理，也在于通过数据识别潜在的"健康不公平"，进而以专业行动缩小差距。《中国儿童发展纲要(2021—2030年)》提出"缩小城乡、区域、群体间儿童健康差异"，健康检查正是落实这一目标的"监测哨"。

各地开展的乡村免费儿童体检项目活动，成为推动健康公平的有力举措。在城乡差异视角下，某城市幼儿园与乡村园所开展"健康数据联研"活动：城市园所通过营养评估发现幼儿超重率达15%，而参与免费体检项目的乡村园所反馈，幼儿贫血率高出国家标准8个百分点。两组数据的对比引发了广泛思考："当城市家长在为'控糖'焦虑时，乡村幼儿可能还在为'补铁'发愁。"这种反差教育让相关工作者深刻理解健康公平的复杂性，进而设计出"城乡食谱互换"实践方案——城市幼儿尝试粗杂粮窝头，乡村幼儿体验营养搭配套餐，通过饮食文化互鉴促进健康认知均衡。

一些乡村振兴的儿童健康项目在推动健康公平方面发挥了重要作用。如"健康童乐园——儿童全面健康支持计划"，该项目由安利公益基金会、壹基金公益基金会、腾讯公益慈善基金会联合发起，针对农村地区0至6岁儿童早期发展滞后问题，从"身心智"三个维度切入。通过为乡村幼儿园搭建专注于健康教育的区角，为农村家庭建立亲子小乐园，配备17套积木、玩具、绘本、故事机和运动器具，组成儿童专属空间，并提供124个亲子互动游戏和31节营养课程，全面改善儿童养育环境。项目已在贵州、广东韶关、新疆昌吉州等地落实，惠及众多乡村家庭。在健康检查环节，该项目借助专业力量，为幼儿提供更全面的健康评估，并依据检查结果，为存在健康问题的幼儿制定个性化干预方案，有效缩小了城乡幼儿在健康资源获取上的差距。

中国城乡发展国际交流协会联合中国发展研究基金会发起的"农村地区婴幼儿健康关爱公益行动"，同样成效显著。该项目通过"数字+"的方式，整合北京优质医疗专家资源，为农村婴幼儿提供线上线下医疗健康服务。在贵州省毕节市试点期间，通过建设"医心连乡"微信公众号平台，发布190余篇高质量科普文章和20余个动画视频，将医学知识转化为方言情景剧、互动问答等形式，实现北京三甲医院专家与农村家长的即时互动。同时，开展专业讲座，提升基层医生医技水平，使超过2000名基层医务工作者受益。在健康检查方面，借助线上平台，专家能够远程指导基层人员更精准地为幼儿进行检查，对检查中发现的问题及时给出专业建议，打破了地域限制，让乡村幼儿享受到更优质的健康检查服务。

对特殊幼儿的个性化检查，也是公平理念的微观落地。针对乡村听障幼儿的体检恐惧问题，某乡村幼儿园联合康复机构开发"可视化检查工具箱"：用手语视频演示听诊器用途，通过触觉游戏让幼儿感知血压计充气节奏。这种"一人一案"的检查模式，不仅保障了特殊幼儿的健康权益，也在普通幼儿中开展了"差异包容"教育——当看到听障小伙伴用"摸摸小耳朵"代替"张大嘴巴"来完成检查时，孩子们自发创造出"体检暗号"，让公平教育在同伴互动中自然发生。

健康检查中的公平性还体现在数据应用的科学性上。某研究团队跟踪5年后发现，乡村流动儿童龋齿率比户籍儿童高22%，但家长对免费体检结果的重视程度低40%。基于这一数据，工作人员设计"流动家庭健康护照"，通过积分奖励机制(如按时复查积星兑换绘本)提升参与度，将冷冰冰的统计数字转化为有温度的干预策略，这正是"用专业知识推动公平"的生动案例。

从政策法规的刚性约束到健康公平的柔性滋养，幼儿健康检查的价值引领贯穿于"知法—懂责—践行"的完整链条。当我们把健康检查视为政策落地的"最后一公里"、公平教育的"最初一公里"，就能在幼儿心中种下法治与公平的种子，让每一次听诊器的轻触、每一张体检表的记录，都成为培育"有规则意识、有社会担当"未来公民的起点。这不仅是幼儿健康的守护之道，也是"大健康观"与"大教育观"的融合之道。

项目5 　微生物基础知识与消毒隔离

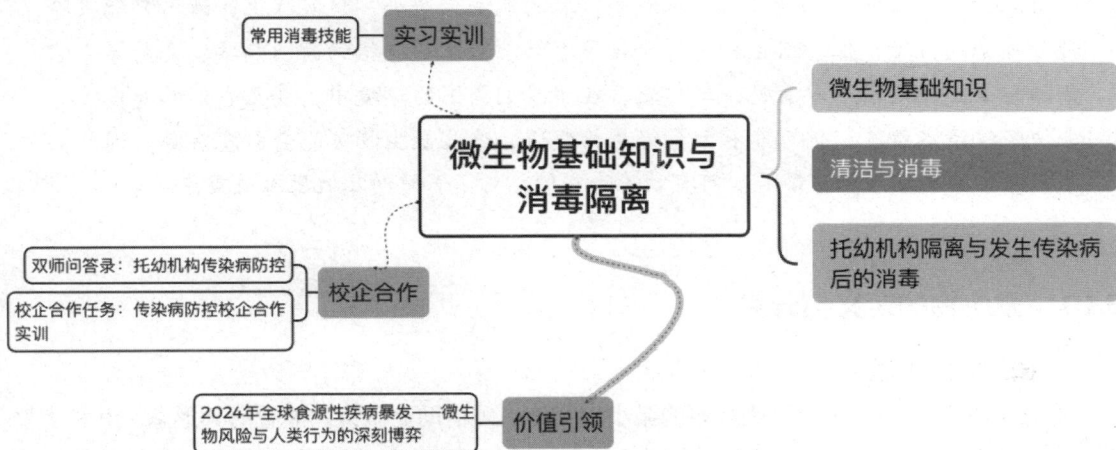

内容 导航

常用消毒技能 — 实习实训

微生物基础知识

清洁与消毒

托幼机构隔离与发生传染病后的消毒

微生物基础知识与消毒隔离

双师问答录：托幼机构传染病防控

校企合作任务：传染病防控校企合作实训

校企合作

2024年全球食源性疾病暴发——微生物风险与人类行为的深刻博弈

价值引领

交互式课件

任务 5.1 微生物基础知识

☆ 案例导入

清水清洁能干净吗？

3岁的阳阳在户外玩耍后，用清水洗了手就开始吃点心。妈妈发现他的指甲缝里还沾有泥土，担心地想："只用清水洗手，真的能洗干净吗？"实际上，清水只能去除部分可见的污垢，但对微生物的清除效果有限。微生物包括细菌、病毒、真菌等，它们体积微小，肉眼难以看见，却广泛存在于我们周围的环境中，甚至我们的身体上。即使经过清水清洗，仍可能有大量微生物残留，这些微生物可能会引发疾病。因此，掌握微生物基础知识，了解如何有效清除它们，对于保障幼儿健康至关重要。

5.1.1 微生物的定义与分类

1. 微生物的本质

微生物是一类肉眼难以直接观察的微小生物体，须借助显微镜才能看清其形态，其种类繁多，包括细菌、病毒、真菌、原生动物等七大类，广泛分布于空气、水、土壤及人体表面。

2. 微生物的生存特性

首先，微生物繁殖极快，大肠杆菌20分钟分裂1次，10小时内可增殖至10亿个。

其次，微生物的环境适应性强，例如，芽孢杆菌在沸水中存活6小时，轮状病毒在玩具表面存活10天。

3. 微生物的分类及代表病原体(详见表5-1)

表5-1 微生物的分类及代表病原体

类型	结构特点	常见致病种类	引发疾病
细菌	单细胞，有细胞壁	大肠杆菌(致腹泻)、链球菌(致咽炎)	化脓感染、食物中毒
病毒	无细胞结构，需要寄生	诺如病毒(呕吐)、手足口病毒	肠胃炎、疱疹性咽峡炎
真菌	多细胞，有菌丝	白色念珠菌(鹅口疮)、皮肤癣菌	口腔感染、体癣
寄生虫	多细胞，需要宿主	蛲虫(肛门瘙痒)、疥螨(皮肤炎)	肠道寄生虫病、疥疮

4. 微生物的双面性

微生物在自然界与人体生理过程中扮演着双重角色，其对生态系统及人类健康既具有不可或缺的积极作用，也存在潜在的致病风险。下面从有益与有害两个维度进行系统性阐述。

1) 有益作用

一是人体微生态平衡的维持者。肠道益生菌(如双歧杆菌)在幼儿肠道菌群中占比高达80%，通过合成维生素B、K等营养素，参与机体代谢；同时通过竞争性抑制作用，抵御致病菌在肠道内定植，构建肠道免疫屏障。二是生态系统的分解者与循环枢纽。环境中的微生物(如土壤放线菌、水体细菌)通过分解有机物，将动植物残体转化为二氧化碳、水和无机盐，推动碳、氮、磷等元素的生物地球化学循环，维持生态系统的物质平衡与自净能力。

2) 危害性

一是致病机制。细菌的毒素攻击，金黄色葡萄球菌等病原菌可分泌肠毒素，引发食物中毒，导致呕吐、腹泻等症状；其作用机制为毒素刺激肠道神经受体，干扰胃肠功能。病毒的细胞破坏效应。流感病毒等通过吸附呼吸道上皮细胞，侵入并破坏宿主细胞(如纤毛上皮细胞)，削弱呼吸道防御功能，常继发细菌感染，引发咳嗽、发热等临床症状。二是幼儿易感的生物学基础。幼儿免疫系统发育尚未成熟，分泌型免疫球蛋白A(sIgA)水平仅为成人的30%，该抗体是黏膜免疫的关键防线，其不足会导致幼儿对肠道病毒、呼吸道病原体的抵御能力显著下降。此外，幼儿T细胞功能、巨噬细胞抗原呈递效率均处于发育阶段，进一步增加了感染风险。总之，微生物的"益"与"害"取决于种类、数量及宿主环境。理解其双重属性，对于合理利用益生菌(如肠道菌群调节)、防控病原微生物(如消毒灭菌)具有重要的实践指导意义。

5.1.2 微生物的传播途径与防控

微生物的传播途径主要有四种，下面针对每种途径列出了相应的典型案例以及关键防控要点。

1. 接触传播

这是较为常见的传播方式，约70%的感染由此引发，主要是经手接触后再接触口或眼。例如，玩具被污染后可导致手足口病暴发。防控的核心在于严格执行七步洗手法，可有效降低感染风险。

2. 飞沫传播

当人咳嗽或打喷嚏时，飞沫可喷射至2m远，且能在空气中悬浮30分钟。像流感在班级内3天传播率就能超60%。防控关键是正确佩戴口罩，口罩对飞沫的阻隔率较高，能显著降低感染概率。

3. 空气传播

飞沫核能在空气中飘浮数小时，比如水痘病毒可通过空调系统实现跨楼层传播。对此，采用紫外线循环风消毒的方式，能有效杀灭空气中的病原体，降低空气传播风险。

4. 粪—口传播

每克粪便中可能含有1亿个轮状病毒，若如厕后未洗手，就可能引发诺如病毒聚集感染。防控要点是养成便后洗手的好习惯，同时注意及时闭合马桶盖，避免病毒扩散。

5.1.3　微生物检测与卫生评估

在微生物检测领域，快速检测技术对于及时掌握环境微生物状况至关重要。下面介绍两种常用的快速检测技术。

1. ATP生物荧光检测仪

该检测仪通过检测微生物代谢产物三磷酸腺苷(ATP)来确定微生物含量，当仪器中的荧光素酶与样品中的ATP相遇时，会发生化学反应，产生荧光。通过检测荧光强度，能快速、准确地测定出样品中ATP的含量，进而推算出微生物的数量。整个检测过程极为迅速，仅需30秒便可得出结果。

在幼儿园等特定场所，物体表面微生物的检测有明确量化标准。以相对光单位(RLU)值来衡量，当物体表面RLU值<100时，表明该区域微生物污染程度处于合格范围，卫生状况相对良好。这一标准的设定，有助于幼儿园等机构及时了解环境清洁程度，保障幼儿的健康成长环境。

2. 培养皿采样法

培养皿采样法是一种经典且直观的微生物检测方法。具体操作时，将含有琼脂培养基的平板迅速贴附于待检测的物体表面，保持10秒钟，使物体表面的微生物充分附着在琼脂培养基上。随后，将采集好样本的培养皿放置在37℃的恒温培养箱中，培养48小时。在这个适宜的温度环境下，微生物会在培养基上生长繁殖，形成菌落。

对于培养后的结果判定，有着严格量化指标。要求菌落总数<50 CFU/cm²(CFU即菌落形成单位)，同时，不得检出如大肠杆菌、金黄色葡萄球菌等对人体健康有严重危害的致病菌。只有满足这些条件，才能认定该区域的卫生状况符合标准。

案例

某园卫生整改前后对比

为了更直观地展现微生物检测在卫生管理中的实际应用效果，以某幼儿园为例，呈现不同区域在卫生整改前后的菌落数变化情况，以及相应的干预措施（如表 5-2 所示）。

表5-2　卫生整改表

区域	整改前菌落数	整改后菌落数	干预措施
塑料积木	380 CFU/cm²	25 CFU/cm²	为有效降低微生物含量，采取每日使用1:100含氯消毒液浸泡的方式。经过持续规范的消毒处理，整改后塑料积木表面的菌落数大幅降低，符合卫生标准
卫生间门把手	620 CFU/cm²	42 CFU/cm²	整改过程中，采用75%酒精擦拭的方式，同时，辅以紫外线消毒。通过这两种消毒方式，卫生间门把的菌落数显著下降，卫生状况得到极大改善

任务 5.2　清洁与消毒

☆ 案例导入

幼儿园的玩具多长时间清洁一次才安全？

2023年的某一天，杭州市某幼儿园毛绒玩具未及时消毒，引发12名幼儿感染疥疮。调查发现，该园玩具清洁频率为"每周1次"，远低于疾控中心"高频接触玩具须每日消毒"的标准。家长维权时质疑："孩子每天抱着的玩具，难道不是消毒越勤越好？"专家指出：过度消毒(如每日使用高浓度含氯剂)可能破坏幼儿免疫耐受，增加过敏风险。幼儿园的玩具多长时间清洁一次才安全？我们需要在"有效除菌"与"保护幼儿免疫发育"之间找到平衡。

5.2.1　清洁与消毒的意义

消毒是指清除或杀灭物体表面及环境中的病原微生物。在学前教育机构中，幼儿免疫系统尚未发育成熟，且集体生活环境具有人员密集、物品交叉接触频繁的特点，若清洁消毒工作不到位，极易引发肠道、呼吸道等传染性疾病的聚集性发生。例如，餐具清洗不彻底可能导致诺如病毒传播，玩具消毒频率不足会增加疥疮等皮肤病的感染风险。因此，科学、规范的清洁消毒操作是保障幼儿健康的基础环节，也是幼儿园卫生保健工作的核心内容之一。

5.2.2　消毒方法的分类

1. 机械消毒法

通过物理摩擦或水流冲刷清除表面污垢及部分微生物，是日常清洁的基础方法，但无法杀灭病原体。例如，每日用肥皂清洗幼儿餐具、用湿布擦拭桌面灰尘等。此法须搭配清洁剂以增强去污效果，适用于高频接触的物体表面(如门把手、水龙头)的日常清洁，但须注意，清洁工具(如抹布、拖把)须分区使用，以免交叉污染。

2. 物理消毒法

1) 通风换气

通过空气流动降低室内病原体浓度，减少呼吸道疾病传播风险。活动室每日开窗通风2～3次，每次20分钟；冬季可缩短至每次10～20分钟，保持室内空气流通。

2) 日光暴晒

适用于图书、被褥、毛绒玩具等不宜水洗的物品，利用紫外线杀灭微生物。

物品须平铺晾晒，每2～3小时翻动一次，暴晒时间不少于4小时，可有效杀灭大肠杆菌、金黄色葡萄球菌等常见致病菌。

3. 热力消毒法

利用高温破坏微生物蛋白质结构，是餐具、毛巾等物品的高效消毒手段，多数病原体在60～70℃环境中可被杀灭。热力消毒法主要有以下几种。

1) 煮沸消毒

将餐具、水杯完全浸没于水中，水沸后持续30分钟。此法适用于玻璃、不锈钢等耐高温材质。

2) 蒸汽消毒

利用蒸汽柜或蒸箱，在蒸汽持续作用30分钟后，可杀灭99%以上的病原微生物。此法适用于食堂餐具的批量消毒。

4. 化学消毒法

通过含氯消毒液(如次氯酸钠、漂白粉)、75%酒精等化学制剂杀灭病原体。此法适用于家具、地面、教玩具等物体表面的消毒。化学消毒法主要包括以下几种。

1) 含氯消毒液

日常消毒常用浓度为100～250mg/L(如1∶100稀释比例)的消毒液，此法适用于擦拭玩具柜、门窗等；传染病流行期间消毒液浓度可提高至500～1000mg/L。

2) 酒精消毒

75%酒精棉球或喷雾适用于幼儿美工工具(如剪刀、尺子)的表面擦拭，作用时间不少于3分钟。

消毒后须用清水擦拭以去除残留药剂，避免刺激幼儿皮肤或造成误食；含氯消毒剂须避光保存，以防有效成分挥发。

5. 消毒灯消毒法

1) 紫外线灯

适用于室内空气、图书、被褥的消毒，照射时须关闭门窗，有效照射时间不少于1小时，照射距离应小于2米。

2) 臭氧消毒灯

主要用于空气净化，消毒后须通风30分钟以上，以免残留臭氧刺激呼吸道。

5.2.3 幼儿园重点物品清洁消毒规范

1. 室内环境消毒

1) 活动室与卧室

活动室与卧室是幼儿日常学习、休息的主要场所，人员密集、活动频繁，易积聚飞沫、皮屑、尘螨，滋生细菌、病毒，若空气不流通，可能导致微生物浓度升高，增加感染性疾病传播风险。

(1) 消毒流程与操作要点。①空气消毒。一是通风换气。每日至少开窗通风3次，每次30分钟以上。早晨入园后、中午午休前后、下午离园前为最佳通风时段，通过空气流动降低室内微生物浓度，冬季可适当缩短单次通风时间，但须增加通风频次。二是紫外线灯消毒。每周选择幼儿离园后，开启紫外线消毒灯，对活动室、卧室空气进行消毒，照射时间不少于1小时。消毒时须关闭门窗，确保紫外线均匀覆盖空间；消毒后充分通风30分钟，去除残留臭氧，以免刺激幼儿呼吸道。三是空气净化器辅助。在雾霾天气或呼吸道疾病高发期，可开启具备高效过滤功能的空气净化器，过滤空气中的颗粒物、微生物，持续运行2～4小时，改善室内空气质量。②物体表面消毒。一是常规擦拭。每日用含氯消毒液(250～500mg/L)擦拭桌面、椅子、窗台、门把手等高频接触物体表面，作用10～15分钟后，用清水抹布再次擦拭，去除残留消毒剂。遵循"由上至下、由里至外"的擦拭顺序，确保清洁无遗漏。二是深度清洁。每周对活动室、卧室内的大型家具(如衣柜、储物柜)、墙角、地面缝隙等进行深度清洁。可先用吸尘器吸除灰尘、毛发，再用消毒湿巾或消毒液浸泡的抹布细致擦拭，清除隐匿的微生物与污垢。③地面消毒。一是湿式清洁。每日用清水或含氯消毒液(250mg/L)拖地，采用"Z"字形拖地法，确保地面全面清洁。拖把须专用，使用后及时清洗、消毒，悬挂晾干，以免滋生微生物，造成二次污染。二是地毯/地垫处理(每周执行)：若室内有地毯、地垫，每周至少吸尘1次，去除灰尘、皮屑；每月用专用地毯清洁剂清洗1次，或在日光下暴晒4小时以上，利用紫外线杀灭微生物。

(2) 环境调控与管理。一是温、湿度控制：将活动室、卧室温度控制在18～22℃，相对湿度保持在50%～60%。可通过空调、加湿器、除湿机进行调节，适宜的温、湿度环境能抑制微生物的繁殖，同时提升幼儿舒适度。二是物品摆放规范：室内物品须分类整齐摆放，避免堆积杂物形成卫生死角。须为玩具、图书等设置专用收纳区域，定期整理、清洁，保持室内整洁有序，利于空气流通与清洁消毒操作。

2) 集体活动场所

多功能室、图书室、美工室等集体活动场所，因幼儿集中活动、物品交叉使用频繁，易成为微生物传播的"中转站"。不同活动产生的飞沫、颜料、纸张碎屑等，会为微生物滋生提供条件，增加感染风险。

(1) 消毒流程与操作要点。①通风与紫外线消毒：参照活动室消毒要求，每日通风换气，每周用紫外线灯进行消毒，确保场所内空气清新、微生物浓度可控。②地面与物体表面清洁：活动结束后，及时清扫地面杂物、垃圾，每日用含氯消毒液(250～500mg/L)擦拭活动区域的地面、桌椅、门窗把手等物体表面，每周进行一次深度清洁，清除顽固污渍与隐匿微生物。

(2) 活动前后管理。①活动前准备：活动开始前，提前30分钟开窗通风，检查消毒设备

(如紫外线灯)是否正常运行，确保场所卫生达标后再组织幼儿进入。②活动后清洁：活动结束后，及时引导幼儿整理物品、清理垃圾，保育教师随即开展清洁消毒工作，做到"一场一清洁、一场一消毒"，防止微生物在场所内滋生、传播。

2. 玩具与图书消毒

1) 玩具

玩具是幼儿爱不释手的物品，频繁接触口腔、手部，易残留唾液、汗液，滋生细菌、病毒(如手足口病毒、轮状病毒)，还可能因材质多孔(如毛绒玩具)成为尘螨、真菌的"藏身地"，增加幼儿感染疾病的风险。

(1) 消毒流程与操作要点。①塑料、橡胶玩具：每日用含氯消毒液(250～500mg/L)浸泡或擦拭消毒，浸泡时间10～15分钟，擦拭后用清水冲洗残留消毒剂。可每周进行一次高温消毒(如煮沸消毒，适用于耐温玩具)，持续15～20分钟，杀灭顽固微生物。②毛绒玩具：每周用含氯消毒液(250mg/L)浸泡消毒(浸泡时须完全浸没)，或放入洗衣机，采用"轻柔模式+高温洗涤"(水温60～90℃)，清洗后在日光下暴晒4小时以上。有条件的园所可使用毛绒玩具消毒机，利用臭氧、紫外线协同消毒。③木质玩具：每日用消毒湿巾或含氯消毒液(250mg/L)擦拭表面，每周用清水彻底冲洗一次，自然晾干，避免水分残留导致木材霉变。④电子玩具：用75%酒精棉球轻轻擦拭表面(避开充电口、按键缝隙)，每周消毒1～2次，消毒后静置10分钟，待酒精挥发后再让幼儿接触，防止幼儿误食酒精。

若玩具被幼儿呕吐物、排泄物污染，须立即取出，先用纸巾清除可见污渍，再用含氯消毒液(1000mg/L)浸泡消毒30分钟，最后用清水冲洗、晾干，确认无异味、无残留后再投入使用。

(2) 储存管理。消毒后的玩具须分类存放于清洁、通风的玩具柜，玩具柜内每周用紫外线灯消毒1次，或用含氯消毒液擦拭内壁。不同类型玩具分区摆放，避免交叉污染；玩具柜须定期整理，清除积尘与老旧玩具，保持储存环境卫生。

2) 图书

图书上的油墨、纸张易吸附灰尘、微生物，幼儿翻阅时手部接触书页，再触摸口鼻，易引发呼吸道、消化道疾病传播。尤其是绘本被幼儿啃咬、沾染口水后，微生物滋生风险更高。

(1) 消毒流程与操作要点。①日光暴晒：选择晴朗天气，将图书平铺于阳光下暴晒，每2小时翻动一次，使书页充分接受紫外线照射，持续4小时以上，可有效杀灭书页上的细菌、病毒。②紫外线灯照射：用紫外线消毒灯近距离照射图书，每本图书正反面照射3～5分钟，注意控制照射距离(10～20cm)，避免紫外线损伤书页纸张。③图书消毒机消毒：有条件的园所可使用专业图书消毒机，通过臭氧、紫外线组合消毒，每次放入的图书数量根据设备容量调整，消毒后通风10分钟，去除残留臭氧。

若图书被幼儿口水、食物残渣污染，先用干净纸巾吸除污渍，再用消毒湿巾轻轻擦拭污染部位，自然晾干后，再进行常规消毒，确保微生物被彻底清除。

(2) 借阅管理

建立图书借阅消毒制度，幼儿归还图书后，及时将书放入消毒区域(如紫外线消毒箱)进行消毒，再重新上架，供其他幼儿借阅。教育幼儿养成良好的图书翻阅习惯，不啃咬、不随意丢弃图书，从源头减少图书污染。

3. 生活用品消毒

在学前教育机构的卫生管理体系中，毛巾、水杯、餐具、被褥与床品等是幼儿日常高频接触的物品，其清洁消毒效果直接关系到幼儿的健康和安全。下面从卫生风险防控角度，对其消毒流程、操作要点及管理要求进行系统梳理。

1) 毛巾

毛巾是病原微生物传播的重要载体，如沙眼衣原体、流感病毒等可通过污染毛巾引发疾病传播。幼儿园毛巾须严格区分擦手毛巾与擦嘴毛巾，且执行"一人一巾"制度，从源头切断交叉感染途径。

(1) 消毒流程与操作要点。日常清洗消毒采用"皂液浸泡—机械搓洗—热水烫煮—化学消毒/热力消毒"四步流程：①用肥皂/洗手液溶液(0.2%～0.5%浓度)浸泡毛巾10分钟，通过表面活性剂破坏微生物细胞膜；②通过机械搓洗去除可见污渍与部分微生物，清水漂洗2～3次；③用80℃以上热水烫煮5分钟(或蒸汽熏蒸10分钟)，利用高温破坏蛋白质结构；④可选化学强化：在含氯消毒液(250～400mg/L)中浸泡20分钟，或在日光下暴晒4小时(紫外线破坏微生物DNA)。

若当天无法清洗，须在幼儿使用后立即晾晒通风，避免微生物滋生；有消毒条件的班级可将毛巾放入消毒柜(温度≥100℃，时间≥20分钟)进行热力消毒。

(2) 储存管理要求。毛巾须悬挂于专用毛巾架，挂放间距≥10cm，确保空气流通。严禁叠放储存(叠放易形成密闭潮湿环境，加速微生物繁殖)；若班级空间狭小，须将毛巾架分层错位摆放，保证每块毛巾均能接受光照或通风。

2) 水杯

水杯是幼儿口腔微生物(如龋齿菌、肠道病毒)的直接接触载体。须执行"一用一消"制度，且消毒后须严格管控二次污染(如未沥干水滴、保洁柜不洁净等)。

(1) 标准化消毒流程。①基础清洁：幼儿使用后(尤其是饮用牛奶、果汁后)，立即用清水冲洗残留液，去除糖分、蛋白质等有机物(此类物质会降低消毒效果)。②深度消毒(二选一执行)。消毒柜消毒：将洗净的水杯沥干(避免水滴影响温度传导)，放入消毒柜。若为高温消毒柜(120℃)，持续20分钟可杀灭芽孢杆菌；若为臭氧消毒柜，须作用30分钟，消毒后通风10分钟，去除残留臭氧。③煮沸/蒸汽消毒：将水杯完全浸没于沸水(或蒸汽环境)中，持续30分钟。注意：塑料水杯须选用耐温材质(标注"可煮沸消毒")，避免高温变形释放有害物质。

(2) 周转管理策略。为保障消毒效率，建议班级配备2～3套循环使用的水杯。清洗消毒后的水杯须存放于密闭保洁柜，且柜内定期用紫外线灯消毒(每周2次，每次30分钟)，防止存放过程中微生物二次污染。

3) 餐具的消毒管理

餐具消毒是食堂食品安全的核心环节,须遵循"去残—清洗—消毒—保洁"的闭环管理。幼儿园食堂须设置专用洗消池(一去渣、二清洗、三消毒、四保洁),实现物理清洁与化学/热力消毒的协同作用。

(1) 多模式消毒操作。①煮沸消毒:将洗净的餐具完全浸没于沸水中,持续30分钟,可有效杀灭大肠杆菌、沙门氏菌等常见致病菌。②蒸汽消毒:利用蒸汽柜(温度≥100℃,湿度≥90%),蒸汽穿透餐具缝隙,杀灭微生物,消毒时间从蒸汽饱和后开始计算,持续30分钟。注意:餐具须松散摆放,避免蒸汽循环受阻。

针对不耐热餐具(如密胺餐具),可选用含氯消毒液(1000mg/L浓度)浸泡30分钟。消毒后须用清水反复冲洗,去除残留消毒剂(避免幼儿摄入化学物质)。

(2) 消毒效果保障措施。①清洁工具管理:洗碗池须专用,严禁清洗拖把、抹布等污染工具;洗碗布每日用含氯消毒液(500mg/L)浸泡消毒,避免交叉污染。②消毒后管控:消毒后的餐具须存放于密闭保洁柜,且保洁柜内表面每周用酒精擦拭消毒,防止微生物在储存环节滋生。

4) 被褥与床品

被褥与床品是幼儿长时间接触的物品,易积聚皮屑、汗液,滋生螨虫、真菌(如表皮癣菌),还可能残留呼吸道病毒(如流感病毒)。尤其在潮湿季节,微生物繁殖加速,增加幼儿患皮肤病、呼吸道感染的风险。

(1) 消毒流程与操作要点。①拆卸清洗:床单、被套、枕套等直接接触皮肤的床品,每周至少拆卸清洗一次。选用温和的婴幼儿专用洗涤剂,水温控制在40~50℃,利用温度辅助去除微生物,清洗后彻底漂洗,避免洗涤剂残留,刺激幼儿皮肤。②暴晒消毒:棉胎、枕芯、床垫等不便水洗的床品,每周选择阳光充足时段暴晒。平铺于通风良好处,每2~3小时翻动一次,确保各面充分接受紫外线照射,持续4~6小时,可有效杀灭螨虫、真菌及部分病毒。③辅助消毒:在流感高发期或发现床品有明显污渍时,可对棉胎等进行蒸汽消毒。使用专业蒸汽消毒设备,让高温蒸汽穿透床品,作用30~40分钟,杀灭隐匿微生物;也可用紫外线灯近距离照射床品表面,每次照射1~2小时,注意翻面以确保消毒全面。

若幼儿患传染性疾病(如水痘、疥疮),其使用过的被褥与床品须单独处理。先将床品密封收纳,防止病原微生物扩散,再进行高温煮沸或专业机构消毒,消毒后单独清洗晾晒,确认无病原残留后再投入使用。

(2) 储存与环境管理。①储存要求:清洗、消毒后的被褥与床品,须折叠整齐,存放于通风干燥的储物区,储物区须定期清洁,地面可铺设防滑垫并每周用含氯消毒液(250mg/L)拖地,墙面每月用湿布擦拭、除尘。床品堆叠高度不宜超过1.5m,避免积压导致内部潮湿,滋生微生物。②环境调控:幼儿寝室须保持适宜温、湿度,温度控制在18~22℃,相对湿度为50%~60%。可通过空调、除湿机进行调节,营造不利于微生物繁殖的环境;每日起床后,开窗通风30分钟以上,更换寝室空气,降低微生物浓度。

4. 特殊区域消毒

1) 厕所与洗手池

每日用10%～20%漂白粉溶液或含氯消毒液(500～1000mg/L)冲洗厕所地面、便池，去除异味和污垢，重点清洁幼儿易接触的部位，如马桶座圈、洗手池边缘等。

洗手池须用碱水或肥皂水刷洗，早、晚各一次，保持无异味、无污渍。水龙头、肥皂盒等高频接触区域，每日用含氯消毒液擦拭、消毒。

厕所须保持良好通风，可安装排气扇，及时排出异味和潮湿空气，抑制微生物滋生。

2) 清洁工具

抹布、拖把须分区使用，如厕所专用、教室专用、食堂专用等，避免交叉污染。使用后及时清洗，抹布可煮沸消毒或用含氯消毒液(500mg/L)浸泡30分钟；拖把用含氯消毒液浸泡后，冲洗干净并晾干存放。

清洁工具的存放区域应干燥、通风，设置专用的清洁工具架，将抹布、拖把悬挂放置，防止积水和微生物滋生。

5.2.4 环境消毒全流程管理

为保障幼儿在园健康和安全，幼儿园依据不同区域的使用特点和卫生需求，在一日生活各关键时段制定了针对性的消毒方案，具体安排如表5-3所示。

表5-3 环境消毒全流程管理

时间	区域	方法	责任人
7:00—7:30	地面、桌面	含氯消毒液(1:100)擦拭	保育员
10:30(加餐)	餐具、水杯	煮沸15分钟	后勤组
14:00—14:30	玩具柜	紫外线照射30分钟	值班教师
17:00(离园后)	卫生间	1:50含氯液刷洗便池+台面	保洁员

5.2.5 消毒工作的科学管理原则

1. 差异化方案制定

根据物品材质、使用频率及幼儿接触方式，制定针对性消毒方案。例如，高频接触的"口咬玩具"须每日消毒，而大型户外玩具可每周重点清洁。

2. 安全防护要求

消毒剂须专柜存放，远离幼儿可触及范围；操作时须佩戴手套，避免直接接触皮肤；消毒后须确保通风换气，减少化学残留。

3. 效果监测与记录

定期通过微生物检测(如ATP荧光检测)评估消毒效果，每日填写"班级卫生消毒检查记录表"，记录消毒时间、物品及操作人，确保责任可追溯。

任务 5.3　托幼机构隔离与发生传染病后的消毒

☆ 案例导入

幼儿感冒了，要不要立即停止入园？

周一晨间，小班幼儿洋洋咳嗽、流涕，但无发热，家长坚持送园。教师发现其频繁擦拭鼻子，接触过的玩具、桌椅未及时消毒。次日，班级新增3例类似症状幼儿。保健医介入后发现：洋洋妈妈认为"轻微感冒不影响入园"，且未告知洋洋近期接触过流感患者。

5.3.1　隔离对象与标准

1. 确诊传染病儿童

确诊流感、手足口病、疱疹性咽峡炎、猩红热等法定传染病的患儿，依据《传染病防治法》，须立即离园，直至医学证明痊愈，例如：疱疹性咽峡炎须在症状消失48小时后解除隔离，幼儿确诊水痘后，须隔离至疱疹全部结痂、干燥，同时追踪同班接触者14天，等等。

2. 疑似传染病儿童

若幼儿出现发热(体温≥37.5℃)、皮疹、呕吐、腹泻等症状且病因不明，须临时在观察室隔离，避免与其他儿童接触。观察室须独立通风，配备专用水杯、毛巾，由专人护理，禁止使用公共玩具。

3. 传染病接触者

需要隔离与确诊患儿密切接触的儿童，如同桌、同寝室等，还须每日晨检追踪7~14天，可根据病种潜伏期进行追踪，如手足口病潜伏期为2~10天。

5.3.2　隔离地点与标准

1. 专用隔离观察室要求

远离教室、寝室，通风良好，配备独立卫生间；每日用含氯消毒液(1000mg/L)擦拭桌椅、门把手，地面使用相同浓度的消毒液拖拭，作用30分钟后用清水擦拭。

垃圾按医疗废弃物处理，用双层黄色垃圾袋密封，交由专业机构处理。

2. 班级临时隔离措施

若班内出现1例传染病患儿，该班级须暂停混龄活动，固定区域用餐、如厕，避免交叉接触；教师须佩戴口罩、手套护理患儿，接触后立即用"七步洗手法"消毒。

5.3.3 发生传染病后的消毒流程

1. 空气消毒

每日至少开窗对流通风3次，每次30分钟，寒冷季节可缩短为每日2次，每次20分钟。

2. 传染病后强化消毒

1) 紫外线消毒

无人时开启紫外线灯(功率≥1.5W/m³)，照射时间≥60分钟，每周2次。

2) 化学消毒

可使用过氧乙酸熏蒸(0.5g/m³)或过氧化氢喷雾(2%浓度)，作用60分钟后通风。

3. 物品与环境消毒

针对玩具与教具、桌椅与门把手、餐具与水杯、毛巾与衣物、便器与呕吐物等的消毒方法和控制要点如表5-4所示。

表5-4 消毒方法和控制要点

消毒对象	消毒方法	质量控制要点
玩具与教具	塑料玩具：500mg/L含氯消毒液浸泡30分钟，清水冲洗后晾干。木质玩具：75%酒精擦拭，作用15分钟。布偶玩具：高温蒸煮15分钟或紫外线照射60分钟	毛绒玩具须翻面消毒，缝隙处用棉签蘸取消毒液擦拭
桌椅与门把手	1000mg/L含氯消毒液擦拭2遍，作用30分钟后用清水擦净，每日2次(重点擦拭高度≤1.2m的接触面)	门把手、水龙头开关等高频接触部位须重复擦拭
餐具与水杯	蒸汽消毒柜100℃消毒30分钟，或浸泡于250mg/L含氯消毒液15分钟，取出后用流动水冲洗干净	实行"一人一杯一餐具"，禁止交叉使用
毛巾与衣物	含氯消毒液(500mg/L)浸泡30分钟，煮沸10分钟或阳光下暴晒4小时，单独清洗，禁止混洗	标识患儿衣物，避免与其他儿童物品混淆
便器与呕吐物	呕吐物/排泄物：用含氯消毒粉(按1:1比例覆盖)作用30分钟，用一次性铲具清除。便器：1000mg/L消毒液浸泡1小时，冲洗后晾干	操作人员须戴橡胶手套、口罩，处理后更换衣物并彻底洗手

5.3.4 特殊传染病的针对性消毒要点

1. 肠道传染病(如诺如病毒、细菌性痢疾)

1) 呕吐物处理

禁止直接用拖把清扫，须先用消毒粉覆盖消毒，再用吸水纸包裹，放入双层黄色医疗垃圾袋，按医疗废物处理。

2) 环境强化消毒

地面、墙面用1000mg/L含氯消毒液擦拭2遍，每日3次，连续3天。

2. 呼吸道传染病(如流感、麻疹)

空气消毒频率提升至每日2次，采取紫外线照射或化学消毒，儿童被褥、枕头每周暴晒2次，每次6小时。教师与患儿接触时须佩戴医用外科口罩，保持1m以上距离，避免飞沫传播。

5.3.5　消毒效果评估与档案管理

1. 多维度效果验证

(1) 感官评估。消毒后物品表面无可见污渍、无刺激性气味，地面干燥，无滑腻感。

(2) 微生物检测。每学期委托第三方机构进行抽样检测：空气菌落数≤500 CFU/m³；物体表面(如玩具、桌椅)菌落数≤10 CFU/cm²，不得检出致病菌。

(3) 化学残留检测。使用余氯测试纸检测消毒后的餐具、玩具表面，含氯消毒液残留量须<0.05mg/L。

2. 标准化记录体系

托幼机构可以建立《传染病消毒管理台账》，内容包括：消毒日期、具体时间、消毒区域；消毒剂名称、浓度、作用时间、操作人签名；消毒对象及消毒原因。

5.3.6　教职工培训与家园协同机制

1. 教职工实操培训体系

每学期开展2次专题培训，内容包括《常见传染病消毒指南》《消毒剂安全使用规范》。每学期组织不少于一次应急演练，场景涵盖：模拟幼儿突发呕吐，考核教师须在10分钟内完成防护、消毒、隔离全流程；消毒液配比实操，比如配制500mg/L含氯消毒液1000mL，须准确称量消毒片并记录步骤。

2. 家园沟通标准化流程

发现传染病患儿后，1小时内通过书面通知，如《传染病告知书》，告知全班家长，内容包括：病种名称、潜伏期、主要症状；园所采取的隔离与消毒措施；家长需要配合的事项，如每日监测儿童健康状况等。

返园审核。患儿康复后须提供以下证明：医疗机构出具的痊愈证明，须注明传染性消失；园所保健医对其进行健康复查，确认无传染性后开具《返园许可单》。

5.3.7　常见操作误区与纠正指南

为帮助学生及托幼机构工作人员更清晰、直观地了解并规避错误操作，表5-5对常见误区与对应规范操作进行了整理。

表5-5　常见误区与对应规范操作

误区类型	错误做法	规范操作要点
消毒方法不当	用酒精喷洒空气来消毒	酒精属易燃品，禁止大面积喷洒；空气消毒优先选用紫外线或含氯消毒剂(如次氯酸喷雾)
隔离期限不足	症状消失后立即返园	须根据病种严格执行隔离期(如猩红热须隔离至咽拭子培养阴性，水痘须全部结痂)

续表

误区类型	错误做法	规范操作要点
消毒浓度混淆	日常消毒与传染病期使用相同浓度的消毒液	日常消毒用500mg/L，传染病期用1000mg/L，配比时须用刻度量杯精确计量
呕吐物处理不规范	直接用拖把清理呕吐物	先用消毒粉覆盖消毒30分钟，再用一次性工具清除，避免病毒扩散

实习实训

常用消毒技能

[**实训目标**]

1) 知识目标

(1) 掌握含氯消毒液的消毒原理，明晰配置比例、有效氯浓度要求及影响消毒效果的因素。

(2) 熟悉塑料玩具等物品适用的消毒流程及相关注意事项。

2) 技能目标

(1) 能够规范穿戴防护装备，准确按照比例配置含氯消毒液，熟练运用试纸检测有效氯浓度。

(2) 可独立完成塑料玩具的浸泡消毒、冲洗及晾干操作，精准把控各环节的时间、操作要点。

3) 应用目标

(1) 能依据含氯消毒液的特性和消毒规范，为幼儿园、托育机构等学前教育场所制定玩具消毒方案。

(2) 可对相关工作人员开展含氯消毒液配置与玩具消毒的实操培训与指导，保障消毒工作科学、规范开展。

[**实训准备**]

1) 教具

含氯消毒液配置及消毒流程示意图、常见错误操作警示卡(如未防护操作、热水配置、未检测浓度等)。

2) 多媒体资源

含氯消毒液消毒原理动画(展示氯的杀菌作用机制，如破坏微生物细胞结构)。含氯消毒液配置与玩具消毒实操演示视频、因消毒操作不规范引发的卫生安全事故案例视频等。

3) 材料

84消毒液(原液含氯5%)、1000mL量杯、搅拌棒、防护装备(手套、口罩、围裙)、有效氯检测试纸、塑料玩具若干、流动水冲洗装置。

[实训流程]

模块一：理论导入(15分钟)

含氯消毒液消毒原理：含氯消毒液中的有效氯成分可穿透微生物的细胞壁，破坏其蛋白质和核酸结构，从而实现杀菌消毒作用，能有效杀灭细菌、病毒、真菌等病原微生物。

配置要点：强调84消毒液配置时须使用冷水(热水会加速氯挥发，降低有效氯浓度)，按照1:100的比例(10mL 84消毒液+1000mL冷水)进行配置，配置后有效氯浓度应达到500mg/L，以保障消毒效果。

玩具消毒关联知识：说明塑料玩具因材质特点，适用含氯消毒液浸泡消毒的方式，同时讲解消毒后流动水冲洗、晾干对避免化学残留刺激幼儿的重要性。

案例导入：播放"某托育机构因玩具消毒不规范，使用浓度不准确的含氯消毒液，导致部分幼儿皮肤过敏、呼吸道不适"的案例视频，提问："该机构消毒操作可能存在哪些问题？含氯消毒液配置和使用环节如何避免这类情况？"引导学员思考含氯消毒液规范配置与正确使用的关键意义。

模块二：模型观摩与对比(40分钟)

分组观察(6~8人/组，每组配备完整实训材料)

观察任务1：防护装备穿戴与消毒液配置

(1) 组员依次规范穿戴手套、口罩、围裙，相互检查防护是否到位(如手套贴合度、口罩遮盖严密性等)。

(2) 用量杯准确量取1000mL冷水，缓慢加入10mL 84消毒液，使用搅拌棒匀速搅拌，充分混合。

(3) 取出有效氯检测试纸，蘸取配置好的消毒液，观察试纸颜色变化，判断有效氯浓度是否为500mg/L(试纸变蓝则达标)，若不达标，则分析原因并重新配置。

观察任务2：塑料玩具消毒操作

(1) 将塑料玩具完全浸没于配置好的含氯消毒液中，启动计时，确保浸泡时间达10分钟。

(2) 浸泡结束后，取出玩具，在流动水下连续冲洗3次，去除表面残留的消毒液，随后放置于通风处晾干备用。

模块三：小组汇报与互动(25分钟)

各小组汇报操作过程，重点说配置浓度检测结果、操作难点及解决办法。

教师点评，补充原理(如"含氯消毒液为何现配现用""玩具冲洗次数、晾干环境的影响")，纠正不规范操作(防护不到位、量取误差、浸泡时间把控不准等)，强化学员精准掌握技能。

模块四：案例分析(15分钟)

呈现"某幼儿园玩具消毒不彻底，引发手足口病小范围传播"案例，结合实训操作，分析消毒环节漏洞(如浓度未达标、浸泡时间不足等)，探讨改进措施。

[实训评估]

(1) 操作规范维度：观察防护装备穿戴、消毒液配置(比例、水温、浓度检测)、玩具消毒(浸泡时间、冲洗晾干)等环节的操作规范性，记录错误点与改进情况。

(2) 方案设计维度：评估设计的玩具消毒方案是否科学合理，是否涵盖不同场景要求、操作是否清晰可执行，是否体现对含氯消毒液特性与消毒规范的运用。

(3) 知识应用维度：通过问答、案例分析，考查学员对含氯消毒液消毒原理、配置及消毒要点的掌握程度，评估能否准确分析问题、提出解决办法。

考点总结

表5-6详细列出了"微生物基础知识与消毒隔离"相关考点以及具体考点内容。

表5-6 "微生物基础知识与消毒隔离"考点总结

重要等级	核心板块	具体考点内容
★★★	微生物传播与防控	1. 四大传播途径：接触传播、飞沫传播、空气传播、粪—口传播 2. 关键防控手段：七步洗手法、正确佩戴口罩、紫外线消毒、便后洗手+马桶盖闭合
★★★	消毒方法与规范	1. 物理消毒法：通风换气、日光暴晒 2. 热力消毒法：煮沸消毒、蒸汽消毒 3. 化学消毒法：含氯消毒液浓度、75%酒精擦拭
★★	托幼机构隔离制度	1. 隔离对象：确诊/疑似传染病儿童、密切接触者 2. 隔离标准：疱疹性咽峡炎症状消失48小时、水痘全部结痂、干燥；密切接触者追踪7～14天 3. 隔离场所：专用观察室、班级临时隔离
★★	重点物品消毒规范	1. 玩具：塑料玩具含氯消毒液浸泡、毛绒玩具高温洗涤+暴晒 2. 餐具：蒸汽消毒或含氯浸泡 3. 毛巾：煮沸+含氯浸泡、专人专用 4. 图书：紫外线照射、日光暴晒
★★	特殊区域消毒管理	1. 厕所：含氯消毒液每日冲洗，重点清洁马桶座圈、洗手池边缘 2. 清洁工具：分区使用、用后含氯浸泡+悬挂晾干
★	教职工培训与家园协同	1. 培训内容：消毒液配比、呕吐物处理"三步法" 2. 家—园沟通：《传染病告知书》内容、《返园证明》
★	常见操作误区	1. 酒精喷洒空气→改用紫外线/含氯喷雾 2. 症状消失后立即返园 3. 呕吐物直接用拖把清理

校企合作：双师问答录

托幼机构传染病防控

高校教师：园长，最近幼儿园传染病防控一直是社会关注热点，比如手足口病、诺如病毒感染频发，不少家长都特别担心孩子的在园健康。从幼儿园实践角度来看，您觉得当前防控工作最大的挑战是什么？

幼儿园园长： 确实，这两年家长对传染病防控的关注度直线上升。我们面临的最大挑战其实是"人"与"流程"的双重考验。一方面，幼儿年龄小，卫生习惯尚未养成，洗手敷衍、共用物品等行为容易增加传染风险；另一方面，防控流程看似清晰，但在实际执行中，比如晨午检标准把握、隔离观察室规范使用等，教师们很容易因经验不足而出现疏漏。最近就有位新老师，对诸如病毒呕吐物处置流程不熟悉，差点导致二次传播。

高校教师： 这正暴露出我们课堂教学的痛点。在学校里，我们常通过案例分析、模拟演练探讨消毒隔离规范，但学生到了幼儿园后还是"水土不服"。您觉得课堂学习和幼儿园实践的断层主要体现在哪？

幼儿园园长： 我觉得核心在于"理论落地"的差距。举个例子，学生在课堂上能背出"84消毒液配比浓度1∶100"，但实际操作时，可能连不同场景该用哪种消毒剂都分不清——玩具消毒和地面消毒的要求完全不同。而且，课堂上的模拟演练缺少真实场景压力，学生容易忽视细节，比如消毒后未及时通风，导致幼儿呼吸道不适。所以我们更希望学生能提前接触真实的防控场景，积累应急处理经验。

高校教师： 我们后续课程设计会更注重"场景化教学"，比如增加幼儿园实地见习，让学生参与一次完整的传染病应急处置流程。另外，在理论教学中，我们也会强化"风险预判"能力培养，比如分析不同传染病的高发季节、传播特点，帮助学生提前建立防控意识。对了，从幼儿园用人角度，您更希望学生在校侧重于学习哪些知识和技能？

幼儿园园长： 首要是扎实的专业知识，像传染病的症状辨别、消毒原理等，这些是防控的根基。其次是实操技能，比如规范穿脱防护服、呕吐物七步处理法，必须形成肌肉记忆。还有，沟通能力也很关键，一旦出现疫情，教师既要安抚恐慌的家长，又要配合疾控部门流调，话术和态度直接影响防控效果。上次有个实习老师，和家长沟通时表述不当，差点引发信任危机。

高校教师： 看来沟通能力确实是容易被忽视的重点！那在幼儿园实践中，您觉得教师最需要提升的能力是什么？

幼儿园园长： 是"动态防控"意识。传染病防控不是按部就班的流程，而是需要根据实际情况灵活调整的。比如某次流感暴发时，我们发现常规的通风频率无法满足需求，临时增加了空气消毒频次；还有，家长对隔离政策不理解时，教师要及时调整沟通策略。这种随机应变的能力，只能在实践中不断打磨。

高校教师： 家长在传染病防控方面有哪些典型诉求？这也能帮助我们优化教学内容。

幼儿园园长： 家长最关注"透明化"和"专业性"。他们希望实时了解园内防控措施，比如每天消毒几次、哪些孩子被隔离；同时，期待教师能用通俗易懂的语言解释专业知识，比如为什么隔离期是7天而不是5天。这就要求我们的学生既要有扎实的专业功底，又要会"翻译"专业术语，把复杂的防控知识转化成家长能理解的语言。

👔 校企合作任务

传染病防控校企合作实训

[任务内容]

1. 情境模拟：幼儿园突发传染病事件

1) 分组与角色分配

将学生分为若干小组，每组5～6人，分别扮演幼儿园教师、幼儿、家长、疾控部门工作人员等角色。

2) 模拟场景

场景一：晨检发现疑似病例。"教师"在晨检时发现"幼儿"有发热、皮疹等疑似手足口病症状，须按照规范流程进行初步处理，如隔离"幼儿"、通知"家长"、上报园方等，并向"家长"解释隔离观察的必要性和后续安排。

场景二：诺如病毒感染暴发。班级内多名"幼儿"出现呕吐、腹泻症状，"教师"要立即启动应急预案，组织对呕吐物进行规范处置(参照呕吐物七步处理法)，对教室进行全面消毒，安抚其他"幼儿"和"家长"的情绪，并配合"疾控部门工作人员"进行流调工作。

场景三：家长对防控措施不满。"家长"对幼儿园的隔离政策、消毒频率等防控措施提出疑问，"教师"应耐心倾听，运用专业知识进行解释说明，争取"家长"的理解与配合。

2. 校企双师点评与指导

每组模拟结束后，由高校教师从理论知识运用、流程规范性等方面进行点评，指出存在的问题和不足之处。

邀请合作幼儿园的幼儿园园长通过线上或线下的方式参与点评，结合幼儿园实际工作经验，对学生的表现进行评价，重点针对沟通技巧、应急处理的灵活性等方面提出改进建议。

学生根据双师点评意见，对模拟过程进行反思和总结，修改、完善防控方案和沟通话术，进行二次模拟演练。

👔 真题再现

单项选择题

1. (2023年江西省职业院校技能大赛真题)使用消毒灯后，打开门窗，经过充分通风换气(　　)分钟后方可入室。

A. 15　　　　　　　B. 30　　　　　　　C. 45　　　　　　　D. 60

答案：B

解析：使用消毒灯后，空气中会残留一定浓度的臭氧等物质，打开门窗充分通风换气30分钟，能够有效降低臭氧等有害气体浓度，保障室内空气质量，防止其对人体呼吸道等造成刺激和损害，此时方可安全入室。而15分钟时间过短，可能无法将有害气体充分排出；45分钟和60分钟虽然也能达到通风效果，但相比之下30分钟是较为合适且常用的标准时间。

2.(2023年江西省职业院校技能大赛真题)常见的餐具消毒方法不包括(   )。

A. 煮沸消毒　　　　B. 消毒柜消毒　　　　C. 化学消毒　　　　D. 蒸汽消毒

答案：C

解析：化学消毒虽然也是一种消毒手段，但一般不用于常见餐具消毒。化学消毒剂若残留于餐具，被人体摄入后可能对健康造成危害，且化学消毒操作要求较高，需要严格把控消毒剂浓度、浸泡时间等，因此不是餐具常规的消毒方法。

考点模拟

单项选择题

1. 下列哪种消毒方法适用于图书？(   )

A. 含氯消毒液浸泡　　B. 紫外线照射　　　　C. 酒精擦拭　　　　D. 煮沸消毒

2. 幼儿呕吐物处理的第一步是(   )。

A. 用拖把清理　　　　B. 喷洒消毒液　　　　C. 覆盖消毒粉　　　　D. 开窗通风

3. 幼儿园塑料玩具的最佳消毒方法是(   )。

A. 阳光暴晒　　　　　B. 含氯消毒液浸泡　　C. 酒精喷洒　　　　D. 微波炉加热

4. 关于紫外线消毒，错误的是(   )。

A. 须关闭门窗　　　　　　　　　　　B. 照射时人员可留在室内

C. 灯管每周用酒精擦拭　　　　　　　D. 消毒后需通风

5. 幼儿园餐具消毒时，最适宜的含氯消毒液浓度及作用时间为(   )。

A. 250mg/L，5分钟　　　　　　　　B. 500mg/L，30分钟

C. 1000mg/L，1小时　　　　　　　　D. 1500mg/L，2小时

参考答案

1. C　　2. C　　3. B　　4. B　　5. B

在线答题

价值引领

2024年全球食源性疾病暴发——微生物风险与人类行为的深刻博弈

2024年，一场由沙门氏菌污染引发的食源性疾病在全球多个国家/地区集中暴发，波及欧洲、北美、东南亚等地区。世界卫生组织数据显示，此次疫情累计报告病例超50万例，死亡病例达800余例，其中幼儿、老年人等免疫力薄弱群体成为主要受害者。疫情暴露出全球食品供应链中微生物防控的漏洞，更揭示了"微生物无国界"背景下，个人卫生习惯、

行业规范与公共卫生安全之间的紧密关联。

此次食源性疾病的致病菌——鼠伤寒沙门氏菌，通过被污染的进口冷链食品(如冷冻禽肉、即食沙拉)跨洲传播。微生物的繁殖速度与环境适应性使其成为全球化贸易中的"隐形威胁"。例如，在东南亚某食品加工厂，某员工未规范佩戴手套操作生肉，导致沙门氏菌通过手部接触污染切割设备，最终随产品出口至多个国家/地区。这一案例表明：微生物的传播不受地理边界限制，任何环节的卫生疏忽都可能引发全球性公共卫生危机。

在疫情溯源过程中，多个国家的流行病学调查显示：家庭厨房的交叉污染是疫情扩散的关键环节。部分感染者未生熟分开处理食材、未彻底清洁砧板，导致沙门氏菌从生肉转移至即食食品。世界卫生组织研究指出，正确洗手(使用肥皂和流动水清洗20秒)可降低50%以上的食源性疾病风险，但全球仍有30%的家庭未养成规范洗手习惯。

更值得警惕的是，部分食品企业为压缩成本，简化消毒流程(如缩短冷链运输中的温度监控、减少加工设备的灭菌频次)，导致微生物残留超标。这种"经济利益优先"的选择，最终让公众健康付出沉重代价。面对微生物威胁，消毒隔离措施成为遏制疫情的核心手段。

在家庭场景中，"厨房消毒七步法"(如砧板专用紫外线消毒盒、生肉接触容器单独浸泡消毒)，通过工具创新与流程规范，将家庭交叉污染风险降低60%。这些实践证明：科学、系统的消毒隔离措施，是切断微生物传播链的关键抓手。此次疫情中，跨国食品企业的"溯源迟缓"与"信息瞒报"引发广泛争议。这提示我们：在微生物威胁面前，企业不能只追求利润，而是需要承担社会责任。同时，国际社会在加速合作：世界卫生组织联合粮农组织推出《全球食品微生物防控标准》，要求各国统一消毒操作规范、共享致病菌监测数据。中国向东南亚国家捐赠ATP荧光检测仪等快速检测设备，帮助当地提升食品微生物筛查能力。这些行动印证：微生物防控是人类共同的课题，只有通过技术共享、责任共担，才能筑牢全球公共卫生安全网。

疫情后期的一项调查显示，全球78%的受访者表示"开始重视厨房消毒""主动学习微生物基础知识"。这一转变凸显了公共卫生事件对社会认知的深刻影响。在学前教育领域，多个国家/地区将"微生物与健康"纳入幼儿课程，通过动画、游戏等形式培养儿童"饭前洗手""不随意触碰污染物"的习惯，从源头降低感染风险。

微生物虽小，却深刻影响着人类社会的健康与安全。2024年的食源性疾病疫情，本质上是一场"微生物特性"与"人类行为"的博弈。它警示我们：在微生物面前，任何侥幸心理都可能引发灾难；而科学的认知、规范的操作与全球协作，才是守护生命的根本。从个人的洗手习惯到企业的消毒流程，从家庭的食材处理到国际的标准制定，每一个环节的责任担当，都是构筑公共卫生防线的基石。唯有将"敬畏生命、尊重科学"融入日常，才能在微生物的"隐形战争"中，守护好人类共同的家园。

项目6　生活活动环节卫生保健

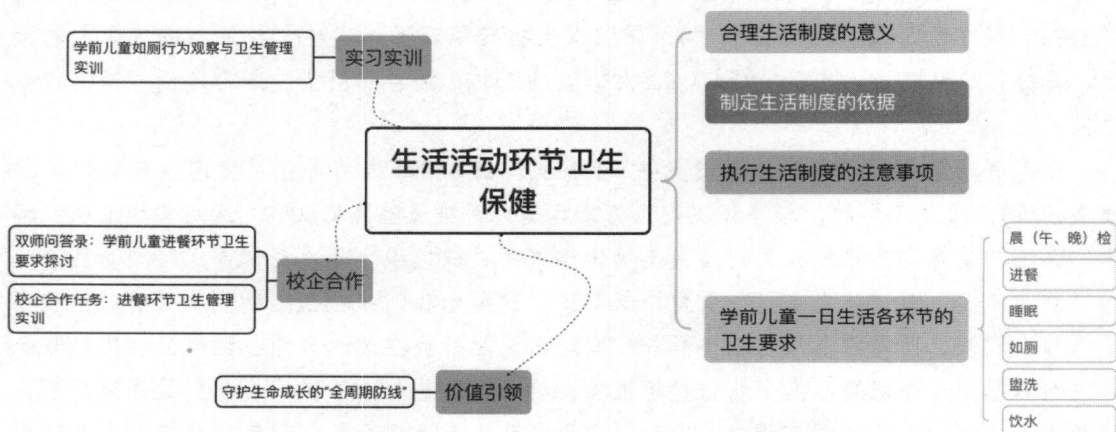

交互式课件

任务 6.1　合理生活制度的意义

☆ 案例导入

不合理的一日活动安排会对幼儿造成怎样的影响呢?

　　某幼儿园尝试将幼儿午睡时间从2小时缩短为1.5小时，将多出来的时间改为区域活动时间，结果发现下午点心时间幼儿普遍出现注意力不集中、情绪烦躁的情况。经跟踪观察，78%幼儿下午活动时哈欠频率增加，精细动作失误率上升32%。这提示：不合理的一日活动安排可能干扰幼儿生理节律，影响神经系统发育与行为表现。

　　科学规划幼儿园一日活动，是保障幼儿健康成长、推动学前教育有效开展的关键，其重要性主要体现在以下三大核心层面。

6.1.1　保障儿童神经系统健康发育

1. 构建高效行为模式，形成动力定型

　　幼儿大脑处于快速发育阶段，神经可塑性强，年龄越小，越容易形成稳定的行为模式。当每日活动(如起床、进餐、盥洗、游戏等)按固定时间与顺序重复时，大脑皮层会逐渐形成"动力定型"——这就像给大脑设定了精准的"程序"。形成动力定型后，大脑运作效率大幅提升，既能减少能量消耗，又能让幼儿自然养成规律生活习惯。例如，每天固定在7点起床、8点吃早餐，一段时间后，幼儿到点就会产生相应生理反应，不需要过多提醒便能主动完成。这种动力定型一旦建立，大脑在处理日常活动时，就能以最节省精力的方式运行，实现效益最大化，不仅让幼儿的生活更具规律，也为后续学习与生活奠定了良好基础。

2. 遵循神经活动规律，实现劳逸结合

　　幼儿大脑皮质功能尚未发育完善，神经活动中的兴奋与抑制过程失衡，他们容易兴奋，但也极易疲劳，难以长时间专注于同一项活动。比如，幼儿在进行拼图游戏时，注意力集中的时间较短，一段时间后就会有注意力分散、动作迟缓等表现，这是大脑皮质相应区域从兴奋转入抑制、产生疲劳的信号。因此，合理安排一日活动，频繁变换活动内容与形式，如将故事讲述、手工制作、户外游戏交替进行，能够促使大脑皮质的"工作区"与"休息区"有序轮换，让大脑得到充分休息，有效预防幼儿过度疲劳，使其始终保持良好的精神状态。

3. 保障充足睡眠时长，促进神经修复

幼儿神经系统发育尚不成熟，极易疲劳，相较于成年人，他们需要更长时间的睡眠来恢复体力、促进大脑发育。科学的一日活动安排，通过明确划分午睡、晚间睡眠等时间，为幼儿提供充足且规律的睡眠时间。充足的睡眠不仅有助于幼儿身体的生长发育，还能增强记忆力、提升学习能力，对幼儿神经系统的健康发展至关重要。

6.1.2　呵护消化机能，确保营养吸收

幼儿时期消化系统功能较弱，消化液分泌、胃肠蠕动等功能尚未发育完全，但由于生长发育迅速，对能量和各类营养素的需求又相对旺盛。合理规划进餐次数与间隔，如一日三餐两点(两次加餐)的安排，能够让幼儿定时进食，既避免进食间隔过长导致饥饿，影响生长发育，又防止进食过于频繁，增加胃肠负担。这样的安排有助于幼儿更好地消化和吸收营养，维持消化系统的正常运转。

6.1.3　优化教育实施，促进全面发展

科学的一日活动安排为幼儿教育工作的开展提供了坚实保障。在有序的生活节奏中，幼儿精力充沛、情绪稳定，能够以积极的状态参与各类教育活动。教师可以依据活动安排，有计划地开展知识教学、技能培养与品德教育，帮助幼儿获取丰富知识、提升综合能力。同时，规律的生活能潜移默化地培养幼儿守时、自律等良好行为习惯，实现身体与心理的协同成长，促进幼儿全面发展。可以说，科学的一日活动安排是幼儿园教育教学活动顺利推进的核心支撑，是实现幼儿全面发展不可或缺的重要环节。

任务 6.2　制定生活制度的依据

6.2.1　幼儿一日生活节律的生理学依据

幼儿的一日生活节律受体内多种生理机制调控，保障着幼儿的健康成长。

从激素分泌角度来看，光照对幼儿的睡眠周期起着关键调节作用。白天，明亮的光线抑制褪黑素的分泌，使幼儿保持清醒、活跃状态；傍晚，光线逐渐变暗，褪黑素分泌量开始增加，一般在睡前1~2小时达到较高水平，诱导困意产生，帮助幼儿顺利进入睡眠状态。此外，与消化功能相关的激素也遵循特定节律。胃饥饿素在餐前分泌增加，刺激幼儿产生食欲；进食后，瘦素分泌上升，传递饱腹感信号，调节食量。例如，幼儿通常在固定的早餐、午餐、晚餐时间表现出明显的饥饿感和进食行为。

在神经发育方面，幼儿大脑正处于快速生长和构建神经网络的关键时期。睡眠对大脑发育至关重要，在深度睡眠阶段，神经元之间的突触连接进行优化和修剪，有助于提升大脑的信息处理效率和学习能力。同时，睡眠期间生长激素大量分泌，其分泌峰值主要出现

在夜间熟睡后的1～2小时内，是幼儿身体生长的重要保障。研究表明，缺乏充足睡眠的幼儿，不仅身高增长可能受到影响，还会出现注意力难以集中、情绪易波动等问题，这也凸显了规律作息对幼儿神经发育和整体健康的重要性。

幼儿的神经系统、肌肉耐力及注意力持续时长随年龄增长呈现出显著差异。

3～4岁(小班)：大脑皮层抑制功能较弱，注意力仅能持续10～15分钟，肌肉含水量高(约75%)，易疲劳。

4～5岁(中班)：前额叶皮层快速发育，注意力延长至15～20分钟，大肌肉群(如四肢)发育优先于小肌肉(如手指)。

5～6岁(大班)：神经系统协调性提升，可参与20～25分钟的复杂活动，为幼小衔接做准备。

6.2.2　不同年龄段活动时间分配标准

幼儿的生理和心理发展具有显著的年龄阶段性，合理安排一日生活作息，须充分尊重其生长发育规律，精准匹配不同年龄段的需求，实现睡眠、进餐、活动等环节的科学化管理。幼儿年龄越小，神经系统发育越不完善，对睡眠的需求越高，而随着年龄增长，睡眠时长逐渐减短，学习与活动时间相应延长。表6-1对不同年龄段幼儿一日生活安排进行了对比。

表6-1　不同年龄段幼儿一日生活安排

年龄段	睡眠时长(含午睡)	进餐次数	单次活动/学习时长
3岁以下	14～16小时(午睡3～4小时)	5～6次	10～15分钟
3～4岁	12.5～14小时(午睡2.5～3小时)	4次(3主+1点)	10～15分钟
5～6岁	10.5～12小时(午睡1.5～2小时)	4次(3主+1点)	20～25分钟

6.2.3　学前教育教学的要求

学前教育应通过丰富活动，实现儿童全面发展。一日生活里，要合理分配上课、游戏、观察、劳动等活动，适配教育目标。教学活动中，需要儿童高度集中注意力，通常早餐后，上午8:30—8:40，儿童精力充沛，是开展上课活动的黄金时段。但上课的具体时长、节奏，要贴合儿童年龄：小班儿童注意力持续短，课程宜简短、趣味化；大班可适当延长上课时长，增加知识深度。

游戏是儿童的基本活动，对其社交、认知、情感发展至关重要，必须保障充足游戏时间。游戏可穿插安排在课程之间，或设置专门游戏时段，让儿童在玩中学习规则、合作与探索。观察、劳动等活动，可结合主题教育开展，比如自然观察配合科学课，简单劳动培养生活自理能力，全方位支撑教育教学目标落地。

6.2.4   依据地区的特点和季节的变化

作息制度需要考虑不同地区，如南北方气候、城乡的生活习惯有所差异；季节更替带来昼夜时长、温度变化，作息制度须灵活调整，保障儿童舒适与健康。以季节为例：冬季昼短夜长、早晚寒冷，可适当调整为"晚起早睡"，缩短午睡时间；夏季昼长夜短、早晚凉爽，改为"早起，午睡延长"。日常活动也适配调整，冬季多组织室内游戏、手工活动；夏季增加户外清凉活动(如树荫下观察、戏水游戏)，但要避开正午高温。

地区差异方面，农村儿童接触自然多，可融入农事体验；城市儿童资源丰富，侧重科技馆、美术馆等社会资源的利用。通过灵活调整，让一日生活既顺应环境，又满足儿童发展需求。

6.2.5   依据家长工作时间的需要

学前教育是家—园协同的过程，一日生活安排须考虑家长实际，让"家庭—幼儿园"生活衔接顺畅，形成教育合力。比如，幼儿园开园、离园时间，尽量与家长上下班时间错峰适配，方便接送；若家长工作特殊，可探索弹性托管、延时服务。同时，通过家—园共育活动(如亲子任务、线上分享)，让家长了解儿童在园作息规律，在家也延续规律：像同步午睡习惯、配合完成生活自理任务，促使儿童养成稳定生活节奏，提升教育效果。

综上，制定儿童一日生活日程时，要综合考量生理、年龄、教育、环境、家庭等因素，让生活既贴合成长规律，又服务教育目标，还适配现实条件，为儿童健康成长与全面发展筑牢基础。

任务 6.3   执行生活制度的注意事项

6.3.1   坚持长期执行

生活制度的核心价值，在于通过稳定、规律的节奏，帮助幼儿构建身心发展秩序。幼儿园一日生活制度一旦确立，就必须长期坚持、严格执行。这是因为幼儿神经系统发育尚未成熟，对环境变化的适应能力较弱，频繁变更作息时间或活动流程，会打破其大脑皮层已形成的"动力定型"，导致幼儿出现情绪焦虑、行为紊乱等问题。

例如，固定的午睡时间能让幼儿身体形成生物钟，若随意调整，幼儿会因难以快速适应而出现入睡困难、午睡质量下降等问题，进而影响下午的活动状态。因此，教师要成为制度执行的"守护者"，无论遇到临时活动冲突，还是个人工作安排调整，都须优先保障生活制度的稳定性，让幼儿在持续、规律的环境中养成良好习惯。

6.3.2   践行保教结合

"保教结合"是学前教育区别于其他教育阶段的核心原则，也是执行生活制度的关键逻辑。幼儿园一日生活的每个环节，如进餐、盥洗、睡眠等，都是开展生活护理、卫生保健与教育工作的"活教材"。

以进餐环节为例，教师不仅要保障幼儿吃饱、吃好，也要借机开展多元教育：指导正确拿餐具的动作，渗透"三指捏"等小肌肉动作发展训练；通过介绍食物营养，传递健康饮食知识；利用共同进餐的社交场景，培养幼儿礼貌用语、分享合作等社会性行为。这要求教师具备"保教融合"的专业能力，将卫生保健的规范要求、教育目标的价值引领，自然融入生活活动的每一个细节，实现"生活即教育"的专业追求。

6.3.3 推动家—园同步

学前教育的成效离不开家庭与幼儿园的协同。在生活制度的执行中，"家—园同步"是避免幼儿出现"星期一病"(因节假日生活紊乱，周一出现发热、消化不良等健康问题)的核心保障。

幼儿园要主动承担"家—园共育引导者"的角色：通过家长会、家庭指导手册、线上共育平台等方式，向家长详细讲解生活制度的科学依据，如不同年龄段睡眠时长、进餐间隔的生理学原理，指导家长在节假日复刻幼儿园的生活节奏，包括作息时间、进餐习惯、活动类型等。例如，可设计"家庭生活作息表"模板，引导家长根据幼儿年龄，合理规划假期的起床、进餐、游戏、午睡时间，让幼儿无论在家还是在园，都能保持规律生活，减少环境切换带来的身心不适。

6.3.4 注意个别照顾

学前教育的专业性体现在对幼儿个体差异的尊重与回应上。在执行生活制度时，须特别关注体弱多病、特殊需求幼儿的"个别照顾"。这就需要教师提前掌握班级幼儿的健康档案，了解幼儿过敏史、慢性疾病、特殊饮食等需求，在生活活动中给予精准支持。例如，对哮喘幼儿，在户外活动时关注天气变化，提前做好防护；对脾胃虚弱幼儿，调整进餐量与食物质地，提供易消化的餐食；对肢体残疾幼儿，在盥洗、如厕环节安排辅助性设施或一对一帮扶。这种个别照顾不是简单的"特殊对待"，而是基于幼儿身心发展规律的"差异支持"，让每个幼儿都能在适应自身节奏的生活制度中，获得健康成长的机会。

6.3.5 培养卫生习惯

良好卫生习惯的培养是生活制度执行的重要目标，也是幼儿终身发展的基础。卫生习惯的内涵不仅包含"个人清洁(如洗手、刷牙)"，也延伸至"生活自理(如整理衣物、自主进餐)、社会适应(如合作劳动、互助行为)"等方面。教师要将卫生习惯的培养融入生活活动全流程：在盥洗环节，通过"七步洗手法"教学，培养幼儿科学清洁的意识；在班级值日活动中，引导幼儿参与简单劳动，如擦桌椅、整理玩具等，发展生活自理与责任意识；在集体生活场景中，鼓励幼儿互助合作，如帮助同伴穿脱衣服，渗透团结友爱的品德教育。这些习惯的养成，不仅能降低幼儿患病风险，也能为其智力发展、社会适应能力的培养筑牢根基，实现"以生活教育滋养全面发展"的专业使命。

综上，执行幼儿园生活制度，须以"坚持性、融合性、协同性、差异性、发展性"为指引，将科学原理与教育智慧融入每个环节。这既考验幼儿教师的专业知识储备，又要求其具备"全环节育人、全主体协同"的实践能力。

任务 6.4　学前儿童一日生活各环节的卫生要求

6.4.1　晨(午、晚)检

晨(午、晚)检是守护学前儿童健康的"第一道防线"，通过细致检查，能及时发现儿童健康隐患，保障集体生活的卫生安全，具体涵盖以下要点。

1. 晨检流程与内容

每日入园时，教师须严格执行"一摸、二看、三问、四查"流程。

一摸：触摸儿童额头及手心，感知体温是否正常，排查发热情况；轻摸颈部淋巴结，查看有无异常肿大，辅助判断身体炎症状态。

二看：观察儿童面色、神态，如面色潮红，可能有发热迹象，若精神萎靡，则更需要关注健康；查看咽部、口腔有无红肿、溃疡、疱疹，排查呼吸道疾病；审视皮肤，看是否存在皮疹、外伤，及时发现过敏或意外损伤。

三问：主动与家长沟通，询问儿童在家睡眠、饮食、排便情况，了解有无咳嗽、腹痛等不适症状，掌握儿童健康动态。

四查：检查儿童携带物品，严禁尖锐、细小危险物件(如别针、珠子)入园，同时查看儿童是否携带零食，维护园内饮食卫生秩序。

2. 午检与晚检重点

午检：午睡起床后进行，聚焦儿童睡眠状态反馈，如是否有盗汗、磨牙等异常；再次查看面色、精神，排查午睡期间可能出现的健康问题(如着凉引发的身体不适)；简单询问儿童自我感受，辅助判断身体状况。

晚检(离园环节)：结合儿童全天表现，与家长沟通健康与行为情况；快速检查儿童衣物、身体，看有无由活动导致的擦伤、污渍，反馈给家长并提醒关注。

3. 检后处理与记录

对晨检中发现的患病儿童(如发热、疱疹性咽峡炎等传染性疾病)，立即启动隔离措施，通知家长带离就医，以免疾病传播；对存在轻微不适症状(如轻微咳嗽、流涕)的儿童，安排在观察区，密切关注症状变化。同时，详细记录每日晨(午、晚)检情况，包括儿童健康问题、处理措施、家长反馈等，为后续健康追踪与班级卫生管理提供依据。

6.4.2　进餐

案例

幼儿挑食怎么办?

某幼儿园中班进餐时,教师发现 30% 的幼儿存在挑食现象:有的拒绝吃绿叶蔬菜,有的只吃肉类不吃主食,部分幼儿因饭菜不合口味而哭闹。长期观察发现,这些幼儿普遍存在排便干燥、免疫力下降等问题,且在同伴影响下,挑食行为有扩散趋势。

进餐环节不仅要满足学前儿童生长发育的营养需求,也要培养良好饮食习惯,其卫生要求涉及环境、行为、营养等多方面。

1. 进餐环境保障

1) 物理环境

进餐场所是学前儿童开展饮食活动的基础空间,须从多维度打造适配其身心发展的条件。

应确保进餐场地整洁明亮,这不仅能让儿童从视觉上感受舒适,也便于教师观察儿童进餐状态。温度控制在22~24℃、湿度保持在50%~60%,此区间的温、湿度能让儿童身体处于放松状态,避免因过冷、过热或过于干燥、潮湿而影响进餐体验。餐桌椅要依据儿童身高定制,保证儿童就座时,脚能平稳着地、手臂自然摆放,且桌椅间距合理,为儿童留出安全的活动空间,防止拥挤碰撞引发意外,营造安全、舒适的物理环境。

2) 心理环境

教师在进餐心理环境营造中起着关键作用。要以正面引导为核心,用积极语言,如"今天的饭菜会让我们长高、变强壮",传递食物价值,激发儿童进餐积极性,让儿童从心理上接纳、期待进餐。同时,借助轻柔背景音乐,舒缓儿童情绪,营造轻松氛围。须注意,音乐选择要贴合学前儿童认知、节奏缓慢、旋律优美,避免因音乐嘈杂或节奏过快,分散儿童注意力,干扰进餐节奏,通过优化心理环境,提升儿童进餐体验。

2. 进餐行为规范

1) 餐前准备

餐前准备是保障进餐卫生与习惯养成的重要环节。组织儿童有序洗手,严格落实"七步洗手法",依次清洁掌心、手背、指缝、指关节、大拇指、指尖、手腕,全面清除手部细菌,从源头减少病从口入的风险。

引导儿童轻搬座椅、自主摆放餐具,这一过程既能锻炼儿童生活自理能力,也能培养其责任意识。同时,教师须逐一检查餐具,确保无食物残留、无破损,为安全进餐筑牢防线。

2) 进餐过程

进餐过程是培养儿童良好饮食习惯的核心场景。之所以要求儿童安静进餐,细嚼慢咽,是因为学前儿童生理特点——咽喉、气管较狭窄,边吃边玩、说笑打闹易引发食物呛入气管的危险。

鼓励儿童尝试各类食物，对抗"挑食、偏食"问题，教师要关注每个儿童进餐进度与食量，针对进食困难儿童，灵活调整食物温度、软硬等，帮助儿童顺利进餐，保障营养摄入均衡。

3) 餐后整理

餐后整理聚焦习惯延续与健康保障。指导儿童自主清理桌面残渣，分类摆放餐具，碗、筷、餐盘有序归位，强化儿童的秩序感与劳动意识。

组织有序散步，利用"餐后30分钟适度活动"促进食物消化，避免餐后立即奔跑、跳跃等剧烈运动引发肠胃不适。提醒儿童再次洗手，清除进餐过程中沾染的食物残渣与细菌，保持手部清洁，为后续活动奠定卫生基础。

3. 养成良好的饮食习惯

1) 定时定量，构建饮食秩序

学前儿童须遵循规律进餐节奏，一般维持一日三次正餐、上午与下午各一次加餐的模式，随年龄增长，可适时调整。定时进餐的核心价值在于借助长期稳定的饮食频率，让儿童中枢神经系统与消化器官形成"条件反射"：临近进餐时间，消化器官自动进入"准备状态"，提前分泌消化液，激发饥饿感与食欲，保障消化功能高效运转。若儿童长期不定时进餐、频繁吃零食，会使胃肠道持续处于工作状态，无法得到合理休息。长此以往，到正餐时消化液分泌规律被打乱，儿童丧失食欲，易引发营养不良、消化功能紊乱等健康问题。

2) 细嚼慢咽，守护消化健康

充分咀嚼是高效消化的基础。以猪肉、牛肉等蛋白质类食物为例，若咀嚼不充分，会大幅降低其消化吸收率。当食物在口腔中被充分研磨时，能与唾液充分融合，释放食物本味，让儿童充分感受饮食乐趣，满足食欲；同时，持续咀嚼产生的神经信号，可精准传递"饱腹感"，避免过量进食。

此外，咀嚼对口腔健康意义重大，能强化牙齿、齿龈肌肉功能，预防龋齿、牙龈萎缩等问题。但实际生活中，存在诸多破坏"细嚼慢咽"的行为：部分家长为求快吃，让孩子吃汤泡饭、水泡饭，食物未经充分咀嚼就进入肠胃，加重消化负担；部分保教人员因时间紧张，催促儿童进餐，甚至训斥进食慢的孩子。这些行为不仅剥夺儿童咀嚼的健康价值，还会引发消化不良、积食等问题。

3) 专注进餐，避免边吃边玩

进餐是一个需要中枢神经系统协调的复杂过程，食物的色、香、味需要通过专注感知来充分激发食欲，保障消化顺畅。若儿童边吃边说话、看电视、阅读等，会分散注意力，无法有效接收食物感官刺激，干扰神经系统对进食的调节，易出现"吃不下、吃不好"的情况。

成人须为儿童营造"安静、愉快、有序"的进餐环境：进餐时不谈无关话题，避免噪声、视觉干扰；饭前控制儿童活动强度，不过度兴奋，让身心处于准备进食的平和状态。

同时，尊重儿童进食意愿，若偶尔食量少，不必强迫，更不能在进餐时责备，保障儿童专注度，维护进餐的心理安全感。

4) 多样饮食，拒绝挑食偏食

学前儿童正处于口味偏好塑造期，若长期偏爱甜食、零食，排斥豆制品、蔬菜等，会形成单一化口味依赖。这不仅导致当下阶段营养摄入失衡，还会让儿童成年后难以适应多样化膳食，增加患慢性疾病的风险。

儿童模仿性强，成人饮食行为是关键影响因素。家长和教师须注意：在儿童面前，避免传递"我不爱吃……"的负面信息，防止儿童先入为主地产生食物抵触；更不能过度迁就儿童饮食偏好，如"求着喂饭""百依百顺"，这种行为会强化挑食习惯，须以"正向示范+合理引导"替代，例如全家共同品尝多样食物，用"这个菜脆脆的，像在嘴里跳芭蕾"等趣味语言，激发儿童尝试意愿。

5) 语言引导，激发进餐动力

语言是促进儿童良好进餐习惯的有效工具。教师和家长要善用"对话+鼓励"策略：进餐时，通过提问，如"今天的西兰花像不像小树？你猜猜它是什么味道"，引导儿童关注食物；主动介绍饭菜名称、特点，如"这是番茄炒鸡蛋，酸酸甜甜，可好吃啦"，强化食物认知；以积极表达，如"我闻到饭菜香，都要流口水啦，你想不想尝一尝"，传递对食物的喜爱，感染儿童，提升其食欲。

同时，借助语言及时纠正不良习惯，如儿童挑拣食物时，温和提醒"每种食物都有营养，像小卫士一样守护你长大，咱们都要请它们帮忙呀"，以儿童易懂的逻辑，引导其接纳多样饮食，逐步养成健康进餐态度。

良好进餐习惯的养成，是一个长期、系统的过程，须教师、家长协同发力，从"环境保障、行为规范、习惯培养"多维度切入，为学前儿童筑牢健康饮食根基，推动其身体发育与饮食习惯的终身发展。

6.4.3   睡眠

案例

幼儿午睡多久最好？

某园尝试调整午睡时长：小班从 2.5 小时缩短为 2 小时，大班从 2 小时缩短为 1.5 小时。安排幼儿在多出来的时间里阅读。一周后发现，小班幼儿下午活动时频繁打哈欠，精细动作失误率上升 28%；大班幼儿出现注意力分散、易怒现象，睡眠监测显示深度睡眠时长不足 (正常应占睡眠周期的 20% ～ 25%)。

1. 睡眠环境创设

1) 空间布局

睡眠室光线应具备可调节性，午睡时拉上遮光窗帘，营造昏暗、安静的环境，模拟夜间睡眠氛围，帮助儿童快速进入睡眠状态；同时，要保障空气流通，可通过定时开窗通风，每次20～30分钟，或安装新风系统，持续输入新鲜空气，确保室内空气质量，为儿童睡眠提供清新环境。此外，床铺间距须合理规划，避免儿童在睡眠中相互干扰，比如翻身、蹬被子等动作影响他人，营造安全、独立的睡眠小空间，让儿童能安心入睡。

2) 寝具管理

儿童被褥、枕头是睡眠卫生的重要载体。须定期对其进行清洗、每周暴晒至少一次，利用阳光中的紫外线杀灭螨虫，去除异味，保持寝具清洁。

被褥厚度要适配季节变化，冬季选择保暖性好的被褥，让儿童在寒冷天气也能温暖入睡；夏季更换为透气材质的被褥，帮助儿童散热，提升睡眠舒适度。枕头高度以3～5cm为宜，贴合儿童颈椎生理曲线，保障睡眠时颈椎自然舒展，促进骨骼健康发育。

2. 睡眠过程管理

1) 睡前准备

睡前准备是保障儿童顺利入睡、养成良好睡眠习惯的前置环节。组织儿童有序开展盥洗活动，如洗脸、洗手、洗脚，清洁身体，同时排空膀胱，减少睡眠中因生理需求醒来的情况。引导儿童更换舒适睡衣，宽松、柔软的睡衣能让身体放松，提升睡眠体验。

开展安静的睡前活动，如听睡前故事、播放轻柔音乐，帮助儿童舒缓情绪，从日间的活跃状态过渡到安静的睡眠状态。同时，提醒儿童不携带玩具、小物件上床，防止这些物品在睡眠中引发意外，为安全睡眠筑牢防线。

2) 睡眠监护

睡眠监护是保障儿童睡眠安全与质量的关键。教师须定时巡视睡眠室，观察儿童睡眠姿势，及时纠正蒙头睡、趴着睡等不良姿势，这些姿势易导致呼吸不畅、压迫内脏，影响身体健康。关注儿童面色、呼吸，若发现面色潮红、呼吸急促等异常，要警惕发热、抽搐等疾病风险，及时采取措施。

对于难以入睡的儿童，教师要轻声安抚，通过温柔的语言、轻拍等方式，帮助其平静情绪，维护睡眠秩序，确保整个睡眠环境安静、稳定，让所有儿童都能顺利进入深度睡眠。

3) 起床护理

起床护理是睡眠环节的收尾，也是培养儿童生活自理能力的契机。按时用温柔语言或轻柔音乐唤醒儿童，避免突然叫醒引发情绪烦躁，帮助儿童平稳从睡眠状态过渡到清醒状态。随后，教师指导儿童整理床铺，如折叠被子、摆放枕头，培养其生活自理能力与秩序感。同时，检查儿童衣冠是否整齐，查看有无由睡眠导致的衣物缠绕、不适情况，确保儿童以良好的精神面貌开启日间活动。

3. 睡眠时长与规律

1) 年龄适配

学前儿童不同年龄段，生理发育特点不同，睡眠需求也存在差异。须依据年龄科学规划睡眠时长：3～4岁儿童每日需12～13小时的睡眠，含2～2.5小时的午睡，充足的睡眠能保障其大脑发育与身体成长；4～5岁儿童需11～12小时的睡眠，午睡2小时左右；5～6岁儿童需10～11小时的睡眠，午睡1.5～2小时。合理的睡眠时长分配，能让儿童在不同的成长阶段获得充足的休息与能量补充。

2) 规律养成

固定每日睡眠与起床时间，周末及假期尽量保持一致，有助于强化儿童"生物钟"。长期坚持规律作息，儿童身体会形成稳定的睡眠—觉醒周期，到睡眠时间自然产生困意，睡眠过程更顺畅，觉醒后精神饱满。比如，每天晚上八点半入睡、早上七点起床，周末也基本遵循此时间，让身体的生理节律稳定有序，提升睡眠质量，为儿童身心健康发展提供保障。

优质睡眠是学前儿童生长发育的基础，睡眠环节的卫生管理，须从环境创设、过程把控到时长设定，构建完整体系。教师与家长协同配合，为儿童打造舒适、安全、规律的睡眠环境，让儿童在良好睡眠中茁壮成长，为未来发展积蓄能量。

6.4.4　如厕

◎ 案例

为什么男女如厕要分开？

某园中班未实行性别分厕，一日如厕时，4岁女孩因男孩模仿其如厕动作而感到害羞，拒绝在园排便，导致便秘；另一名5岁女孩模仿异性站立排尿，不慎弄湿衣物，引发嘲笑，产生心理抵触。

1. 如厕环境优化

1) 空间设计

如厕区域是学前儿童进行生理活动的私密空间，须从安全、隐私、适配性角度，打造科学布局。推行男女分厕或设置隔间模式，尊重儿童性别意识发展，保护隐私，帮助儿童建立初步的性别认知与自我保护意识。便池、马桶尺寸要适配儿童身高，边缘打磨圆润，避免儿童如厕时磕碰受伤；地面采用防滑材质，保持干燥、无积水，同时安装扶手或辅助台阶，方便低龄儿童、肢体行动不便等特殊需求儿童借力使用，保障如厕过程安全。

2) 环境氛围

如厕室环境直接影响儿童如厕体验与卫生习惯的养成。要保持通风良好，确保空气流通，及时排出异味；光线明亮充足，便于儿童看清如厕设施与操作步骤。可定期喷洒空气清新剂，或摆放薄荷、绿萝等除臭植物，净化空气、消除异味，营造清爽的如厕环境。在卫生间墙面上张贴简单易懂的如厕步骤图示，以直观画面呈现"脱裤子—蹲便—擦屁股—提裤子—洗手"流程，引导儿童自主学习、模仿，逐步掌握独立如厕技能，减少对成人的依赖。

2. 如厕行为培养

1) 习惯养成

依据儿童年龄特点，分层设定如厕计划，助力规律排便习惯的养成。对于小班儿童，由于其自主意识与控制能力较弱，每1.5～2小时提醒一次如厕，帮助其建立"定时如厕"的初步意识；中大班儿童逐步过渡到自主把控，鼓励他们感知身体便意信号，主动表达需求。

教育儿童有便意时及时如厕，不憋便、不尿裤子。长期憋便易引发便秘、肠道功能紊乱，尿裤子则会让儿童产生羞耻感，影响心理健康。通过正向鼓励，如"你能及时告诉老师要上厕所，很棒哦"，强化良好排便习惯。

2) 技能指导

如厕技能是儿童生活自理能力的重要体现。首先教儿童正确脱穿裤子，区分裤子前后，掌握松紧带、按扣等操作方法，避免因衣物穿戴不当而影响如厕，甚至造成意外伤害。其次是指导儿童使用卫生纸，小班儿童学习将卫生纸折叠后从前向后擦拭，中大班儿童逐步独立完成清洁；针对女性儿童，特别强调从前向后擦拭，防止肛门细菌污染尿道，引发泌尿系统感染，守护生理健康。

3. 如厕卫生管理

1) 设施清洁

如厕设施的清洁卫生是预防疾病传播的关键。便池、马桶应每日进行清洁消毒，使用浓度为500mg/L的含氯消毒液擦拭或冲洗，作用30分钟后用清水洗净，杀灭细菌、病毒等病原体。及时清理卫生纸篓，避免因垃圾堆积而滋生细菌、散发异味，定期对卫生纸篓进行消毒，切断病菌传播途径。

2) 健康关注

教师要关注儿童如厕细节，成为儿童健康的"观察者"。记录儿童排便频率、性状，如腹泻、便秘、便血等异常情况；留意儿童如厕时的感受，如尿频、尿痛，这些可能是泌尿系统感染的信号。若发现异常，应及时与家长沟通，协同排查泌尿系统、消化系统疾病，做到早发现、早干预，保障儿童身体健康。

如厕环节虽小，却关乎学前儿童生理健康、生活自理能力与自我意识发展。从环境优化到行为培养，再到卫生管理，构建系统的如厕教育体系，帮助儿童掌握科学如厕技能，养成良好卫生习惯，为其终身健康与生活自立奠定基础，彰显学前教育对儿童成长的细致关怀。

6.4.5　盥洗

案例

怎样洗手最干净？

卫生检查发现，某园幼儿洗手合格率仅为52%：多数幼儿洗手时间不足10秒，未清洗指缝、手腕，部分幼儿用毛巾擦手后再次触碰污染物（如玩具、衣物）。模拟细菌培养实验显示，洗手不彻底的幼儿手部菌落数是规范洗手者的4～6倍。

1. 盥洗环境优化

1) 空间布局

盥洗区域是学前儿童开展清洁活动的核心场所，须从安全、实用、适配性维度进行科学规划。

合理配置水龙头，按照每5～8名儿童1个的标准设置，满足儿童同时盥洗的需求，避免拥挤。安装恒温装置，将水温稳定控制在37～40℃，防止过冷或过热水温刺激儿童皮肤，引发不适。地面铺设防滑材料，设置安全扶手，尤其是在水池周边和通道处，为儿童提供借力支撑，降低滑倒风险，营造安全的盥洗空间。

有序摆放毛巾架、肥皂盒(或洗手液分配器)，高度适配儿童身高，方便儿童自主取用清洁用品，培养其生活自理意识，同时保持空间整洁，避免物品杂乱影响使用。

2) 环境氛围

营造整洁、清爽的盥洗环境，帮助儿童养成良好清洁习惯。保持盥洗室地面干燥、无积水，墙面洁净、无污渍，定期进行全面清扫与消毒，抑制细菌滋生。

通过张贴童趣化的盥洗"七步洗手法"步骤图示、悬挂如"洗完小手笑一笑，细菌统统跑掉啦"温馨提示语，营造富有教育意义的环境氛围，引导儿童主动、正确进行盥洗，让清洁行为成为有趣的小游戏。

2. 盥洗行为培养

1) 习惯养成

依据儿童年龄特点，培养定时、按需盥洗的习惯。日常活动中，在饭前便后、户外活动后、接触脏物后等关键节点，提醒儿童主动盥洗，逐步让儿童将"需要清洁时洗手"内化为自觉行为。

对于小班儿童，教师可通过儿歌、故事强化盥洗意识；对于中大班儿童，则引导其自主判断清洁需求，培养自我管理能力，让盥洗成为守护健康的"必修课"。

2) 技能指导

传授科学盥洗技能，是儿童终身健康的基础保障。详细教学"七步洗手法"，分解动作要领：掌心相对搓擦、手心对手背沿指缝搓擦、掌心相对沿指缝搓擦、双手互握搓擦指背、拇指在掌中转动搓擦、指尖在掌心搓擦、手腕交替搓擦，每个步骤持续10～15秒，确保全面清除手部细菌。

指导儿童正确洗脸、刷牙、洗脚等，如洗脸时清洁眼部、耳部、鼻部及脸颊，避免污水进入眼耳；刷牙采用巴氏刷牙法，3岁后使用儿童含氟牙膏，家长或教师辅助监督；洗脚时注意清洗脚趾缝、脚跟等部位，提升儿童清洁技能的全面性。

3. 盥洗卫生管理

1) 用品清洁

儿童盥洗用品专人专用，毛巾、牙刷等标记清晰，避免交叉使用引发感染。毛巾定期清洗、消毒，每周用开水烫煮1～2次，或放入消毒柜高温消毒，清洗后充分晾晒，保持干燥、洁净；牙刷每3个月更换一次，防止刷毛变形、细菌残留。

洗手液、肥皂等清洁用品及时补充，确保儿童随时可用，同时关注产品质量，选择温和、无刺激、易冲洗的儿童专用产品，保护儿童皮肤、口腔黏膜。

2) 健康监督

教师在盥洗时段需要全程关注，观察儿童盥洗行为，纠正玩水、浪费清洁用品、毛巾混用等不良行为；检查儿童盥洗效果，查看手部是否清洁到位、面部有无污渍残留，对未洗净的儿童再次指导，确保清洁彻底；还须定期与家长沟通儿童盥洗习惯与健康状况，如皮肤过敏、口腔问题等，家—园协同调整清洁方案，共同保障儿童在盥洗环节的健康与安全。

盥洗看似是日常小事，实则是培养学前儿童卫生习惯、守护健康的重要阵地。从环境打造到行为养成，再到卫生监管，构建完整的盥洗教育体系，帮助儿童掌握科学清洁技能，让"爱清洁、讲卫生"成为伴随一生的良好习惯。

6.4.6　饮水

🔘 **案例**

幼儿一天最好要喝多少水?

某幼儿园冬季晨检时发现，20%幼儿嘴唇干裂、尿液发黄，经记录分析，部分幼儿每日饮水量不足600mL(《中国学龄前儿童膳食指南》建议5～6岁幼儿每日饮水800～1000mL)。夏季户外活动后，个别幼儿单次饮水量达500mL，出现腹胀、恶心等不适症状。检测显示，饮水不足幼儿的尿液细菌含量较正常水平高3倍，且注意力集中时间缩短15%。

1. 饮水需求科学规划

1) 年龄与生理适配

依据幼儿体重计算，每日基础需水量=体重(kg)×100mL±活动量。例如，15kg幼儿每日需水1500mL，扣除食物含水量(约500mL)，需要额外饮水1000mL，分6～8次饮用。

不同年龄段饮水量建议如下。

3～4岁：每日饮水600～800mL，每次100～150mL。

5～6岁：每日饮水800～1000mL，每次150～200mL。

2) 时段与水质要求

黄金饮水时段：晨间起床后、餐前30分钟、户外活动后、午睡起床后、晚餐后1小时。避免睡前1小时大量饮水，防夜尿。

水温控制：冬季提供35～40℃温水，夏季饮用凉白开，注意忌冰水，拒绝含糖饮料、碳酸饮料，易引发龋齿与钙流失。

2. 饮水行为规范培养

1) 习惯养成

规律饮水制度：制定"课间饮水时刻表"，如将9:00、11:00、14:30、16:00设为固定饮水时间，利用"饮水打卡墙"记录幼儿饮水次数，奖励"节水小明星"。户外活动前30分钟提醒饮水200mL，活动中每15分钟少量补水(50～100mL)，感冒、发热时增加饮水300～500mL，加速代谢。

2) 技能指导

教导幼儿"小口慢咽"，不要仰头牛饮，以免呛咳；使用有刻度的专用水杯，直观感知饮水量。同时，通过故事《小水滴的旅行》、实验"饮料与白开水的秘密"，让幼儿理解饮水对身体的重要性，强化幼儿饮水安全认知。

3. 饮水卫生与健康监测

1) 水质与用品管理

每日开园前放掉水管滞留水30秒，定期清洗饮水机内胆(每月一次)，使用符合GB5749标准的直饮水，确保水源安全。在幼儿的水杯贴上姓名贴，每日放学后高温消毒，蒸汽消毒柜100℃，30分钟，避免交叉感染。

2) 健康动态跟踪

记录幼儿每日排尿次数(6～8次为正常)、尿液颜色(透明/淡黄色为健康，深黄提示缺水)，若发现尿频、尿痛，应及时就医；还可发放《家庭饮水日志》，同步记录周末饮水情况，对尿床、便秘幼儿进行饮水与膳食纤维摄入联合干预。

3) 饮水教育延伸

在科学区投放"水的循环"模型，美工区开展"我设计的水杯"绘画活动，强化饮水与生命关联的认知。结合数学活动"测量水量"、健康活动"身体的水分从哪里来"，让幼儿在探究中养成主动饮水习惯。

饮水是幼儿生长发育的"生命之源"，从需求量计算到习惯培养，再到卫生监管，须构建"科学量化+趣味引导+家—园协同"的完整体系。通过每日精准的饮水管理，不仅能保障幼儿泌尿系统、循环系统的正常运作，还能将"主动饮水"转化为终身健康习惯，为幼儿成长注入可持续的健康动力。

实习实训

学前儿童如厕行为观察与卫生管理实训

[实训目标]

知识目标：掌握2～6岁儿童泌尿/消化系统发育特点及如厕行为发展里程碑。

技能目标：能通过排泄物观察判断健康状况，规范执行如厕环境消毒流程。

应用目标：设计符合儿童性别认知发展的如厕教育活动方案。

[实训准备]

教具：儿童骨盆解剖模型、仿真排泄物标本、智能马桶训练器。

对比教具：不同年龄段如厕能力发展量表(WHO标准)、男女如厕行为差异视频记录。

多媒体资源：儿童器官发育动画(如骨骼钙化过程、肺泡形成)、常见疾病案例视频(如肺炎听诊音)。

材料：尿常规试纸(10项参数检测)、紫外线消毒效果测试卡、如厕记录追踪表(含排便频率/性状记录栏)。

[实训流程]

模块一：理论导入(15分钟)

儿童膀胱容量公式：年龄(岁)+2=储尿时长、直肠弯曲度与便秘关系(模型演示)。

发展心理学要点：性别意识萌芽期(2.5～3岁)的如厕行为特征。

案例导入：播放"4岁男童拒绝入园如厕"视频，分析环境适应问题。

模块二：观察评估实践(40分钟)

分组观察(6人/组，每组配1套模型)

观察任务1：排泄物健康筛查

使用试纸检测仿真样本的尿糖/隐血指标，对照布里斯托大便分类图判断消化状况。

观察任务2：如厕环境安全审计

测量儿童马桶高度(应符合身高×0.25系数)、测试卫生间地面摩擦系数(应＞0.6)。

情景模拟：扮演保育员，处理"幼儿尿裤"事件。"情绪安抚→身体清洁→环境消毒"全流程演练。

模块三：卫生管理实操(30分钟)

1) 标准消毒流程

含氯消毒剂梯度配置(500mg/L→1000mg/L)、紫外线消毒效果验证(测试卡变色比对)。

2) 智能设备应用

训练马桶的尿流率检测功能实操、物联网尿布台湿度警报系统。

模块四：教学方案设计(30分钟)

整合健康知识，设计15分钟的幼儿生活活动(如"小小泌尿科医生"角色扮演、"便便侦探团"科学探究等)。

[实训评估]

观察记录表的填写质量、角色扮演中的操作规范性等。

校企合作：双师问答录

学前儿童进餐环节卫生要求探讨

高校教师：园长，现在家长对孩子在园的饮食健康越来越关注，像"食育""科学进餐习惯培养"这些话题热度一直居高不下。从幼儿园实践角度看，您觉得当前在落实学前儿童进餐环节卫生要求的过程中，最突出的社会现象和问题是什么？

幼儿园园长：确实，这两年家长对进餐环节的关注度直线上升。从我们园所的情况来看，最大的矛盾在于"家庭喂养习惯"和"园所卫生规范"的冲突。比如，很多家长在家追着孩子喂饭、允许孩子边玩边吃，但在幼儿园，我们遵循定时定点、自主进餐的卫生要求，部分孩子适应不了，家长也不理解，认为我们"太严格"。另外，一些网红辅食、零食的过度宣传，让家长对孩子的饮食产生了不切实际的期待，反而忽视了基本的卫生习惯培养。

高校教师：这确实反映出理论与实践的脱节。在课堂上，我们会详细讲解进餐环节的卫生标准，如餐具消毒流程、分餐规范、幼儿洗手步骤等，但学生到了幼儿园后，还是容易在细节上栽跟头。您觉得课堂学习和幼儿园实际操作的差距主要体现在哪？

幼儿园园长：关键在于"以儿童为中心"的灵活应对。举个例子，学生在课堂上背熟了"七步洗手法"的步骤，但面对哭闹、抗拒洗手的幼儿，却不知道如何用游戏化的方式引导；再比如，分餐时遇到过敏体质的孩子，他们可能不清楚如何既保障卫生，又满足特殊需求。课堂上的流程是标准化的，但幼儿园的实际情况千变万化，需要教师随机应变。

高校教师：从幼儿园用人角度来说，您更希望学生在校侧重于学习哪些知识和技能？

幼儿园园长：首先是扎实的卫生知识，比如不同餐具的消毒浓度差异、食源性疾病的预防要点，这些是保障安全的基础。其次是沟通能力，既要会用童趣化的语言引导幼儿养成卫生习惯(比如把洗手步骤编成儿歌)，也要能和家长有效沟通孩子的进餐情况，消除误解。还有，观察能力也很重要，教师要能通过幼儿的食欲、进餐速度变化，及时发现健康隐患。之前就有个实习老师没注意到一个幼儿连续几天食欲下降，差点延误了病情诊断。

高校教师：那在幼儿园实践中，您觉得教师最需要提升的能力是什么？

幼儿园园长：是"习惯培养的持续性"和"家—园协同的专业性"。进餐环节的卫生习惯不是一朝一夕能养成的，教师需要有长期计划，将洗手、自主进餐等要求融入每日生活。同时，面对家长的各种疑问，教师必须用专业知识解答，比如解释为什么不建议给幼儿喝现榨果汁(涉及卫生风险和营养吸收问题)，而不是简单说"不行"。这种专业性需要在实践中不断积累。

高校教师：明白了！应该把幼儿园进餐环节的真实问题转化为课堂讨论素材。最后想问问，家长在进餐卫生方面有哪些典型诉求？这能帮助我们优化教学内容。

幼儿园园长：家长最关心"安全"和"个性化"。他们希望了解食材来源、餐具消毒过程是否透明；对于挑食、过敏的孩子，期待教师能提供针对性的喂养方案。此外，很多家长还希望幼儿园能传授科学的家庭喂养知识，毕竟家—园共育才是培养孩子良好进餐习惯的关键。这就要求我们的学生既要懂专业，又要会"传帮带"，把正确的理念传递给家长。

校企合作任务

进餐环节卫生管理实训

[任务内容]

1) 理论知识竞赛与案例分析

理论知识竞赛：教师提前准备与进餐环节卫生要求相关的题目，涵盖餐具消毒浓度、食源性疾病预防、幼儿进餐卫生习惯培养要点等内容，组织学生以小组为单位进行抢答竞赛，巩固理论知识基础。

真实案例分析：由合作幼儿园的幼儿园园长提供实际工作中遇到的进餐环节卫生问题案例(如幼儿抗拒洗手、家长对分餐方式有异议、处理幼儿进餐时呕吐等情况)，学生分组进行分析和讨论，提出解决方案，并阐述方案的理论依据和实施步骤。

2) 模拟进餐环节实践操作

场景模拟分组：将学生分为若干小组，每组模拟一个完整的幼儿园进餐环节场景，包括餐前准备(餐具消毒展示、餐桌清洁、幼儿洗手组织)、进餐过程指导(分餐、引导幼儿自主进餐、处理幼儿挑食等问题)、餐后整理(餐具回收、桌面清洁、幼儿漱口指导)。

角色扮演与实践：组内成员分别扮演教师、幼儿、家长等角色，按照进餐环节卫生要求进行模拟操作。在模拟过程中，"教师"须运用游戏化语言引导"幼儿"养成卫生习惯，如教"幼儿"唱洗手儿歌；同时，要应对"家长"提出的各种关于进餐卫生的疑问，如解释为什么不能给幼儿喝未煮沸的现榨果汁。

3) 校企双师点评与改进

每组模拟结束后，先由高校教师从理论知识运用、操作流程规范性等方面进行点评，指出存在的问题和不足之处。

邀请幼儿园园长通过线上或线下的方式参与点评，结合幼儿园实际工作经验，对学生的表现进行评价，重点针对与幼儿和家长的沟通技巧、处理突发问题的灵活性等方面提出改进建议。

学生根据双师点评意见，对模拟过程进行反思和总结，修改、完善方案和沟通话术，进行二次模拟演练。

考点总结

表6-2详细列出了"生活活动环节卫生保健"相关考点以及具体考点内容。

表6-2　"生活活动环节卫生保健"考点总结

重要等级	环节/主题	具体考点内容
★★★	晨检流程	"一摸二看三问四查"标准操作及传染病隔离措施
★★★	进餐卫生	七步洗手法、挑食干预策略、餐后散步的生理学依据(促进胃肠蠕动)
★★★	睡眠管理	各年龄段午睡时长标准(3～4岁，2～2.5h；5～6岁，1.5～2h)、睡姿矫正要点
★★★	如厕教育	性别分厕的心理学依据、排便异常观察指标(布里斯托大便分类法)
★★	饮水控制	每日需水量公式(体重kg×100mL±活动量)、水中毒预警表现
★★	生活制度依据	"动力定型"形成机制、神经活动节律(注意力时长年龄差异)
★★	消毒规范	含氯消毒液梯度配置(500mg/L常规；1000mg/L传染病期)

真题再现

一、单项选择题

(2017年下半年《保教知识与能力》)对幼儿如厕，教师最合理的做法是(　　)。

A. 允许幼儿按需自由如厕　　　　　B. 要求排队如厕

C. 控制幼儿如厕的次数　　　　　　D. 控制幼儿如厕的间隔时间

答案： A

解析： 幼儿生理发育尚未成熟，自主控便能力弱，且个体代谢、饮水情况有差异，如厕需求各不相同。按需自由如厕既尊重生理需求与个体差异、有助于养成良好习惯，又可避免憋尿、憋便引发泌尿系统感染、便秘等健康问题。

二、论述题

(2022年下半年《保教知识与能力》)试述幼儿园教育应"渗透幼儿园一日生活的各项活动之中的理由"并举例说明。

参考答案

幼儿园教育全面渗透于一日生活各项活动，是遵循幼儿发展规律、实现教育目标的必然选择。

幼儿以直观感知、实际操作为主要学习方式。一日生活中的用餐、午睡、游戏等活动，为幼儿提供了具体可感的学习场景。如午餐时自三取餐能锻炼手部精细动作，培养餐桌礼仪；午睡前后整理衣物可提升生活自理能力，这些真实情境更易激发幼儿学习兴趣，增强学习效果。

从教育目标来看，幼儿园致力于促进幼儿体、智、德、美全面发展。晨间户外活动既能增强幼儿体质，又能在合作游戏中培养沟通与协作能力；整理玩具时，引导幼儿分类收纳，既锻炼逻辑思维，又能培养爱护物品的意识，将品德教育自然融入。

此外，幼儿期是习惯养成的关键期。通过日常生活的持续引导，帮助幼儿内化正确行为。像入园离园的礼貌问候、喝水时的排队等待，看似微小的环节，实则是培养幼儿文明礼貌、规则意识的重要契机。

以建构游戏为例，幼儿搭建积木时需要思考结构与创意，能锻炼空间思维；与同伴协作则促进语言与社交能力的发展；教师引导欣赏作品，还能提升审美能力，实现多领域教育融合。由此可见，将教育渗透于一日生活，充分利用生活教育资源，有助于幼儿在真实、自然的环境中全面发展，为终身成长奠基。

考点模拟

单项选择题

1. (　　)是根据幼儿的生活特点安排幼儿一天的生活，即对幼儿主要的生活内容，如吃、睡、活动等在时间和顺序上予以合理的安排与划分。

A. 幼儿园一日生活　　　　　　　　　　B. 幼儿园一日活动

C. 幼儿一日生活　　　　　　　　　　　D. 幼儿园一天活动

2. 下列关于幼儿园一日生活的教育意义，不正确的说法是(　　)。

A. 可以保护幼儿身体的健康发育

B. 有利于幼儿心理的健康发展

C. 可以培养幼儿良好的生活习惯

D. 安排过多的游戏活动，不利于幼儿的学习

3.《幼儿园工作规程》明确指出："幼儿一日活动的组织应(　　)，注重幼儿的实践活动，保证幼儿愉快地、有益地自由活动。"

A. 重点突出　　　　B. 分清轻重缓急　　　C. 动静交替　　　　D. 合理安排

4. 在幼儿园的一日活动中，第一项活动是(　　)。

A. 早操　　　　　　　　　　　　　　　B. 进餐

C. 接待幼儿入园　　　　　　　　　　　D. 自由游戏活动

5. 幼儿教师晨间接待幼儿入园工作的重点是(　　)。

A. 提醒幼儿尽早进入学习状态　　　　　B. 与家长交流，沟通情感

C. 检查孩子的身心状况　　　　　　　　D. 督促孩子完成家庭作业

参考答案

1. A　　　2. D　　　3. C　　　4. C　　　5. C

在线答题

价值引领

守护生命成长的"全周期防线"

幼儿园生活活动环节的卫生保健，是学前教育中"保教结合"理念的核心实践场域。它以幼儿身心发展规律为基石，通过科学的生活制度、精细化的卫生管理与渗透式的教育引导，构建起守护幼儿健康的"全周期防线"，其价值贯穿个体成长、教育实施与社会公共卫生的多重维度。

一、生理健康守护：构建生命发育的科学基石

生活活动的规律性是幼儿生理系统稳定发育的前提。通过"动力定型"机制，每日固定的进餐、睡眠、盥洗等环节，帮助幼儿大脑皮层形成高效的神经反应模式。例如，定时进餐(如一日三餐两点)可使消化器官定时分泌消化液，提升营养吸收效率，避免饮食紊乱引发消化不良；规律的睡眠时长(如3~4岁每日12~13小时，含2.5小时午睡)则保障了生长激素的分泌峰值，直接影响身高增长与神经系统修复。

卫生管理的精细化进一步筑牢健康底线。晨午检的"一摸二看三问四查"流程，可及时筛查发热、疱疹等传染病早期症状，防止疾病在集体环境中扩散；"七步洗手法"与餐具高温消毒(含氯消毒液500mg/L作用30分钟)等措施，使食源性疾病风险至少降低50%。这

些举措从微观层面切断微生物传播链，为幼儿脆弱的免疫系统构筑屏障。

二、习惯养成教育：塑造终身受益的健康人格

生活活动是幼儿行为习惯养成的"第一课堂"。如厕环节的性别分厕设计与定时提醒，不仅培养自主排便能力，也启蒙性别意识与隐私保护观念；进餐时对"细嚼慢咽""专注进食"的引导，锻炼了幼儿的自我控制能力与感官专注力；睡眠前后的衣物整理、床铺收拾等任务，则将秩序感培养融入日常。

教师通过"保教融合"的介入方式，将卫生要求转化为教育契机。例如，在盥洗时结合儿歌教学"七步洗手法"，让清洁行为成为趣味化的认知过程；在户外游戏后引导幼儿自主更换汗湿衣物，渗透"照顾身体"的责任意识。这种"生活即教育"的模式，使幼儿在无意识中形成"健康行为自动化"，为终身健康奠定人格基础。

三、教育协同创新：打通"家—园—社"三位一体网络

生活制度的有效执行依赖于家庭与幼儿园的无缝协同。幼儿园通过"家庭生活作息表""线上共育平台"等工具，指导家长复刻园内作息制度，避免节假日生活紊乱导致的"星期一病"。

社会公共卫生事件更凸显生活环节管理的前瞻性价值。2024年全球食源性疾病疫情中，学前教育机构通过将"微生物与健康"纳入课程，以游戏化方式培养幼儿"生熟分开""规范洗手"等习惯，从源头降低公共卫生风险。这种"教育预防"模式，将幼儿园转化为社会健康防护的"前端哨点"。

四、社会责任担当：筑牢公共卫生的基层防线

幼儿园作为集体生活场所，其卫生管理标准直接影响社会公共卫生安全。疫情期间，规范的紫外线消毒、含氯消毒液梯度配置(常规500mg/L、传染病期1000mg/L)等操作，成为阻断病毒传播的标准动作。对体弱幼儿的"个别照顾"，如哮喘儿童的环境防护、过敏儿童的饮食管理，则体现了对生命个体的专业尊重。

从更宏观视角看，生活活动环节的卫生保健实践，为"健康中国"战略提供了可复制的基层范本。例如，农村幼儿园结合农事体验开展"食育教育"，城市园所利用科技馆资源进行"微生物科普"，这种因地制宜的管理策略推动卫生保健从"标准化操作"升华为"文化性实践"。

生活活动环节的卫生保健，本质是一场"以小见大"的生命教育工程。它通过一餐一眠的温度、一洗一消的精度、一家一园的协同度，编织出守护幼儿健康的立体网络。这种对细节的极致关注，折射的是学前教育对"生命早期1000天"的科学敬畏，更是对"健康第一"教育理念的忠实践行。我们不仅在守护个体的童年健康，也在培育未来社会的文明基因——这正是幼儿卫生保健超越技术层面的终极意义，亦是"健康中国"战略在学前教育领域的生动实践。

项目7   教学、游戏、运动的卫生保健

内容 导航

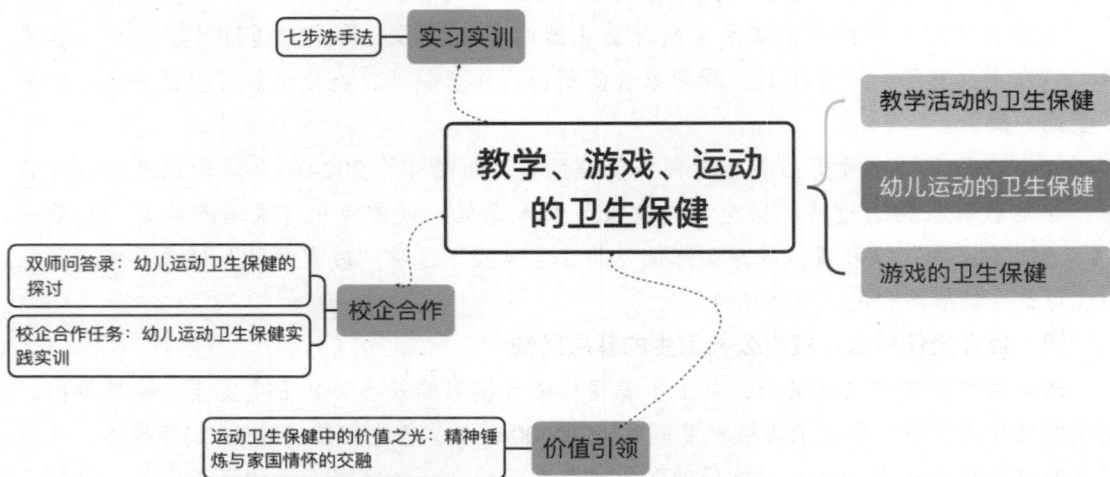

交互式课件

任务 7.1　教学活动的卫生保健

☆ 案例导入

哪种教具不安全？

　　某幼儿园大班开展科学实验活动，使用玻璃烧杯作为教具。活动过程中，一名幼儿不慎碰倒烧杯，玻璃碎片划伤其手部。事后调查发现，该批次烧杯没有"幼儿专用"标识，且边缘未做圆润处理。无独有偶，另一班级在使用塑料拼图时，部分拼图零件尺寸小于3cm，存在误吞风险。这一系列事件引发思考：教学活动中，教具的安全性该如何保障？什么样的教具才是适合幼儿的？

7.1.1　教学环境的卫生保健要求

1. 空间规划与布局

1) 人均活动面积

　　教学区域人均活动面积应不少于$1.5 \sim 2m^2$，确保幼儿有充足空间进行操作与互动，避免拥挤导致碰撞、受伤。手工制作区除满足基本人均面积外，每张工作台须预留至少$60cm \times 80cm$的操作面积，摆放材料的置物架高度应控制在幼儿踮脚可触及的1.2m以下，确保幼儿拿取材料时不必攀爬，降低摔倒风险；此外，还可采用可移动式隔板，在开展分组活动时，灵活调整空间，既保证小组互动的私密性，又能在活动结束后快速恢复宽敞的整体空间。

2) 桌椅设计

　　采用可调节式桌椅，使其适应不同身高幼儿。桌面高度应使幼儿坐着时肘部自然弯曲成90度，椅面深度以坐满椅面2/3为准，若桌面过高，幼儿易耸肩书写，长期可能导致高低肩；桌面过低，则会使幼儿弯腰驼背，影响脊椎发育。小班桌椅尺寸建议：桌高$45 \sim 50cm$，椅高$25 \sim 30cm$；大班桌高$55 \sim 60cm$，椅高$30 \sim 35cm$。同时，桌椅的边角应进行倒圆角处理，半径不小于1.5cm，防止幼儿意外碰撞时受伤。

3) 功能区划分

　　科学划分教学区、操作区、阅读区等功能区域，各区之间的分隔既要起到明确界定的作用，又不能阻碍视线交流。使用矮柜分隔时，高度应控制在80cm以下，确保教师在教室任何位置都能观察到幼儿活动；地垫分隔则须选择防滑、易清洁的材质，且不同区域可采用不同颜色或图案,帮助幼儿快速识别区域功能。阅读区设置在采光良好的角落,除配备柔软坐垫外,还可放置小型书架,书架层板间距根据图书大小设置为25～35cm,方便幼儿自主取放书籍。操作区靠近水源,以便清洁;还应在墙面安装高度适宜的挂钩,悬挂围裙、袖套等防护用品,培养幼儿良好的操作习惯。此外,还可增设作品展示区,使用磁性白板或软木板,展示幼儿的手工作品、绘画成果等,激发幼儿的创作热情与自信心。

2. 环境质量控制

1) 采光与照明

自然采光须满足室内光照度≥300lx,窗户面积与室内地面面积之比不低于1∶5。在实际设计中,可采用落地窗或大面积的推拉窗来增加采光面积。窗户玻璃应选用透光率高且具有一定防紫外线功能的材质,避免幼儿长时间暴露在强烈紫外线下。同时,为应对不同天气和时段的光线变化,可安装可调节的遮光窗帘,如百叶窗,既能在阳光过强时调节光线强度和角度,又能在阴天或傍晚保留一定的自然光线。

人工照明采用无频闪LED灯,桌面平均照度≥300lx,黑板照度≥500lx,且照度均匀度不低于0.7。为实现这一标准,教室可采用"主灯+辅助灯"的组合照明方式,主灯均匀分布在天花板上,提供整体照明;辅助灯(如台灯或壁灯)安装在阅读区、黑板等特定区域,增强局部亮度。避免灯光直射幼儿眼睛,可安装灯罩以调整光线角度。

2) 温、湿度管理

冬季室温控制在18～22℃,夏季24～26℃,相对湿度保持在50%～60%。这一温、湿度范围是人体感觉较为舒适的区间,有助于幼儿保持良好的学习状态。配备空调、加湿器等设备时,空调的出风口应避免直接对着幼儿,可通过调整挡风板或安装导风罩改变风向。定期清洗空调滤网至关重要,滤网若积尘过多,不仅会影响制冷或制热效果,还会滋生细菌、霉菌等微生物,随空气吹出,污染室内环境。建议每周至少清洗一次滤网,使用专用的空调清洗剂浸泡15～20分钟后,用清水冲洗并晾干。使用加湿器时,应加入纯净水或蒸馏水,防止自来水中的矿物质和杂质扩散到空气中,引发幼儿呼吸道不适。

3) 噪声控制

教学活动噪声应≤50dB,超过这一标准,会对幼儿的听力和注意力产生不良影响。避免使用高分贝教具(如金属响板),可选用声音柔和的木质响板或硅胶材质的打击乐器替代。播放音乐时音量控制在40～50dB,除了通过设备调节音量外,还可根据活动内容和氛围,选择合适的音乐类型和播放方式。例如,在语言活动中,播放轻柔的古典音乐作为背景,音量可适当调低至35～40dB,营造安静的氛围;在运动活动时,播放节奏明快的儿歌,音量可调整为45～50dB,增强活动的趣味性和活力。

7.1.2　教学用品的卫生安全

1. 教具选择与使用

1) 材质安全

优先选用无毒、无味、环保材质教具,如ABS塑料、天然木材。避免使用含有邻苯二甲酸酯、甲醛等有害物质的材料。例如，手工黏土须符合国家玩具安全标准，标明"无毒，可水洗"。教具表面应光滑无毛刺，边缘圆润。木质积木须经砂纸打磨，金属教具须做钝化处理。例如，科学实验用的金属镊子尖端应呈圆弧形，防止刺伤。

2) 尺寸与重量

(1) 小型教具的尺寸设计须充分考虑幼儿的吞咽风险。相关研究表明，3cm是幼儿可能误吞物品的临界尺寸，因此拼图、串珠等小型教具的最小边长必须大于3cm。在实际使用中，教师还应定期检查教具是否有破损、零部件脱落的情况，一旦发现存在尺寸变小的风险，应立即停止使用并进行维修或更换。

(2) 对于幼儿使用的剪刀，重量控制在≤50g，以确保幼儿能够轻松握持，避免工具过重导致手部疲劳或操作不稳。手柄采用防滑设计，可增加摩擦力，常见的防滑材质有橡胶、硅胶等，表面还可设计凹凸纹理或波浪形状，贴合幼儿手掌曲线，让幼儿抓握更牢固。刀刃长度≤5cm，既能满足简单的裁剪需求，又能有效降低意外割伤的风险。教师在指导幼儿使用剪刀时，应教授正确的握持方法和使用规范，如"掌心朝上，剪刀尖向下"，并在旁全程监督。

(3) 图书作为重要的教学用品，纸张材质和排版设计对幼儿视力保护至关重要。选用哑光铜版纸，可有效减少反光，避免光线反射刺激幼儿眼睛。字体大小≥24号，行间距≥1.5倍，这样的排版能使幼儿在阅读时不必过度集中视力，减轻眼睛负担。同时，图书的装订方式也应选择安全的胶装或线装，避免使用金属钉书钉，防止幼儿被划伤。此外，还可根据教学内容和幼儿年龄特点，选择色彩鲜艳、图案清晰的图书，吸引幼儿注意力，提高阅读兴趣。

2. 教具消毒与管理

1) 消毒频率

(1) 高频接触教具，如积木、拼图，由于幼儿频繁触摸，表面容易沾染唾液、汗液、灰尘等，成为细菌和病毒滋生的温床，因此每日必须进行消毒。使用75%酒精擦拭时，应确保覆盖教具的所有表面，包括缝隙和孔洞，等待酒精自然挥发、干燥即可，此方法操作简便，且能有效杀灭常见的细菌和病毒，如大肠杆菌、金黄色葡萄球菌、流感病毒等。若使用含氯消毒液(250mg/L)浸泡，须将教具完全浸没在溶液中，浸泡10分钟后，用清水彻底冲洗干净并晾干，避免残留的消毒液对幼儿皮肤和呼吸道产生刺激。在实际操作中，可设置专门的消毒区域，配备浸泡容器和晾晒架，确保消毒流程规范有序。

(2) 图书的消毒相对特殊。每周进行日光暴晒4小时，利用紫外线的杀菌作用杀灭细菌和病毒，但须注意翻面，确保图书各个面都能充分接受阳光照射。紫外线照射30分钟也是常用的消毒方法，可使用专门的图书消毒柜，将图书均匀摆放，保证紫外线能够充分穿透。对于绘本封面，由于幼儿触摸频繁，可用消毒湿巾擦拭，选择无酒精、无刺激性气味的婴儿专用消毒湿巾，既能有效清洁表面污渍，又不会损伤图书材质。同时，建立图书消毒记录台账，详细记录消毒时间、消毒方式、操作人等信息，以便追溯和管理。

2) 存储要求

教具的存储环境直接影响其使用寿命和卫生状况。应将教具分类存放于通风、干燥的橱柜，不同类型的教具分区摆放，如积木类、拼图类、科学实验器材类等，并用标签标识，以便教师和幼儿取用。橱柜应定期清洁，可用含氯消毒液(250mg/L)擦拭内部，防止霉菌和灰尘滋生。水彩笔、颜料等液体教具必须密封保存，可使用密封袋或密封盒，避免因液体挥发而污染环境，同时防止幼儿误触误食。

危险教具(如剪刀、实验试剂等)须严格上锁保管，钥匙由专人负责。每次使用前，教师应进行登记，记录取用时间、数量、使用班级等信息；使用时，教师必须全程在场监督，确保幼儿正确使用，避免发生危险；使用完毕后，及时收回教具并检查其是否完好，确认无误后重新将其锁入橱柜。此外，还应定期对危险教具进行检查和维护，如检查剪刀的刀刃是否锋利、是否有松动，实验试剂是否在有效期内等，确保其处于安全可用状态。

7.1.3　教学过程的卫生保健

1. 活动时长与强度

1) 合理的活动时长

幼儿的神经系统和肌肉骨骼系统尚在发育阶段，合理的活动时长对其身心健康至关重要。小班幼儿(3～4岁)注意力集中时间较短，单次教学活动时长设定为10～15分钟，这是基于该年龄段幼儿大脑皮层兴奋与抑制转换较快的生理特点。若活动时间过长，幼儿易出现注意力分散、烦躁不安等表现，影响学习效果，还可能因疲劳而身体不适。

中班幼儿(4～5岁)注意力和耐力有所提升，单次活动时长可延长至15～20分钟。此时，幼儿能够在相对较长的时间内保持专注，但仍须避免过度疲劳。

大班幼儿(5～6岁)虽然注意力和自控能力进一步增强，但单次教学活动时长也不宜超过25分钟。长时间保持同一学习状态，会使幼儿的大脑和身体产生疲劳积累。

每节课间安排5～10分钟休息时间，让幼儿的身心得到充分放松。在休息时段，教师可引导幼儿进行简单拉伸活动，例如，扩胸运动能有效舒展胸部和肩部肌肉，预防久坐导致的含胸驼背；颈部转动可缓解颈部肌肉紧张，减少颈椎病的潜在风险。教师可以通过播放轻快的音乐，带领幼儿跟随节奏进行拉伸，增加趣味性，提高幼儿参与的积极性。此外，课间休息时还可组织幼儿进行简单的散步、自由交谈等活动，促进血液循环，放松身心，为下一次教学活动做好准备。

2) 动静交替

采用"讲解—操作—互动"循环模式，是遵循幼儿学习和生理特点的科学教学方法。在语言活动中，单纯的讲解容易使幼儿感到枯燥，穿插手指谣能有效调动幼儿的多种感官。手指谣将语言与手部动作相结合，幼儿在念诵歌谣的同时活动手指，既有助于语言表达能力的发展，又能刺激大脑神经，促进手部精细动作的发育。

2. 幼儿坐姿与用眼卫生

正确的坐姿对于幼儿脊柱和视力的健康发育至关重要。要求幼儿腰背挺直，胸部离桌一拳，眼睛离书一尺，手部握笔离笔尖一寸(约3cm)，这一标准坐姿能够保持脊柱的正常生理弯曲，减轻颈部和腰部的压力，预防脊柱侧弯等问题。然而，幼儿由于年龄小，自我约束能力差，很难长时间保持正确坐姿。

　　教师每10分钟巡视纠正坐姿，具有重要的现实意义。在巡视过程中，教师不仅要关注幼儿的坐姿是否正确，还要及时发现幼儿因桌椅高度不合适等原因而出现的坐姿问题，并进行调整。例如，若发现幼儿因桌子过高而耸肩书写，教师应及时调整桌子高度或为幼儿配备合适的坐垫。同时，教师可以采用鼓励和表扬的方式，引导幼儿自觉保持正确坐姿。如设立"坐姿小标兵"，对能够长时间保持正确坐姿的幼儿进行表扬和奖励，激发幼儿的积极性和主动性。此外，还可以通过开展"坐姿比赛"等活动，让幼儿在游戏中学习和巩固正确坐姿。

　　幼儿的眼睛正处于发育阶段，过度使用电子教具会对视力造成严重损害。避免连续使用电子教具超过15分钟，观看动画时距离屏幕≥3 m，是保护幼儿视力的重要措施。电子屏幕发出的蓝光和闪烁的画面，容易导致幼儿眼睛疲劳、干涩、酸胀，长期使用还可能引发近视、散光等问题。

　　教学中多采用实物教具、自然观察等方式，能有效缓解幼儿的视觉疲劳。实物教具具有直观性和真实性，能让幼儿通过触摸、观察等方式直接感知事物，例如，在认识水果的教学活动中使用真实的水果，让幼儿观察颜色、形状，触摸表面纹理，闻气味等，比单纯使用电子图片的教学方法更能激发幼儿的学习兴趣，同时缓解眼睛疲劳。自然观察活动(如带领幼儿观察植物的生长过程、昆虫的生活习性等)让幼儿走进大自然，不仅能丰富知识，还能让眼睛得到充分放松。

7.1.4　特殊教学活动的卫生注意事项

1. 实验与手工活动

　　在幼儿教学中，化学实验仅限教师演示，幼儿参与观察，这是出于幼儿安全的考虑。幼儿好奇心强，但缺乏危险意识和自我保护能力，直接接触化学试剂极易发生意外。使用食品级试剂(如食用色素、白醋等)，既能保证实验的趣味性和可观察性，又能最大程度地降低风险。例如，在开展"颜色变变变"的科学实验中，教师将食用色素和水混合，展示颜色的变化，幼儿能通过观察直观地感受科学的奇妙，同时避免接触有毒有害化学物质。

　　手工活动中，胶水、剪刀等工具由教师分发，避免幼儿自行取用，可有效防止工具使用不当造成的伤害。幼儿手部控制能力较弱，使用剪刀时若方法不正确，容易剪伤手指；胶水若不慎进入眼睛，也会对幼儿造成伤害。对于粘贴画使用的玉米粒、豆类等材料，提前清洗、消毒至关重要。这些材料若未经过消毒处理，可能携带霉菌、细菌等微生物，若在幼儿操作过程中接触到其口腔或眼睛，可能引发疾病。消毒时，可采用高温蒸煮或紫外线照射的方式，确保材料安全卫生。

2. 外出教学活动

　　提前勘察场地是保障外出教学活动安全的重要前提。避开空气污染严重的区域，如工地附近，工地施工产生的扬尘、噪声以及建筑材料释放的有害气体，会对幼儿的呼吸道和身体健康造成危害。远离交通主干道，可减少汽车尾气和交通噪声的影响，同时降低交通事故的风险。选择绿化率高、设施安全的公园、植物园等场所，能为幼儿提供清新的空气和舒适的活动环境。

活动前须检查场地设施的安全性。秋千、滑梯等游乐设施若存在松动、锈蚀等问题，幼儿在使用过程中极易发生意外。教师应仔细检查设施的连接部位是否牢固，表面是否光滑无毛刺，螺丝是否拧紧等。对于发现的安全隐患，及时联系场地管理人员进行维修或更换，确保设施处于安全状态。此外，还应了解场地的周边环境，如是否有河流、陡坡等危险区域，提前做好防护措施和安全警示。

携带急救箱并合理配备负责安全监护的教师，是应对突发情况的必要措施。急救箱中应包含创可贴、碘伏、退热贴等常用药品和物品，以处理幼儿可能出现的擦伤、发热等常见问题。每10名幼儿配备1名教师，能确保教师有足够的精力关注到每个幼儿的活动情况和身体状况。

夏季户外活动时，每30分钟提醒幼儿饮水，在阴凉处休息，可有效避免中暑。幼儿新陈代谢旺盛，夏季活动时出汗较多，容易导致体内水分和电解质流失，若不及时补充水分，很容易发生中暑。教师应准备充足的温水，鼓励幼儿少量多次饮用。同时，选择阴凉通风的地方作为休息点，避免幼儿长时间暴露在阳光下。冬季做好保暖，重点保护手部、耳部等部位，防止冻伤。可让幼儿佩戴手套、耳罩等保暖物品，活动间隙引导幼儿搓手、揉耳，促进血液循环。此外，还应根据天气变化及时调整活动内容和时间，确保幼儿的身体健康和活动安全。

任务 7.2 幼儿运动的卫生保健

☆ 案例导入

幼儿每日户外活动多长时间？

某幼儿园为提升幼儿体质，将每日户外活动时间从2小时延长至3小时。一周后，部分幼儿出现下肢酸痛、食欲下降、睡眠不安等症状。经医生诊断，此为运动过度导致的肌肉疲劳与神经系统兴奋。这一案例引发疑问：幼儿每日户外活动时间究竟该如何把握？运动强度又该如何控制？

7.2.1 运动时间与频率规划

1. 每日活动时长

依据《3～6岁儿童学习与发展指南》，幼儿每日户外活动须遵循"总量达标、时段科学"原则，具体时段安排如下。

1) 晨间(8:30—9:00)

此时幼儿刚入园，身体机能处于待激活状态，适合开展如《健康歌》韵律操这类节奏轻快、动作简单的活动，时长为8～10分钟。韵律操包含头部转动、手臂摆动、腿部屈伸等动作，能有效活动幼儿全身关节，使其心率逐步提升至90～100次/分钟。

搭配10分钟校园漫步，教师可引导幼儿观察校园里的植物、昆虫等，如"寻找红色的花朵""观察蚂蚁搬家"，在放松身心的同时，激发幼儿对自然的兴趣，完成身体预热。

2) 上午(10:00—10:40)

经过一段时间的学习，幼儿精力充沛，适合进行中等强度的运动，如跳绳、拍球。以跳绳为例，小班幼儿每分钟跳绳20～30次，大班幼儿每分钟50～60次，每组运动3分钟，间歇1分钟，保持心率在110～130次/分钟，有效锻炼幼儿心肺功能与肢体协调性。

开展拍球活动时，可设定趣味目标，如"连续拍球50个就能获得小贴纸"，并融入简单的数学计数，将运动与认知发展相结合，提升幼儿参与积极性。

3) 下午(15:00—15:40)

临近放学，幼儿易出现疲劳和注意力分散等情况，组织障碍跑、球类游戏等趣味性强的运动，能有效缓解疲劳。例如障碍跑设置钻拱门(高度50cm)、跨绳子(间距40cm)、绕标志桶等关卡，用时控制在4～5分钟/轮，激发幼儿竞争意识与团队协作能力。

夏季可替换为水球投掷、水枪接力等亲水活动，在降温的同时锻炼上肢力量，但须提前做好防滑措施，确保幼儿安全。

2. 季节变化对活动时间安排影响显著

1) 夏季

气温高、紫外线强，11:00—15:00为高温时段，应避免户外活动。可将高强度运动提前至7:30—8:30，选择树荫下开展活动；午后安排室内运动，如体感游戏、舞蹈操等，防止幼儿中暑和晒伤。

2) 冬季

10:00—12:00和14:00—16:00阳光充足，适合开展户外活动。组织幼儿进行踢毽子、堆雪人、打雪仗等活动，每次持续20分钟，间隔5分钟进入室内取暖，促进维生素D的合成，为幼儿骨骼发育提供助力。

3. 运动频率

为促进幼儿身体全面、均衡发展，每周应开展不少于5次体育活动，采用"下肢+上肢+综合"交替训练模式。

周一、周三、周五：以下肢力量训练为主，如跳房子(格子边长40cm，单双脚交替跳跃)、立定跳远(小班跳50cm，大班跳80cm)，每组8～10次，提升股四头肌、小腿肌肉力量及踝关节稳定性。

周二、周四：侧重上肢与核心训练，进行投掷沙包(重量100g，目标距离4m)、推小车游戏(幼儿双手撑地,教师握住其双脚,协助其前行,距离5m),锻炼三角肌、背阔肌及核心肌群。

周六、周日:鼓励亲子户外运动,如公园骑行(使用平衡车或儿童自行车)、爬山,时长30~60分钟,培养幼儿运动习惯,增进亲子关系。

7.2.2　运动强度与类型选择

1. 强度分级

1) 低强度运动(心率90~110次/分钟)

适用场景:主要用于运动前热身、运动后放松,以及体弱幼儿日常活动。

典型活动:散步(速度控制在3km/h以内),教师可带领幼儿边散步边唱儿歌,如《小星星》,在轻松氛围中活动身体。简单韵律操,如《小动物模仿操》,模仿兔子跳、小鸟飞等动作,每个动作重复8~10次,帮助幼儿提升关节灵活性。

2) 中等强度运动(心率110~130次/分钟)

积极作用:是幼儿运动的核心阶段,有助于提升耐力、心肺功能,占每日运动时间60%左右。

具体活动:快走(速度4~5km/h),可开展"小军人行军"游戏,让幼儿踏着节奏前进,增强运动趣味性。骑自行车(儿童三轮脚踏车,时速不超过5km),在平坦道路上设置简易路线,如绕过锥形桶,锻炼幼儿方向控制能力。

3) 高强度运动(心率>130次/分钟)

注意事项:此类运动对体能要求高,单次持续时间不超过5分钟,每周不超过2次,且必须在教师全程保护下进行。

具体活动:30m短跑冲刺,教师须在终点处做好保护,提醒幼儿减速,避免摔倒;活动后安排3~5分钟慢走放松。攀爬架挑战(高度不超过1.5m),提前检查攀爬架稳固性,教师在旁指导正确攀爬姿势,禁止幼儿在攀爬过程中嬉戏打闹。

2. 年龄适配运动类型

1) 小班(3~4岁)

(1) 运动类型:侧重基础动作发展与感官统合训练。

(2) 示例活动:①走平衡木(宽20cm,高15cm,两侧设扶手),锻炼平衡能力,每次行走3~5趟,逐步提升身体控制能力。②踢固定球(将球用绳子固定在地面,幼儿用脚内侧轻击),帮助幼儿建立手、眼、脚协调能力,每次练习10~15分钟。

(3) 发展目标:学期末能在平衡木上独立行走20秒以上,跌倒率降低至10%以下;踢球击中目标率超过60%。

2) 中班(4~5岁)

(1) 运动类型:聚焦技能型运动,提升肌肉力量与节奏感。

(2) 示例活动:①拍小篮球(重量300~400g),练习双手交替拍球,每分钟20~30次,每次5组,增强手部肌肉力量与手眼协调。②单脚跳(距离50cm),左右脚各连续跳5~8次,提升单腿支撑能力与身体稳定性。

(3) 发展目标：学期末拍球节奏与动作同步率达80%以上，单脚连续跳次数不少于5次，身体倾斜度小于15°。

3) 大班(5～6岁)

(1) 运动类型：开展综合体能训练，为入学做准备。

(2) 示例活动：①跳绳(绳长为幼儿身高+50cm)，学习交叉跳，每组10次，提升心肺功能与肢体协调性。②障碍跑(设置跨栏高20cm、钻圈直径60cm等障碍)，用时不超过2分钟/轮，锻炼反应速度与身体敏捷性。

(3) 发展目标：学期末交叉跳成功率达50%以上，障碍跑中反应时间小于0.5秒，碰撞障碍率低于5%。

7.2.3　运动环境与装备要求

1. 场地安全

1) 户外场地

(1) 地面应采用塑胶、草坪等软质材料，符合相关安全标准，硬度≤40邵氏硬度，冲击吸收值≥35%，垂直变形≤2.5mm，通过GB 36246—2018新国标检测，能有效缓冲幼儿摔倒时的冲击力。

(2) 器械间距遵循"器械高度(h)与间距(d)满足d≥1.5h"原则，如2m高的滑梯，与其他器械间距至少3m，避免幼儿运动时相互干扰。定期(每月一次)检查器械螺丝紧固情况、表面是否有尖锐凸起等，确保使用安全。

2) 室内场地

(1) 保证良好通风，采用管道式新风系统，每小时换气8次以上，配备PM2.5过滤装置(过滤效率≥95%)，维持空气清新。

(2) 地面铺设防滑地胶(摩擦系数≥0.65)或PVC锁扣地板，舞蹈室等区域加铺2cm厚运动地胶，降低幼儿跳跃时对膝盖的冲击；天花板高度≥3.5m，悬挂装饰物须牢牢固定，防止其掉落，砸伤幼儿。

2. 运动装备

1) 服装

(1) 夏季：选择浅色、透气吸汗的运动服，采用Coolmax面料，吸湿、速干性能比棉质面料强50%；袖口、领口处设透气网眼，占比≥30%，帮助散热。

(2) 冬季：采用三层穿搭法，内层为羊毛内衣(抑菌防臭，保暖重量比1:3)，中层穿抓绒背心(可拆卸，方便调节体温)，外层套防风冲锋衣(防水指数≥2000mm，透气指数≥1000g/m²/24h)。

(3) 运动鞋：鞋底厚度≥1cm，提供良好缓冲；鞋头圆润防撞，防止挤脚；小班幼儿穿魔术贴款式，方便穿脱；大班幼儿可尝试系带鞋(鞋带长度≤60cm)，教师须提醒系紧鞋带，避免绊倒。

2) 护具

(1) 当幼儿进行轮滑、攀爬等高风险运动时，必须佩戴符合GB 24429—2009标准的头盔，后部突出量≤25mm，下颌带拉力测试≥150N，有效保护头部。

(2) 护肘、护膝采用EVA泡沫(厚度15mm)+尼龙面料，通过ASTMF1492—18认证，可承受50N冲击力；运动前教师仔细检查护具卡扣是否牢固，运动中每20分钟查看佩戴情况，确保贴合无移位。

7.2.4　运动过程卫生管理

1. 热身与放松

1) 热身活动(5～10分钟)

(1) 全身性抖动(2分钟)：幼儿站立，放松全身，轻轻抖动手指、手腕、脚踝等部位，提升心率至静息值+10次/分钟，唤醒身体机能。

(2) 关节激活(3分钟)：依次进行肩关节绕环、肘关节屈伸、腕关节旋转、髋关节画圈、膝关节转动、踝关节绕圈等动作，每个关节活动20次，增加关节灵活性。

(3) 动态拉伸(3分钟)：开展高抬腿跑、侧弓步走、后踢腿等动作，步幅逐渐加大至最大舒适范围，提高肌肉温度，减少拉伤风险。

(4) 专项准备(2分钟)：根据后续运动项目进行针对性练习，如跑步前做30秒徒手模拟跑步动作，跳绳前进行无绳跳跃练习。

2) 放松整理(3～5分钟)

按照"下肢→核心→上肢"顺序进行静态拉伸，如腿部后侧拉伸(弓步压腿，保持30秒)、背部伸展(猫式伸展，缓慢起伏5次)、肩部拉伸(双手交叉上举后拉)，每个动作配合缓慢呼吸(吸气3秒，呼气5秒)，放松紧张肌肉。运动结束后，可安排幼儿慢走或静坐，待心率降至100次/分钟以下，再进入下一环节；运动后2小时内进行温水浴(水温38～40℃，时间10分钟)，促进乳酸代谢，加速身体恢复。

2. 健康监测

1) 生理指标观察

教师全程关注幼儿面色、呼吸频率、出汗量等指标，借助儿童智能手环(如设定心率预警值：上限135次/分钟，下限60次/分钟)实时监测心率。若发现幼儿面色潮红(可能发热)、发绀(缺氧信号)、大量冷汗(可能低血糖)等异常，立即停止运动，让幼儿半卧位休息，检测体温与血氧(正常SpO_2≥95%)，必要时补充含糖饮料(如50mL橙汁)，并联系保健医生。

2) 运动密度控制

采用"循环训练法"，设置4～5个运动站点(如跳绳区、平衡木区、投掷区等)，每个站点活动3分钟，轮换间隔不超过1分钟，确保幼儿有效运动时间占总活动时间的60%～70%。以接力赛为例，优化为每组4人，采用"往返接力+障碍穿越"组合，每轮总耗时控制在2分钟内，等待时间压缩至1分钟以内，减少幼儿闲置时间，提升运动效果。

7.2.5　特殊幼儿运动指导

1. 肥胖幼儿

1) 合理运动

遵循"低强度、长时间、多关节参与"原则，选择游泳、快走等运动。游泳：以蛙泳为主，每周3次，每次40分钟。水的浮力可减轻关节负担，且能耗比陆地运动高12%，有效消耗脂肪。快走：在坡度为3°的场地进行，速度为4km/h或15min/km，佩戴计步器，目标为每日10 000步，预计消耗热量约400kcal。运动中每20分钟休息5分钟，使用心率监测设备，确保心率不超过140次/分钟。

2) 结合饮食与睡眠管理

饮食干预。运动后30分钟内补充蛋白质(如1个鸡蛋+100mL低脂牛奶)，晚餐蔬菜摄入量占比≥60%，减少精制碳水化合物(如蛋糕、糖果)摄入。

睡眠管理。培养幼儿20:30前入睡的习惯，保证12小时睡眠，其中深度睡眠占比20%，有助于抑制饥饿素分泌，辅助体重控制。

2. 体弱幼儿

1) 在医生指导下确定渐进式运动计划

阶段1(1～4周)：从坐姿绳索划船运动开始，如用弹力带训练，阻力1～2kg，进行肩部外旋、肘部屈伸动作，每次10次/组，每日2组。

阶段2(5～8周)：过渡到站立平衡训练，如扶椅站立、单脚抬离地面5s/次，配合腹式呼吸训练(每日3组×10次)，逐步增强身体稳定性。

阶段3(9～12周)：尝试户外慢走，从500m开始，配速20min/km，根据幼儿适应情况逐步增加至1000m，确保心率≤110次/min。

2) 家庭协同配合

设计"亲子10分钟运动包"，包含亲子瑜伽，如蝴蝶式对坐、气球排球等简单活动，每日一次，增强幼儿运动信心，同时促进亲子互动。教师与家长保持密切沟通，根据幼儿每周身体反馈调整运动方案，确保运动安全、有效。

任务 7.3　游戏的卫生保健

☆ 案例导入

如何让幼儿有秩序地游戏？

某幼儿园角色游戏区，幼儿因争抢"医生"玩具而发生推搡，导致一名幼儿摔倒擦伤。教师介入后发现，游戏材料数量不足(仅1套医生玩具)，且区域空间狭小(面积不足8m²)。这一场景反映出游戏环节中秩序管理与卫生安全的缺失，那么，如何通过环境设计与规则引导，让幼儿在游戏中既享受乐趣又保障安全？

7.3.1　游戏环境的卫生要求

1. 空间规划

1) 区域划分

功能区科学分隔与布局。角色游戏区、建构区、益智区等功能区域，采用矮柜(高度不超过80cm)或彩色地垫进行分隔，既能明确区域界限，又不阻挡教师视线，便于监管幼儿活动。例如，建构区设置在靠近墙面且空间开阔处，以便幼儿搭建大型积木城堡、高楼等结构，同时减少对其他区域的干扰；角色游戏区邻近水源，如在娃娃家、医院游戏场景中，幼儿模拟清洗餐具、医疗器具时，能便捷取水，保持游戏道具清洁。

人均面积与容量控制。每个游戏区须保证人均面积≥2m²，以角色游戏区为例，按照此标准，8m²的区域容纳人数应≤4人，若面积为12m²，则容纳人数≤6人，有效防止人员拥挤导致的碰撞、踩踏等安全事故，确保幼儿在游戏中有充足的活动空间。

2) 材料投放

玩具数量合理配置：玩具配备数量按照幼儿人数的1.5倍准备，可有效减少争抢行为。例如，在娃娃家游戏中，为6名幼儿提供2～3套餐具，让多名幼儿能同时参与烹饪、用餐等角色扮演；医院游戏区准备2个听诊器，满足"医生""护士"同时为"病人"诊断的需求，使游戏更具互动性和流畅性。

玩具分类清洁保养：毛绒玩具因易吸附灰尘、残留唾液，每周须进行机洗或手洗，并使用专用消毒液浸泡杀菌，然后充分晾晒；塑料玩具每日用含氯消毒液(250mg/L)擦拭表面，重点清洁幼儿频繁接触的部位，如玩具车把手、积木棱角；木质玩具定期涂抹橄榄油进行保养，防止干裂后藏污纳垢，延长使用寿命，同时保持玩具卫生。

2. 卫生设施配套

洗手设施配置：在游戏区附近设置专用洗手池，高度应符合幼儿身高(50～60cm)，配备儿童专用洗手液(如水果香型、温和无刺激配方)，以便幼儿在游戏过程中，如玩沙、接触黏土、摆弄仿真食物后，及时清洁双手。例如，在沙水区旁设置流动水洗手台，配备感应式水龙头，幼儿玩沙后可立即冲洗，避免将沙土带入口中，减少肠道病菌感染风险。

垃圾分类引导：分类摆放垃圾桶(可回收物、其他垃圾)，垃圾桶颜色鲜明、标识清晰，例如，可回收物桶为蓝色并印有循环标志，其他垃圾桶为灰色。在游戏结束后，教师通过示范、鼓励等方式，引导幼儿将废纸、塑料包装等放入可回收物桶，纸巾、脏污物品放入其他垃圾桶，从小培养幼儿的环保意识和垃圾分类习惯。

7.3.2 游戏过程的卫生管理

1. 规则建立

1) 入园安全检查

幼儿进入游戏区前，教师须进行细致检查，重点查看幼儿口袋、书包是否携带危险物品，如硬币、发卡、小珠子等，这些物品一旦被幼儿误吞或用于打闹，可能引发窒息、划伤等严重后果。对于长发幼儿，教师协助其将头发扎好，防止玩耍时头发缠绕，发生意外。

2) 行为规范养成

制定并实施"游戏公约"，通过生动形象的图片、朗朗上口的儿歌帮助幼儿记忆和遵守规则。例如，制作"游戏公约"卡通海报，展示轻拿轻放玩具、轮流使用材料、不将玩具放入口中、游戏结束后整理玩具等行为规范；播放《玩具宝宝要回家》儿歌，在欢快的旋律中，引导幼儿在游戏结束后主动将玩具分类整理，放回原位，培养良好的行为习惯和责任感。

2. 健康防护

1) 运动性游戏防护

开展跑跳类游戏(如"老狼老狼几点了""丢沙包")时，优先选择塑胶操场、草坪等软质地面，避免在水泥地、瓷砖地等硬质地面进行剧烈运动，减少幼儿摔倒时的冲击力，降低擦伤、摔伤风险。教师在游戏前，须仔细检查场地，清理树枝、石块、积水等障碍物，确保游戏环境安全。同时，根据幼儿身体状况和运动能力，合理控制游戏强度和时间，如小班幼儿每次游戏时间控制在10～15分钟，大班幼儿不超过20分钟，避免幼儿过度疲劳。

2) 角色游戏卫生管理

在角色游戏中，涉及医疗道具(如玩具听诊器、针筒)时，须定期消毒，每次使用后用75%酒精擦拭，或用含氯消毒液浸泡10分钟，防止交叉感染病菌。对于食品类仿真玩具(如塑料水果、糕点)，在显眼位置粘贴"仿真道具，请勿食用"标识，并在游戏前向幼儿强调规则，禁止将此类玩具放入口中，避免误食异物或细菌感染引发健康问题。

7.3.3 不同类型游戏的卫生要点

1. 建构游戏

1) 积木的清洁与消毒

积木作为高频接触的游戏材料，每次使用后须用消毒湿巾擦拭表面，重点清理幼儿口沫、手印残留处；大型泡沫拼搭块每周用含氯消毒液(250mg/L)浸泡10分钟，充分杀灭表面细菌，浸泡后用清水冲洗干净，放置在通风架上晾干，防止霉菌滋生。

2) 安全与卫生引导

在幼儿搭建积木过程中，教师提醒幼儿保持安全距离(≥50cm)，避免积木倒塌造成砸伤。游戏结束后，组织幼儿洗手，去除积木表面残留的细菌，同时教导幼儿将积木分类整理，按照形状、颜色放回对应收纳盒，培养良好的卫生习惯和秩序意识。

2. 沙水游戏

1) 沙水的清洁与消毒

沙子每周进行暴晒消毒，在阳光下暴晒6小时以上，利用紫外线杀灭细菌、虫卵；也可采用微波炉加热消毒(高火5分钟)，但须注意控制加热时间和温度，防止沙子过热烫伤幼儿。水池每日更换清水，并加入适量次氯酸钠(浓度为0.5mg/L)，抑制藻类生长和细菌繁殖，保持水质清洁。

2) 幼儿卫生指导

幼儿玩沙后，教师示范并指导使用"七步洗手法"清洁双手，重点清洗指甲缝、指缝等容易残留沙土的部位，防止幼儿在进食或揉眼睛时将沙土中的病菌带入体内，引发肠道疾病或眼部感染。同时，为幼儿准备围裙、套袖等防护用品，避免衣物弄脏、弄湿。

3. 户外游戏

1) 设施的清洁与维护

户外攀爬架、滑梯等大型器械，每日用75%酒精擦拭扶手、踏板、栏杆等幼儿频繁接触的部位，有效杀灭病菌；雨后及时清扫积水，避免霉菌生长、金属部件生锈，影响器械使用寿命和幼儿健康。每月对器械进行全面检查和维护，如检查螺丝是否松动、连接处是否牢固，确保器械安全可靠。

2) 幼儿健康护理

在玩球游戏等户外活动中，幼儿出汗后，教师及时提醒并协助其更换干爽衣物，避免穿着湿衣服引发感冒。游戏结束后，为幼儿提供淡盐水(浓度为0.1%～0.3%)，补充因出汗流失的电解质，维持身体水盐平衡。同时，关注幼儿面色、呼吸等身体状况，若发现幼儿出现不适症状，应立即停止游戏并进行相应处理。

实习实训

七步洗手法

[实训目标]

知识目标：掌握七步洗手法(内、外、夹、弓、大、立、腕)的婴幼儿照护卫生规范，理解手部微生物(如大肠杆菌、诺如病毒)在幼儿园场景中的传播风险及对幼儿健康的危害。

技能目标：能规范、流畅演示七步洗手法(全程≥40秒)，动作精准(如指缝搓擦、指尖旋转)，并运用儿童化语言和直观示范指导幼儿，纠正漏洗指缝、敷衍搓揉等问题。

应用目标：设计融入儿歌、游戏的洗手教育活动方案(如《小手保卫战》)，并制订家—园协同计划，将幼儿正确洗手率从<50%提升至≥80%。

[实训准备]

教具：七步洗手法立体图示、儿童专用洗手池、泡沫型儿童洗手液、指甲模型教具。

多媒体资源：幼儿洗手视频、微生物科普资源、七步洗手法动画视频、细菌对比图片。

材料：每人1份小毛巾、纸巾，分组配备细菌培养实验套装(含无菌棉签、培养基、培养皿，可选)、卡通洗手记录卡。

[实训流程]

模块一：理论导入(15分钟)

1) 职业场景分析

播放"幼儿洗手环节"视频，提问：

"视频中教师指导小班幼儿洗手时，为什么要先示范'内'步骤，再让幼儿模仿？"

结合《保育员工作手册》，讲解托育洗手环节的"三查七对"要点：查指甲长度、查洗手液用量、查幼儿情绪；对年龄、对认知水平、对动作发展阶段等。

2) 微生物与职业安全

展示幼儿园环境卫生检测数据(如玩具表面菌落数)，结合《中华人民共和国传染病防治法》，强调洗手对预防托育机构传染病的重要性：

"正确洗手可使托育机构腹泻发病率降低58%，呼吸道感染率降低43%。"

模块二：技能实训(25分钟)

1) 教师职业示范

按考核标准演示七步洗手法，同步解说托育教师的指导话术：

"同学们看，'夹'步骤要求幼儿手指交叉，像小梳子，边搓边说'交叉搓搓，消灭缝里的小细菌'——这是针对中班幼儿具象思维的引寻技巧。"

对比演示：故意遗漏"腕"部清洁，引导学生观察错误并分析后果(如袖口细菌污染食物)。

2) 分组模拟考核

角色扮演：学生分组模拟"托育教师—幼儿"场景，一人扮演教师，一人扮演幼儿(佩戴身高模拟道具)，其余学生担任观察员，依据《高职托育实训评分表》互评。

常见问题处理：设置"幼儿抗拒洗手""水流溅湿地面"等突发情境，考核学生的应急处理能力(如用洗手歌转移注意力、及时擦干地面)。

模块三：职业能力拓展(10分钟)

1) 活动方案设计与路演

学生分组展示"七步洗手法"教育活动方案，重点阐述：

如何根据小班幼儿"直觉行动思维"特点，设计"洗手魔法游戏"(如用荧光粉模拟细菌，洗手后观察荧光是否消失)。

家—园协同策略：制作"家庭洗手指导包"(含简易流程图、亲子任务卡)。

2) 职业规范研讨

结合《托育机构消防安全管理规定》，讨论洗手环节的安全注意事项：

"冬季洗手时，如何平衡水温适宜性(37~40℃)与节能要求？""发现幼儿手部有伤口，应采取哪些特殊处理流程？"

[实训评估]

针对操作规范性、幼儿指导能力、活动设计创新性等方面进行评估。

校企合作：双师问答录

幼儿运动卫生保健的探讨

高校教师： 近年来，社会对幼儿体质健康愈发重视，"每天两小时户外活动""感统训练"等话题热度居高不下。但也出现一些争议，比如部分家长盲目追求高强度运动课程，反而忽视运动中的卫生保健问题。从幼儿园实践角度来看，您觉得当前幼儿运动卫生保健工作最突出的矛盾和挑战是什么？

幼儿园园长： 确实如此！我们面临的最大挑战是"运动需求"和"安全保障"的平衡难题。一方面，家长希望孩子通过运动增强体质，但对运动风险认知不足，比如前阵子有家长要求幼儿园增设攀爬网项目，却忽略了低龄幼儿骨骼发育特点；另一方面，年轻教师在组织运动时，容易陷入"重形式轻安全"的误区，比如热身环节走过场、运动强度把控不当，导致幼儿出现扭伤、中暑等问题。上个月就有位实习教师，在夏天组织长时间跑步，结果有孩子出现脱水症状。

高校教师： 这恰恰暴露了课堂教学与实践的断层。在学校，我们会讲解运动场地安全检查、幼儿运动心率监测等理论知识，但学生到了幼儿园，还是容易手忙脚乱。您觉得课堂学习和幼儿园实际操作的差距主要体现在哪？

幼儿园园长： 核心在于"动态风险评估"能力的缺失。举个例子，学生能背出"幼儿运动后要及时擦汗、补充水分"的理论，但实际组织足球游戏时，可能注意不到某个孩子脸色苍白、呼吸急促；再比如雨天临时调整运动方案时，他们缺乏根据场地湿滑程度、幼儿情绪状态灵活应变的能力。课堂上的知识是静态的，而幼儿园的运动场景瞬息万变。

高校教师： 从幼儿园用人需求出发，您希望学生在校侧重学习哪些知识和技能？

幼儿园园长： 首要是"专业评估能力"，比如通过幼儿的体态、运动表现判断其是否存在发育异常；其次是"科学指导能力"，比如根据不同年龄段设计阶梯式运动强度(小班以平衡走为主，大班增加跳跃训练)；"应急处理能力"也至关重要，比如幼儿发生关节扭伤时，如何在黄金时间进行冷敷处理。曾经有个实习生面对幼儿流鼻血的情况时，第一反应竟是让幼儿仰头，险些造成危险。

高校教师： 那在幼儿园实际工作中，教师最需要提升的卫生保健能力是什么？

幼儿园园长： 是"预防性保健意识"和"家—园沟通专业性"。比如在春季传染病高发期，教师要提前调整运动计划，避免幼儿因出汗而受凉；再如面对肥胖幼儿，须制定个性化运动方案并与家长沟通饮食配合。但现实中，很多教师只会机械执行"每天两小时运动"，缺乏对个体差异的关注。另外，家长对运动卫生的认知参差不齐，教师要用通俗语言解释专业知识，比如为什么幼儿跑步时不能穿系带鞋，而不是简单说

"不安全"。

高校教师：家长在幼儿运动卫生保健方面有哪些典型诉求？

幼儿园园长：家长最关注"安全"和"效果"。他们希望了解运动场地是否定期消毒、器械是否符合安全标准；对体弱幼儿，期待教师能提供专属运动方案；还希望幼儿园分享科学的家庭运动建议，比如如何利用家庭空间进行感统训练。这就要求我们的学生既要懂专业知识，又要擅长将复杂的保健原理转化为家长能接受的指导方法。

校企合作任务

幼儿运动卫生保健实践实训

[任务内容]

1) 综合案例深度剖析与诊断

复杂案例导入：幼儿园园长提供3～5个融合多类问题的真实综合案例，例如某幼儿园在组织秋季运动会时，出现运动器械老化致幼儿擦伤，未充分考虑幼儿个体差异安排运动项目，导致部分幼儿体力不支，家长对活动安全性提出强烈质疑等一系列问题。

小组研讨诊断：学生以小组为单位，运用所学知识，从运动场地与器械安全、幼儿身体状况评估、运动强度与时间安排、应急处理流程、家—园沟通等多个维度，对案例进行深度剖析。分析案例中存在的卫生保健问题，梳理问题产生的原因，形成详细的诊断报告，明确责任环节与改进方向。

汇报与答辩：各小组推选代表进行汇报，阐述诊断结果与改进方案。其他小组与教师可针对汇报内容进行提问，汇报小组须进行答辩，进一步完善诊断与方案，幼儿园园长结合实际工作经验给予针对性点评与补充。

2) 预防措施实操与规范训练

规范学习与模拟：教师讲解幼儿运动卫生保健预防措施的操作规范，如运动器械每日检查流程、不同年龄段幼儿运动前热身活动的标准动作、运动中幼儿身体状况监测要点等。学生分组进行模拟操作，互相监督和纠正，熟悉规范流程。

场景化实操训练：设置多个模拟场景，如晨间户外活动前的准备、体育课过程中的突发情况应对、大型运动活动的组织等。学生在场景中分别扮演教师、幼儿、保健医生、家长等角色，按照规范执行预防措施，如教师对运动场地进行安全排查、根据幼儿表现调整运动强度、及时处理幼儿轻微不适等；同时模拟与家长沟通运动卫生保健注意事项的场景，强化实操与沟通能力。

纠错与强化：校企双师观察学生实操过程，记录不规范操作与问题处理不当之处，在训练结束后进行集中点评。针对共性问题进行示范讲解，学生进行二次强化训练，直至熟练掌握预防措施的规范操作。

考点总结

表7-1详细列出了"教学、游戏、运动的卫生保健"相关考点以及具体考点内容。

表7-1　"教学、游戏、运动的卫生保健"考点总结

重要等级	环节/主题	具体考点内容
★★★	教学环境安全	1. 人均活动面积≥1.5m²，桌椅高度适配年龄(小班桌高45～50cm；椅高25～30cm) 2. 采光照度≥300lx，噪声≤50dB，温、湿度(冬18～22℃；夏24～26℃；湿度50%～60%)
★★★	教学过程	1. 活动时长：小班10～15分钟、中班15～20分钟、大班25分钟 2. 坐姿"三个一"(胸离桌一拳，眼离书一尺，手离笔尖一寸)，电子教具连续使用≤15分钟
★★★	运动时间与强度	1. 每日户外活动≥2小时，体育活动≥1小时，分时段安排(晨间低强度/上午中等强度/下午趣味运动) 2. 高强度运动单次≤5分钟(如30m冲刺)，心率＞130次/分钟需要教师全程保护
★★	运动环境与装备	1. 户外场地软质地面(塑胶/草坪)，冲击吸收值≥35%，器械间距≥2m 2. 运动服透气吸汗，冬季三层穿搭
★★	游戏环境管理	1. 游戏区人均面积≥2m²，角色游戏区容纳≤6人 2. 玩具数量按人数1.5倍配备，毛绒玩具每周消毒，塑料玩具每日用含氯消毒液擦拭
★★	游戏过程卫生	1. 入园检查禁止携带危险物品，制定"游戏公约"(轻拿轻放，轮流使用) 2. 角色游戏道具定期消毒(如玩具听诊器用75%酒精擦拭)，食品类玩具禁止入口
★★	七步洗手法实训	1. 步骤：内(掌心搓擦)、外(手心对手背)、夹(指缝交叉)、弓(关节旋转)、大(拇指转动)、立(指尖搓掌心)、腕(手腕清洗) 2. 应用：设计《小手保卫战》游戏，家—园协同打卡，提升正确洗手率至≥80%
★	特殊幼儿运动指导	1. 肥胖幼儿：低强度长时运动(游泳/快走)，心率≤140次/分钟 2. 体弱幼儿：从坐式运动起步，心率≤最大心率60%(儿童最大心率=208－0.7×年龄)，逐步增加负荷

真题再现

(2016年上半年《保教知识与能力》)从儿童发展角度，简述幼儿户外运动的价值。

参考答案

从儿童发展角度来看，幼儿户外运动的价值在于：

(1) 促进儿童身体的生长发育。

(2) 发展儿童的基本动作和技能。

(3) 增强儿童对外界环境变化的适应能力。

(4) 有利于儿童的身心健康。

考点模拟

一、单项选择题

1. 幼儿园教学区人均活动面积应不少于( )。

A. 0.5～1m² 　　　B. 1～1.5m² 　　　C. 1.5～2m² 　　　D. 2～2.5m²

2. 幼儿使用的剪刀重量应控制在( )。

A. ≤30g 　　　B. ≤50g 　　　C. ≤70g 　　　D. ≤90g

3. 幼儿高强度运动单次持续时间应不超过( )。

A. 3分钟 　　　B. 5分钟 　　　C. 8分钟 　　　D. 10分钟

参考答案

1. C　　2. B　　3. B

二、简答题

1. 简述幼儿园游戏区玩具投放的卫生要求。

参考答案

玩具数量按幼儿人数1.5倍配备，避免争抢(如娃娃家提供2～3套餐具)；毛绒玩具每周清洗消毒并暴晒，塑料玩具每日用250mg/L含氯消毒液擦拭，木质玩具定期用橄榄油保养；食品类仿真玩具须标注"禁止入口"，医疗道具(如听诊器)使用后用75%酒精消毒。

2. 请列出七步洗手法的具体步骤。

参考答案

内：掌心相对搓擦。

外：手心对手背沿指缝搓擦(左右各10秒)。

夹：掌心相对、手指交叉搓擦指缝。

弓：弯曲手指关节在掌心旋转搓擦。

大：拇指在掌中转动搓擦(左右各10秒)。

立：指尖在掌心搓擦。

腕：揉搓手腕及手臂。

在线答题

价值引领

运动卫生保健中的价值之光：精神锤炼与家国情怀的交融

在运动的世界里，卫生保健不仅是守护健康的盾牌，也是培育精神品格、厚植家国情怀的沃土。运动卫生保健中的"艰苦奋斗与坚韧不拔精神的锤炼""健康第一理念与爱国奉献精神的融合"两大要点，如同璀璨星辰，照亮个人成长与民族复兴的道路，发挥着强大的价值引领作用。

运动卫生保健对艰苦奋斗与坚韧不拔精神的锤炼，是塑造个人意志的关键力量。科学的运动需要遵循严格的卫生保健流程，从运动前充分热身以激活身体机能，到运动中依据自身状况合理控制强度，再到运动后规范放松以缓解疲劳，每个环节都考验着参与者的耐心与毅力。以长跑训练为例，跑步爱好者需要在日常训练中，日复一日地坚持热身、调整呼吸节奏、控制配速，即便遭遇肌肉酸痛、恶劣天气等困难，也不能轻易放弃。在这个过程中，人们逐渐学会克服身体的惰性和心理的畏惧，培养出迎难而上、坚持不懈的精神品质。这种精神不仅能助力人们在运动领域取得进步，也会迁移到生活与学习的方方面面。当面对学业的压力、工作的挑战时，曾经在运动中锤炼出的坚韧不拔的品质，将成为人们战胜困难的底气，激励着人们以积极乐观的态度，勇敢地迎接每一次挫折，不断突破自我、超越自我。

健康第一理念与爱国奉献精神的融合，赋予了运动更为深刻的内涵。运动卫生保健强调身体健康的基础性地位，倡导"健康第一"的理念，而这一理念与爱国奉献精神紧密相连。健康的体魄是个人发展的基石，更是为国家和社会贡献力量的前提。古往今来，无数仁人志士深知这一点，将强健体魄与报国之志相结合。近代教育家张伯苓先生大力推行体育教育，他认为"强国必先强种，强种必先强身"，通过开展丰富多样的体育活动，培养学生健康的体魄和爱国情怀，为国家培育了大批栋梁之材。在新时代，国家积极倡导全民健身，鼓励民众参与体育运动，提升国民身体素质。这不仅是对个人健康的关怀，也是着眼于国家长远发展的战略布局。当每一个个体都拥有健康的身体，并将个人健康与国家命运紧密相连，以饱满的热情和充沛的精力投身于国家建设时，汇聚起来的力量将无比强大。无论是在实验室里日夜钻研的科研工作者，还是在工地上挥洒汗水的建设者，又或是在边疆保家卫国的军人，健康的身体都是他们坚守岗位、奉献国家的保障。

运动卫生保健中的个人精神塑造和家国情怀培育，构建起了完整的价值引领体系。它告诉我们，运动不仅是身体的锻炼，也是精神的磨砺、价值的升华。在未来的日子里，我们应充分发挥运动卫生保健的价值引领作用，让更多人在运动中锤炼艰苦奋斗、坚韧不拔的精神，树立健康第一的理念，将个人的健康发展融入国家发展的大局中，以强健的体魄和坚定的信念，为实现中华民族伟大复兴的中国梦而不懈奋斗，让运动的价值在个人与家国的交响中绽放出更加绚丽的光彩。

内容 导航

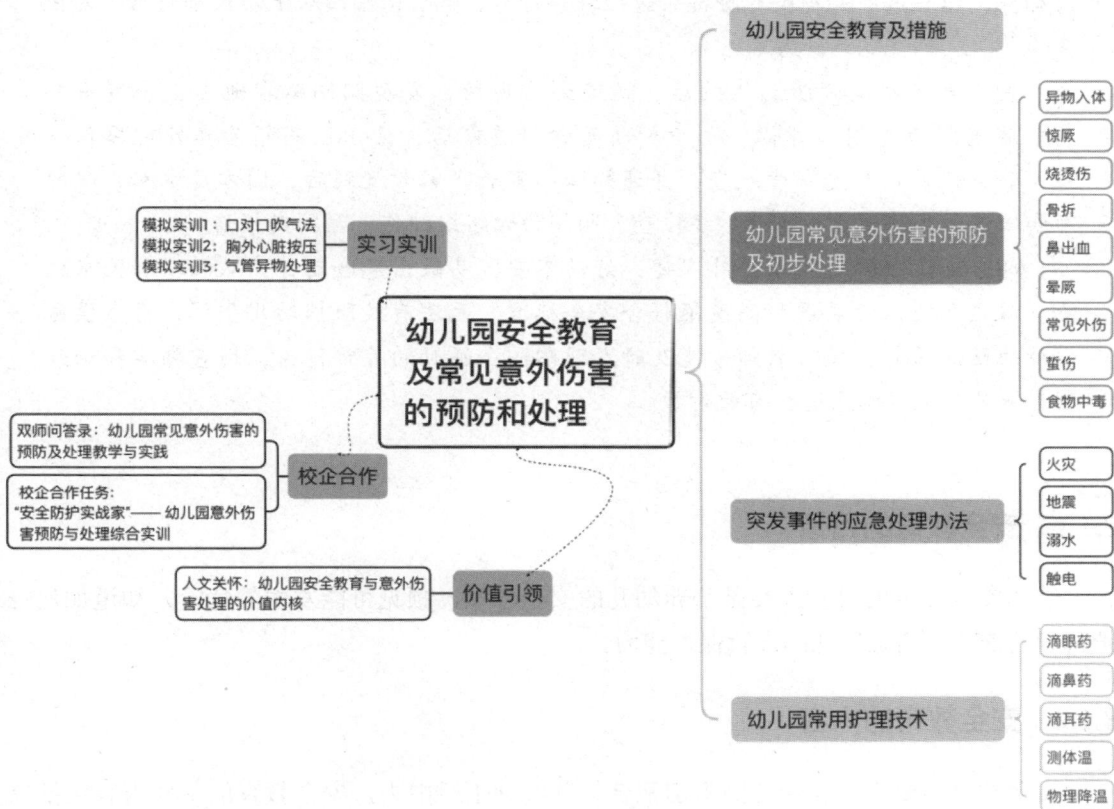

幼儿园安全教育及措施

幼儿园常见意外伤害的预防及初步处理
- 异物入体
- 惊厥
- 烧烫伤
- 骨折
- 鼻出血
- 晕厥
- 常见外伤
- 蜇伤
- 食物中毒

突发事件的应急处理办法
- 火灾
- 地震
- 溺水
- 触电

幼儿园常用护理技术
- 滴眼药
- 滴鼻药
- 滴耳药
- 测体温
- 物理降温

幼儿园安全教育及常见意外伤害的预防和处理

实习实训
- 模拟实训1：口对口吹气法
- 模拟实训2：胸外心脏按压
- 模拟实训3：气管异物处理

校企合作
- 双师问答录：幼儿园常见意外伤害的预防及处理教学与实践
- 校企合作任务："安全防护实战家"——幼儿园意外伤害预防与处理综合实训

价值引领
- 人文关怀：幼儿园安全教育与意外伤害处理的价值内核

交互式课件

任务 8.1 幼儿园安全教育及措施

☆ 案例导入

午睡坠床事件

幼儿园中班幼儿进入午睡时间。幼儿阳阳躺在双层午睡床上层，在此期间出现多次翻身、抬头张望天花板、触摸床边栏杆等行为。随后，阳阳从上层床铺坠落，发出声响。

值班老师赵老师听到声响后，迅速到达现场，发现阳阳趴在地上，手臂有擦伤。赵老师检查阳阳身体，初步判断无骨折迹象后，使用医药箱为其处理擦伤伤口，联系保健医生进一步检查，并通知阳阳家长。家长赶到后，园方负责人、赵老师和保健医生陪同前往医院。经检查，阳阳为软组织挫伤，无颅内损伤。

部分幼儿午睡时难以安静入睡，好动不安，易做出危险动作，从而增加坠床风险。双层午睡床上层围栏高度不符合安全标准，无法有效阻挡幼儿坠落，存在设施设计缺陷。另外，值班教师未能及时发现阳阳午睡时的异常行为，巡查频率和细致程度不足，未对幼儿进行有效看护。

8.1.1 安全教育的目标

幼儿安全教育的目标主要是培养幼儿的安全意识，预见可能发生的危险，知道如何维护自身的安全，增强幼儿的自我保护能力。

8.1.2 安全教育的内容

安全教育需要家长和幼儿园密切配合，落实到生活中去，安全教育的主要内容包括以下几个方面。

1. 交通安全教育

相关数据显示，我国平均每不足一分钟就会发生一起交通事故，每两分四十秒就有一人因车祸离世。尤为触目惊心的是，在全年交通事故死亡人数中，少年儿童占比达10%左右，且呈现逐年攀升的态势。加强幼儿的交通安全教育已刻不容缓，其核心内容涵盖以下层面。

1) 掌握基础交通规范

牢记"红灯停、绿灯行"准则，步行时使用人行道，靠道路右侧通行，杜绝在机动车道踢球、骑行滑板车、追逐嬉闹或进行游戏活动，过街必须走斑马线等。

2) 认识交通标识系统

能准确辨识红绿灯、人行横道线、禁止通行标志等交通信号装置，并理解各类标识传递的安全指令与防护意义。

3) 培育安全出行意识

通过持续教育和引导，帮助幼儿建立"生命至上"的交通安全观念，自觉养成遵守交通规则的常态化行为习惯。

2. 消防安全教育

针对幼儿开展的消防安全教育，聚焦于以下维度。

1) 强化危险认知

通过案例讲解与实验演示，使幼儿清晰认识到玩火可能引发的灼伤、财产损毁及生命威胁等严重后果。

2) 演练自救技能

模拟火灾场景，讲授逃生要领，包括火情发生时立即撤离危险区域并呼救成人；遭遇浓烟时用防烟口罩或湿毛巾捂住口鼻，采取匍匐贴地姿势沿安全通道疏散；定期组织火灾应急演练，熟悉班级逃生路径及集合地点。

3) 开展实践教育

组织参观消防站，观摩消防演练，邀请消防员现场讲解火灾诱因、消防设备功能及灭火器材操作规范；结合幼儿园建筑布局规划多条逃生通道，通过情景模拟训练幼儿在教师引导下快速有序撤离的能力。

3. 食品卫生安全教育

幼儿因好奇心强且缺乏辨识能力，常将非食品物体放入口中，存在误食变质食物或危险物品的风险。园所虽已建立严格的食材采购、储存及加工卫生标准，但仍须强化幼儿食品安全认知。

1) 培养饮食辨别能力

教育幼儿拒绝食用腐败变质、散发异味的食物，不随意捡食地面物品或饮用来源不明的液体。

2) 强化危险物品认知

重点防范误食风险，如园区投放的彩色毒鼠药、误装饮料瓶的消毒剂等，要求幼儿对非食用物品"不触碰、不携带、不入口"。

3) 规范用药安全意识

针对儿童药物色彩鲜艳、口感类似糖果的特点，强调"药物非零食"原则，服药必须遵医嘱并在成人监护下进行。

4) 培养安全用餐习惯

通过示范教学引导幼儿掌握安全进食技巧，如热饮须吹凉后饮用、食用鱼类时剔除细刺、进餐时保持专注以免呛噎等。

4. 防触电、防溺水教育

触电是日常生活中比较常见的意外伤害，儿童因触电而死亡人数占儿童意外死亡总人数的10.6%。对幼儿进行防触电教育：首先，要告诉幼儿，不能随便玩电器，不拉电线，不用剪刀剪电线，不用小刀刻划电线，不将铁丝等插到电源插座里，等等；其次，要告诉幼儿，一旦发生触电事故，不能用手去拉触电的孩子，而应及时切断电源，或者用干燥的竹竿等不导电的东西挑开电线。

溺水在儿童意外死亡原因中所占比例是最大的，对幼儿进行防溺水教育：一是要告诉幼儿不能私自到河边玩耍；二是不能将脸闷入水中；三是不能私自到河里游泳；四是当同伴失足落水时，要及时就近叫成人来抢救。

5. 幼儿园玩具安全教育

幼儿园玩具安全教育至关重要，因为游戏是幼儿天性，而玩具是其成长的重要伙伴，幼儿在园期间大量时间都会与玩具互动。针对不同种类的玩具，须制定差异化的安全使用规范。对于大型玩具，如滑梯，要教育幼儿不拥挤，等待前方幼儿滑到底部并离开后再下滑；玩秋千时，须坐稳并双手牢牢拉紧秋千绳；使用跷跷板时，除坐稳外，还须双手紧握扶手以保证平衡。而对于小型玩具，如玻璃球等，则要严禁幼儿将其放入口、耳、鼻中，避免造成意外伤害。这些细致的安全教育能有效降低玩具使用过程中的风险，保障幼儿在园安全。

6. 幼儿生活安全教育

幼儿生活安全教育必须家—园配合进行。为了确保幼儿在园安全，成人要教育幼儿不随身携带锐利的器具，如小剪刀等。在运动和游戏时要有秩序，不拥挤推搡；在没有成人看护时，不能从高处往下跳或从低处往上蹦；要告诉幼儿不爬树、爬墙、爬窗台；不从楼梯扶手往下滑；推门时要推门框，不推玻璃，手不能放在门缝里；乘车时不在车上来回走动，手和头不伸出窗外；上下楼梯要靠右边走，不推挤；不轻信陌生人的话，未经允许不跟陌生人走等。

在家中，家长要告诉幼儿，当他独自在家，有陌生人叫门时，不随便开门；不随意开启家中电器，特别是电熨斗、电取暖器等；不玩弄电线与插座；不独自玩烟花爆竹；不逗弄蛇、蜈蚣、蝎子、黄蜂、毛毛虫、狗等动物；打雷闪电时不站在大树底下；等等。

8.1.3　安全教育的措施

1. 创设安全教育情境，模拟应对策略

根据相关安全教育的主题，创设情境，师幼或亲子间模拟练习，以便幼儿掌握发生危险时的应对技能和技巧。

2. 重视开展户外活动，提高幼儿身体素质

幼儿身体的协调性和灵活性都不足。通过户外的走、跑、跳等基本动作的练习，增强幼儿的活动能力，提高幼儿的自我保护能力。

3. 讲解日常生活中有关安全的小常识

家长担心意外伤害的发生，常常杜绝幼儿碰一些有危险的器具，如刀、剪子等。但是

幼儿强烈的好奇心常会驱使他们偷偷地玩这一类的器具。如果家长事先讲解用法和用途，并能为幼儿准备儿童专用的剪刀，和他们一起玩，势必会减少幼儿发生危险的可能性。

4. 培养幼儿的自理能力和良好的生活习惯

生活中家长和教师有意识地让幼儿自己的事情自己做，可以锻炼和提高他们的动手能力，对事情形成正确的判断和思考，幼儿的自理能力会越来越强，从而能够更好地保护和照顾自己。

任务 8.2　幼儿园常见意外伤害的预防及初步处理

☆ 案例导入

手工课上的异物入口事件

花朵幼儿园小班进行手工课，课程内容为使用彩色卡纸、胶水和小纽扣制作手工作品。幼儿朵朵在老师转身指导其他幼儿时，将一颗小纽扣放入口中并误吞。误吞后，朵朵出现轻微咳嗽、面色发红、呼吸急促等症状。

配班老师李老师在巡视过程中发现朵朵异常，立即对其进行海姆立克法初步处理，并通知保健医生和主班老师。保健医生王医生到达后，检查朵朵生命体征，确认无窒息危险，随后联系家长并与主班老师一同将朵朵送往医院。经X光检查，纽扣已进入胃部，医生建议通过自然排泄排出。在后续观察中，朵朵于第三天顺利排出纽扣，身体未出现异常。

幼儿好奇心强，喜欢用口探索物品，但缺乏对异物危险性的认知，因此易将小物件放入口中。手工课材料管理不规范，细小物品未妥善保管，且在使用过程中未对幼儿进行有效监督，导致幼儿可随意接触到危险物品。此外，日常安全教育未深入强调误吞异物的危害，使得幼儿未形成"不将异物放入口中"的安全意识。

8.2.1　异物入体

1. 气管异物

气管异物是指外界物体误入儿童气管或支气管，引发呼吸道阻塞、呛咳等症状的紧急情况。儿童由于喉部反射功能尚未发育完善，且习惯用口探索物品，一旦哭闹、嬉笑时误吞，极易发生气管异物情况。异物类型多为坚果(如花生、瓜子)、小块糖果、玩具零件、硬币等。若未及时处理，可能导致窒息，危及生命。

1) 海姆立克急救法

1岁以下婴儿发生气管异物情况时，成人将婴儿面朝下，置于手臂上，用手支撑头部和颈部；用另一只手的掌根在婴儿背部两肩胛骨之间连续拍打5次；若异物未排出，将婴儿翻转仰卧，用两根手指在两乳头连线中点快速按压5次，重复操作直至异物排出或急救人员到达。

1岁以上儿童发生气管异物情况时，成人站在儿童身后，双脚前后分开，前脚距儿童一脚宽，后脚脚跟踮起；双臂环绕儿童腹部，一手握拳，拇指顶住儿童肚脐上方两横指处、剑突下方，另一手包住拳头，快速向内、向上冲击腹部，直至异物排出。

2) 及时就医

若海姆立克急救法无效，或儿童出现意识丧失、呼吸停止，须立即拨打急救电话，并在等待期间持续进行心肺复苏(胸外按压+人工呼吸)。即使异物排出，也建议就医检查，确认是否有残留或气道损伤。

2. 眼内异物

当发现儿童眼内进入异物时，首先要安抚其情绪，避免揉眼，防止异物划伤角膜。可让孩子轻轻眨眼，利用泪液将异物冲出；若无法冲出，让孩子保持头部稳定，用生理盐水或干净的凉白开从眼外侧向内侧缓慢冲洗眼睛；若仍未排出，须用干净纱布覆盖眼部，避免触碰，尽快送往眼科就诊，切勿自行用棉签或镊子夹取，以免损伤眼球。

3. 外耳道异物

若学前儿童外耳道进入异物，不可自行用棉签、挖耳勺等工具盲目掏取，以防将异物推向深处或损伤耳道。对于体积较小的异物，可尝试让孩子歪头，患耳朝下，轻轻单脚跳，利用重力使异物滑出；若为昆虫类异物，可将手电筒放置在耳边，利用昆虫的趋光性引导其爬出，或滴入几滴食用油(如橄榄油、菜籽油)，将昆虫淹死，再前往医院，由医生取出；若异物较大、难以取出，或已造成耳道出血、疼痛等症状，须立即就医。

4. 鼻腔异物

发现儿童鼻腔塞入异物时，应立即制止其用手抠挖，防止异物进入更深处。可先让幼儿用手按住无异物的一侧鼻孔，轻轻擤鼻，尝试将异物排出；若无效，对于圆形光滑的异物，不可用镊子夹取，以免推入呼吸道，可使用鼻腔吸引器小心吸出；若异物无法排出，或孩子出现呼吸困难、面色青紫等情况，须迅速送往医院，由专业医生借助工具取出，避免处理不当引发窒息风险。

8.2.2　惊厥

1. 预防

儿童发热时，家长应及时使用体温计监测体温，一旦体温达到或超过38.5℃，须在医生指导下，严格按照儿童年龄和体重，使用布洛芬、对乙酰氨基酚等退热药物。同时，配合温水擦浴、适当减少衣物包裹等物理降温方式，帮助孩子散热，但要避免使用酒精擦浴，以免引发不良反应，以此避免体温骤升，有效降低高热惊厥的发生风险。

2. 处理措施

1) 保持呼吸道通畅

立即让患儿平卧，头偏向一侧(避免呕吐物堵塞气道)，解开衣领、腰带，保持呼吸顺畅。如有呕吐，及时清除口腔内呕吐物，避免窒息。

2) 防止受伤

移除周围硬物、尖锐物品，在患儿头下垫软物(如毛巾)，避免抽搐时撞伤头部。切勿强行按压肢体，以免造成骨折或肌肉拉伤；切勿掐人中、撬开牙关，避免损伤口腔或牙齿(若患儿牙关紧闭，不必强行塞物，防止舌咬伤的关键是保持侧卧，避免舌头后坠)。

3) 记录发作情况

计时并观察惊厥持续时间、发作形式(如全身抽搐或局部抽搐)、是否伴有发热、呕吐、意识丧失等，以便就医时提供详细信息。

4) 退热与就医

若伴有发热，可同时进行物理降温或服用退热药(须在惊厥间歇期且患儿意识清醒时使用)。惊厥持续＞5分钟或反复发作、伴有呼吸困难、意识不清、面色苍白或青紫等，须立即拨打急救电话，或尽快送往医院。

8.2.3 烧烫伤

1. 预防

须从生活细节入手全面防护。居家时，将热水壶、热汤等高温物品放置在儿童无法触及的高处，厨房使用时关好门，避免孩子随意进入；洗澡前先放冷水再加热水，调节水温至38～40℃；冬季使用取暖设备(如暖手宝、电暖器)时，加装防护套并保持安全距离。此外，家长和教师应通过绘本、动画等形式，教导孩子认识"烫"和"热"的危险，如远离正在加热的电器、不触碰未冷却的餐具等，培养其自我保护意识。

2. 处理措施

若学前儿童发生烧烫伤，应急处理须遵循"冲、脱、泡、盖、送"原则。立即用大量流动的冷水冲洗受伤部位15～30分钟，快速降低烫伤处温度，缓解疼痛并阻止热力持续损伤；冲洗后小心脱去受伤部位衣物，若衣物粘连皮肤，不可强行撕扯，以免加重创伤；随后将受伤部位浸泡在冷水中继续降温；用干净纱布或毛巾轻轻覆盖伤口，避免感染；完成上述处理后，尽快将幼儿送往医院，途中注意保暖，若烧烫伤面积较大、程度较深，或出现水疱、皮肤溃烂等情况，应立即拨打急救电话，确保得到及时专业的治疗。

表8-1详细列出了不同烫伤程度的特征。

表8-1 烫伤程度特征

烫伤程度	损伤深度	皮肤表现	疼痛程度	愈合时间	预后情况
一度烫伤	伤及皮肤表层，损伤表皮浅层，生发层健在	局部皮肤红斑状，伤处干燥、无水疱	明显烧灼感和疼痛	3～7天可脱屑痊愈	通常不留瘢痕
浅二度烫伤	伤及真皮浅层，部分生发层健在	出现大小不一的水疱，疱壁较薄、内含淡黄色澄清液体；水疱皮剥脱后，创面红润、潮湿	疼痛剧烈	如不发生感染，1～2周可愈合	一般不留瘢痕，但可能会有色素沉着

续表

烫伤程度	损伤深度	皮肤表现	疼痛程度	愈合时间	预后情况
深二度烫伤	伤及真皮深层，残留部分网状层	水疱较小且疱壁较厚，去除疱皮后，创面微湿，红白相间	痛觉较迟钝	若无感染等并发症，3～4周可愈合	常留有瘢痕
三度烫伤	全层皮肤受损，甚至深达皮下组织、肌肉和骨骼	创面无水疱，呈蜡白或焦黄色甚至炭化，局部温度低，形成焦痂，触之如皮革，痂下可见树枝状栓塞的血管	痛觉消失	愈合困难，须通过植皮手术等方式治疗	会形成严重的瘢痕，常造成畸形

8.2.4 骨折

幼儿常出现青枝骨折，由于幼儿骨头最外层的骨膜较厚，可以发生"折而不断"的现象。就像鲜嫩的柳枝，被折后，外皮还连着，幼儿的这种骨折被称为"青枝骨折"。疼痛不如骨头完全断裂明显，伤肢还可以做些动作。因此，这类骨折容易被忽略，而未能送去医院治疗，骨折未经复位长好以后，肢体就会出现畸形，甚至影响正常功能。所以，小孩肢体受伤后，即便痛得不十分厉害，也要到医院做检查，查看是否发生了骨折。

1. 预防

日常活动中，为孩子配备头盔、护膝等防护装备，引导其遵守游戏规则，避免危险行为；家庭和幼儿园环境里，加装防撞条、防护栏，保持地面干燥，消除潜在隐患；饮食上保证钙、维生素D的摄入，鼓励适量运动，增强骨骼强度。

2. 处理措施

发现儿童疑似骨折时，首先要保持冷静，观察受伤部位是否出现肿胀、畸形、疼痛加剧，以及儿童是否有活动受限等情况；尽量避免移动受伤肢体，防止骨折断端移位造成二次伤害。

若骨折处伴有出血，先用干净的纱布或毛巾按压伤口以止血；止血后，就地取材，使用木板、硬纸板、树枝等作为临时夹板，在骨折部位上下两端进行固定，固定时在夹板与皮肤之间垫上柔软的布料，避免压迫皮肤；若没有合适的夹板，也可用布条将受伤肢体与身体或健康肢体捆绑固定。完成初步处理后，应尽快拨打急救电话或送往医院，并向医生详细说明受伤经过与处理情况，全程密切关注孩子生命体征。

切勿试图自行复位骨折部位，以免加重损伤；不要随意给儿童服用止痛药，防止掩盖病情；在固定和搬运过程中，动作要轻柔，避免剧烈晃动受伤肢体。

8.2.5 鼻出血

1. 预防

保持室内空气湿润，可使用加湿器将湿度控制在40%～60%，避免鼻腔黏膜过于干燥；教育孩子养成良好习惯，不要随意用手抠挖鼻孔，减少对鼻黏膜的损伤；日常饮食中，多给孩子摄入富含维生素C的蔬菜水果，如橙子、猕猴桃、菠菜等，增强毛细血管韧性；对于有过敏性鼻炎等疾病的儿童，积极配合治疗，控制鼻腔炎症，降低鼻出血风险。

2. 处理措施

立即让孩子坐下或站立，身体微微前倾，防止血液倒流引起呛咳或呕吐；用拇指和食指捏住孩子鼻翼两侧，持续按压5～10分钟，同时用冷水袋或湿毛巾敷在孩子额头、鼻根部，促使血管收缩减少出血；叮嘱孩子不要吞咽血液、不要说话，放松呼吸；若按压10分钟后仍出血不止，或孩子频繁鼻出血、伴有面色苍白、头晕等症状，须立即前往医院就诊，排查是否存在血液系统疾病或其他异常情况。

8.2.6　晕厥

1. 预防

预防学前儿童晕厥，需要从多方面做好健康管理。首先要保证孩子规律作息，避免过度疲劳或剧烈运动后突然停止；合理安排饮食，确保三餐营养均衡，避免空腹时间过长引发低血糖晕厥。同时，关注幼儿情绪变化，避免紧张、恐惧、疼痛等强烈情绪刺激诱发晕厥；体质较弱或有心血管疾病家族史的儿童须定期进行体检，及时发现潜在健康问题。此外，教导幼儿在久蹲、久坐后起身时动作放缓，防止体位突然改变导致脑部供血不足，进而引发晕厥。

2. 处理措施

发现幼儿晕厥后，应立即将其平放于空气流通处，头部略放低，解开衣领、腰带等束缚，确保呼吸顺畅；抬高幼儿的下肢，促进血液回流至脑部，改善脑部供血。轻轻拍打幼儿的双肩，呼唤其名字，检查意识状态；若幼儿有呕吐现象，须将其头偏向一侧，防止呕吐物堵塞气道引起窒息；若幼儿在短时间内恢复意识，可给予适量温水或含糖饮品以补充能量，并密切观察后续状态；若幼儿意识未恢复、呼吸心跳异常，或晕厥频繁发作，应立即拨打急救电话，并在等待期间持续观察生命体征，必要时进行心肺复苏。

8.2.7　常见外伤

1. 擦伤

若儿童皮肤擦伤，首先用生理盐水或流动的清水轻柔冲洗伤口，去除尘土、沙石等异物，避免残留导致感染；冲洗后用干净纱布或棉签蘸取碘伏，从伤口中心向外螺旋式消毒，待自然晾干后，贴上透气性好的创可贴或涂抹抗生素软膏，预防感染。

2. 割伤

遇到割伤，立即用干净纱布或毛巾按压伤口以止血，持续按压5～10分钟；血止住后，用清水和温和的肥皂清洗伤口，清除污垢；再次用碘伏消毒，对于较浅的伤口，贴上创可贴；若伤口较深或出血不止，用干净纱布包扎后，尽快送往医院处理。

3. 扭伤

儿童发生扭伤后，应立刻停止活动，将受伤部位抬高，高于心脏水平，促进血液回流，减轻肿胀；在伤后24小时内，用毛巾包裹冰袋或冷毛巾冷敷，每次15～20分钟，间隔1～2小时，以收缩血管、减少出血；24小时后，改为热敷，加速血液循环，促进淤血吸收，若扭伤严重或活动受限，须就医检查。

4. 夹挤伤

出现夹挤伤时，先检查受伤部位有无破损，若未破皮，受伤早期用冷毛巾或冰袋冷敷，缓解疼痛和肿胀；若皮肤破损，用生理盐水冲洗伤口，碘伏消毒后，用无菌纱布包扎；若夹挤处呈青紫色、肿胀明显，或手指、脚趾活动异常，须及时前往医院，排查骨折等严重损伤。

5. 头部摔伤

儿童头部摔伤后，不要急于移动，先观察有无意识丧失、呕吐、抽搐等症状；若意识清醒，检查头皮有无伤口，如有伤口，用干净纱布按压止血，碘伏消毒；若出现短暂昏迷、恶心呕吐、精神萎靡等情况，怀疑颅内损伤，应保持头部稳定，避免晃动，立即拨打急救电话，等待救援期间密切观察生命体征。

6. 刺伤

发现儿童被刺伤后，若伤口较浅且异物(如木刺、玻璃碎片)外露，可用镊子在碘伏消毒后，夹住异物沿刺入方向小心拔出；然后用清水冲洗伤口，碘伏消毒；若异物深入体内、难以拔出，或伤口较深，不要自行处理，用干净纱布覆盖伤口，迅速送医，可能需要打破伤风针，预防感染。

8.2.8　蜇伤

1. 预防

外出时，尽量为孩子穿着长袖长裤，避免前往花草茂盛、蜂巢聚集的区域；避免让孩子穿着颜色鲜艳、带有甜味香水的衣物，减少吸引昆虫的可能；教育孩子不主动招惹蜜蜂、马蜂、蝎子等带刺昆虫，看到蜂巢或昆虫时保持安全距离，不要随意拍打。居家时，定期检查纱窗、门缝，防止昆虫进入室内，同时将杀虫剂、驱虫剂放置在儿童接触不到的地方，避免孩子因误用而引发危险。

2. 处理措施

立即远离蜇伤现场，防止二次攻击；仔细检查伤口，若有蜇刺残留，用镊子或卡片沿皮肤表面小心剔除，避免挤压毒囊导致更多毒液注入；随后用肥皂水或清水反复冲洗伤口，中和酸性或碱性毒液；局部可冰敷15～20分钟，减轻肿胀与疼痛；若为蜜蜂蜇伤，因其毒液呈酸性，可用小苏打水湿敷；黄蜂蜇伤则相反，毒液呈碱性，可用食醋涂抹。处理后密切观察孩子状态，若出现呼吸困难、头晕、皮疹、恶心呕吐等全身症状，或伤口红肿加剧、发热，须立即送往医院治疗，必要时注射抗过敏药物或抗毒血清。

8.2.9　食物中毒

1. 预防

选购食品时，优先选择新鲜、保质期内的食材，避免购买变质、包装破损的食物；生熟食材分开储存与加工，防止交叉污染，肉类、海鲜等须彻底煮熟，不吃生冷或未煮熟的食物；养成良好的个人卫生习惯，教育儿童饭前便后洗手，瓜果洗净去皮后食用；此外，避免给儿童食用易引起中毒的食物，如发芽土豆、未煮熟的四季豆、野生蘑菇等，家长和教师也要定期检查儿童食品的储存条件，确保食物安全。

2. 处理措施

一旦发现儿童出现恶心、呕吐、腹痛、腹泻等疑似中毒症状，应立即停止食用可疑食物；若中毒时间在1～2小时内，可通过喝温水并刺激舌根催吐，促使胃内残留毒物排出，但须注意避免误吸；若儿童已出现昏迷、抽搐或呼吸微弱等严重症状，切勿强行催吐，应立即拨打急救电话；在等待救援期间，让儿童保持侧卧位，防止呕吐物堵塞气道，并保留可疑食物样本及呕吐物，以便医生快速诊断中毒原因，送医途中密切观察儿童生命体征变化，确保得到及时有效的救治。

任务 8.3　突发事件的应急处理办法

☆ 案例导入

发生火灾时怎么做？

幼儿园中班的孩子们正在进行绘画活动，突然，教室角落的配电箱冒出浓烟，并迅速燃起明火。火苗顺着窗帘向上蔓延，浓烟很快弥漫了整个教室。坐在教室前方的主班老师陈老师最先发现异常，她立即大声喊道："小朋友们不要怕，听老师的话！"同时，迅速按下教室墙上的火灾警报按钮。配班老师李老师则快速拿起教室角落的灭火器，尝试对初期火势进行扑救，但由于火势蔓延速度过快，未能有效控制。

陈老师迅速组织幼儿疏散，她让孩子们用湿毛巾捂住口鼻，排成一队，弯腰低姿沿着预定的逃生路线向安全出口撤离。在疏散过程中，陈老师不断提醒幼儿："不要跑，慢慢走，跟上前面的小朋友！"并时刻留意每个孩子的情况，确保无人掉队。李老师在完成初步灭火尝试后，也加入疏散队伍中，在队伍后方确保幼儿安全。

两分钟后，园内其他班级教师听到警报声后，也立即按照应急预案组织各自班级幼儿有序疏散。保安人员迅速到达教学楼门口，引导幼儿前往操场的安全集合点，并拨打119火警电话和通知园长。

三分钟后，全园200余名幼儿和教职工全部安全疏散至操场，各班老师立即清点人数，确认无人员被困。10点30分，消防车抵达幼儿园，消防员迅速展开灭火工作,火势在10分钟后被完全扑灭。

此次火灾事故中,无人员伤亡,但中班教室及部分教学设备遭到损毁。经消防部门调查,火灾原因是配电箱线路老化、短路。事故发生后,园方第一时间联系家长,告知幼儿安全情况,并安排教师对受到惊吓的幼儿进行心理安抚。

随后,园方召开紧急会议,对此次事件进行深刻反思。一是日常安全检查不到位,未能及时发现配电箱线路老化问题,今后将加强设施设备的定期检修;二是部分教师灭火器使用得不够熟练,须组织全员进行消防安全技能培训,确保每位教职工都能正确操作消防器材;三是进一步优化疏散路线,定期开展消防演练,提高幼师应对火灾的能力,避免类似事件再次发生。

社会上幼儿园发生火灾的普遍原因如下。一是有硬件设施问题:部分幼儿园建筑年代久远,消防设施配备不足或老化失效,如灭火器过期、消火栓损坏、应急照明缺失等;电气线路敷设不规范,存在私拉乱接电线、超负荷用电现象,线路长期使用后绝缘层老化破损,极易引发火灾。二是易燃材料的使用,幼儿园为营造活泼的环境,常使用大量易燃装饰材料,如泡沫板、塑料墙纸、布艺窗帘等,这些材料一旦起火,燃烧速度快且会产生大量有毒烟雾,增加人员伤亡风险。三是消防安全管理薄弱:部分幼儿园未建立完善的消防安全管理制度,未定期开展消防设施检查和维护;对教职工的消防安全培训不到位,导致部分人员缺乏基本的防火、灭火和疏散逃生知识。四是安全意识淡薄,一些幼儿园管理人员和教师消防安全意识不足,存在侥幸心理,对火灾隐患重视程度不够;幼儿年龄小,缺乏自我保护能力和消防安全知识,面对火灾时难以采取正确的逃生措施。

在应对幼儿园火灾的措施上,要注意加强硬件设施建设与维护,严格按照消防规范要求,配备齐全且有效的消防设施,包括灭火器、消火栓、火灾自动报警系统、应急照明和疏散指示标志等,并定期进行检查、维护和更新;规范电气线路敷设,避免私拉乱接,定期对线路进行检测,及时更换老化线路。强化消防安全管理,建立健全消防安全管理制度,明确各岗位消防安全职责;制定详细的火灾应急预案,定期组织消防演练,确保教职工和幼儿熟悉火灾报警、灭火和疏散逃生流程;定期开展消防安全检查,及时发现并整改火灾隐患。开展消防安全教育,对教职工进行系统的消防安全培训,使其掌握火灾预防、初期火灾扑救、组织疏散逃生等知识和技能;针对幼儿年龄特点,通过故事、儿歌、动画等形式开展消防安全教育,培养幼儿的消防安全意识,教会幼儿基本的逃生方法,如弯腰捂鼻、不乘坐电梯等。

8.3.1　火灾

1. 预防

幼儿园园长是消防安全的第一负责人,对本园的消防安全工作全面负责,应依据国家的消防法律、法规，结合实际制定幼儿园消防安全管理制度，落实幼儿园消防安全责任制。幼儿园应该建立义务消防队伍。按规定配备消防器材，后勤负责人应负责消防器材、设备的维护与保养，经常检查和定期更换灭火器。若发现火灾隐患，要及时整改。保持消防通道畅通，不堆放杂物。对师生进行消防安全教育，普及基本消防知识。幼儿园应该定期组织师生进行模拟演习。教会幼儿教师正确使用灭火器，掌握正确的逃生方法和"三分钟"扑救法。

2. 处理措施

第一时间启动火灾警报系统，教师迅速组织幼儿用湿毛巾捂住口鼻，弯腰低姿态沿预定逃生路线向园外安全区域疏散，过程中保持冷静，确保不遗漏任何一名幼儿；疏散至安全地带后，立即清点人数并上报，若有幼儿被困，及时向消防部门说明具体位置；火势较小时，在确保安全的前提下，可组织受过培训的教职工尝试使用灭火器灭火，但切勿让幼儿参与；若火势失控，全体人员应远离火场，等待消防救援，同时安排专人在路口引导消防车，救援结束后，妥善安抚幼儿情绪，并配合相关部门调查火灾原因，总结经验教训。

8.3.2　地震

1. 预防

园舍建设应严格遵循抗震设计规范，定期进行建筑结构安全检测，及时加固存在隐患的墙体、梁柱；合理规划园内设施布局，避免在高大建筑物、悬挂物下方设置幼儿活动区域。

制定科学的地震应急预案，成立应急指挥小组，明确各岗位职责；储备充足的应急物资，如急救包、饮用水、食品、手电筒等，并定期检查和更新。

常态化开展防震减灾教育与演练，通过情景模拟、知识讲座等方式，教导幼儿掌握"伏地、遮挡、手抓牢"的避震要领，提升师生应对地震灾害的能力。

2. 处理措施

地震发生时，若幼儿正在室内，教师应迅速引导幼儿躲在坚固的课桌、讲台下方，用书包、手臂护住头部和颈部，避开窗户、吊灯等危险物品；待地震间隙，组织幼儿有序撤离至操场等空旷地带，撤离过程中保持安静，避免推挤踩踏。

若地震时幼儿在室外，应远离建筑物、围墙、大树等，选择开阔地带蹲下或趴下；到达安全区域后，立即清点人数，对受伤幼儿进行简单包扎止血，严重伤者及时联系120急救。

地震结束后，在确认安全前，切勿让幼儿返回教室，同时做好幼儿心理安抚工作，在精神上安慰幼儿、不断鼓励幼儿，时刻与幼儿在一起，消除幼儿的恐惧心理。做好地震后房舍安全检查及加固维修、环境物品消毒等复课准备工作，为恢复教学秩序做好准备。

8.3.3　溺水

1. 预防

教育孩子不独自一人外出，更不能到池塘、水库、水沟边等地方嬉戏，不独自去河边游泳，当同伴发生溺水险情时，及时向附近的大人求救，不得自行救助；节假日、双休日期间，加强对孩子的监管，不随意离开孩子，教育孩子在大人的视线范围内活动；孩子游泳时，要有家长或成人陪同，否则禁止外出游泳；教育孩子在游泳时不要贸然跳水，更不能互相打闹，以免发生呛水或溺水事件；不带孩子在不熟悉的水域游泳、嬉戏、游玩；通过故事、动画等形式，教导儿童认识溺水危险，形成(提高)对水的安全防范意识；培养孩子必要的自救技能和技巧；暴雨天气注意远离积水严重的区域，防止跌入窨井或被水流冲走。

2. 应急处理措施

1) 迅速施救

发现儿童溺水时，施救者须保持冷静，若自身具备游泳能力，可迅速下水救援，从背后托住溺水儿童的头部或腋下，使其口鼻露出水面，平稳带至岸边；若不会游泳，应立即寻找竹竿、绳索等工具，让溺水儿童抓住后拉上岸，或抛投救生圈、泡沫板等漂浮物，辅助其保持漂浮。

2) 清除异物与开放气道

将溺水儿童救上岸后，立即清除其口鼻内的泥沙、水草等异物；随后将儿童头偏向一侧，用一只手按压其额头，另一只手抬起下颌，开放气道，检查有无呼吸。

3) 心肺复苏

若溺水儿童无呼吸或仅有濒死叹息样呼吸，须立刻进行心肺复苏。对于1岁以上儿童，双手交叠，用掌根在两乳头连线中点处，以每分钟100～120次的频率进行胸外按压，按压深度约为胸廓前后径的1/3；每按压30次，进行2次人工呼吸(捏住鼻子，覆盖儿童口唇，缓慢吹气，观察胸廓是否起伏)，持续操作，直至急救人员到达或儿童恢复自主呼吸与心跳。

4) 急救电话

在进行急救的同时，迅速拨打急救电话，即使溺水儿童恢复呼吸，也须尽快送往医院进一步检查，排查肺部感染、脑水肿等并发症。

8.3.4　触电

1. 预防

家中插座须安装防触电保护盖，避免儿童手指或细小物品插入；使用合格的电器产品，定期检查电线是否破损、老化，及时更换问题线路；不用的电器设备要拔掉插头，减少带电暴露风险。将配电箱、电熨斗、烧水壶等危险电器放置在儿童无法触及的地方；潮湿环境(如浴室、厨房)的电器使用后及时断电，避免儿童因好奇触碰而引发触电。教导幼儿认识"电"的危险，告知不能用湿手触碰插座、电器；禁止用金属物品(如钥匙、铁丝)插入插座孔，强化安全意识。提醒幼儿远离高压电线、配电箱等设施；雷雨天避免在大树下、电线杆旁停留，防止雷击触电。

2. 应急处理措施

1) 迅速切断电源

发现儿童触电时，第一时间关闭电源总开关或拔掉插头；若无法及时断电，须用干燥的木棍、竹竿等绝缘物挑开电线，切勿直接用手触碰儿童或电线，避免施救者触电。

2) 检查生命体征

将儿童转移至安全处，立即检查呼吸、心跳和意识。若意识清醒但身体不适，须让其安静休息并密切观察；若儿童呼吸、心跳骤停，须立刻进行心肺复苏，双手交叠，用掌根在两乳头连线中点处，以每分钟至少100～120次的频率进行胸外按压，每按压30次，进行2次人工呼吸(捏住鼻子，覆盖儿童口唇，缓慢吹气，观察胸廓是否起伏)，持续操作，直至急救人员到达。

3) 处理灼伤

若儿童身体有灼伤，须用大量流动的冷水冲洗受伤部位15～30分钟，降低局部温度，减轻组织损伤；冲洗后用干净纱布或毛巾轻轻覆盖伤口，避免感染，不要随意涂抹药膏或偏方。

4) 紧急送医

在进行急救的同时，迅速拨打急救电话；无论触电情况轻重，都应尽快送往医院进一步检查和治疗，排查内脏损伤、心律失常等潜在风险。

任务 8.4　幼儿园常用护理技术

☆ 案例导入

你会给幼儿物理降温吗？

大二班王老师在组织区域活动时，发现4岁幼儿乐乐精神状态不佳，脸颊泛红，趴在桌上不愿参与游戏。王老师立即带乐乐至教室角落，使用电子体温计测量其腋下体温，显示为38.3℃。

王老师随即联系保健医生，将乐乐转移至医务室。保健医生复核体温，确认其为38.2℃后，开始实施物理降温措施：首先用温水浸湿纯棉毛巾，拧至不滴水状态，擦拭乐乐额头、颈部两侧、腋窝、肘窝、腹股沟等大血管丰富部位，每个部位擦拭约2分钟，全程共持续10分钟；随后为乐乐更换吸汗、透气的棉质内衣，并解开上衣领口，保持衣物宽松；同时在乐乐额头贴医用退热贴，并将室温调节至26℃，保持室内空气流通。

降温过程中，保健医生每15分钟使用电子体温计测量乐乐体温，30分钟后体温降至37.8℃。王老师同步联系乐乐家长，详细告知发热情况、已采取的降温措施及当前体温数据。11点10分，乐乐家长抵达幼儿园并接回乐乐，经后续医院检查，乐乐被诊断为普通感冒。

当日下午，班级教师使用84消毒液对乐乐使用过的桌椅、水杯等物品进行擦拭和消毒，并对教室进行紫外线消毒30分钟。次日，保健医生回访乐乐家长，得知乐乐体温已恢复正常，且精神状态良好。

8.4.1　滴眼药

首先须核对药物名称、浓度及有效期，确保无误后洗净双手，用消毒棉球擦拭幼儿眼部周围分泌物；接着轻轻分开幼儿上下眼睑，使其眼球充分暴露，让幼儿头稍后仰、眼向上看，将眼药水滴入下眼睑结膜囊内，注意，滴管不可触碰眼球或眼睫毛，以防污染；滴完后轻提上眼睑并覆盖眼球，嘱咐幼儿闭眼1～2分钟，使药液充分吸收，同时用棉球按压泪囊区2～3分钟，防止药液经泪道流入鼻腔后被吸收，引起不良反应；最后清理用物，记录滴眼药时间、药物名称及幼儿眼部情况。

8.4.2　滴鼻药

在滴药前，应把患儿的鼻涕擤干净，如果鼻腔有干痂，可用温盐水清洗，待干痂变软、取出后再滴药。滴药时，患儿仰卧，头后仰，使鼻孔朝上；或坐在椅子上，背靠椅背，头尽量后仰。操作者将药液滴入患儿鼻孔一侧或双侧(向鼻内滴药时，滴管头不要碰到鼻部，以免污染药液)，每侧4～5滴。滴药后轻轻按压鼻翼，保持原姿势3～5分钟，使药液充分和鼻腔黏膜接触。使用喷鼻剂时，头不要后仰，操作者将药瓶的喷嘴插入鼻子，在按压喷雾器的同时让患儿吸气。在抽出喷雾器之前，要始终按压喷雾器，以防鼻中的黏液和细菌进入药瓶。在一侧或双侧鼻孔中喷药后，患儿轻轻地用鼻吸气2～3次。

8.4.3　滴耳药

进行滴耳药护理前，要洗净双手，仔细核对药物名称、浓度及有效期，避免用错药；操作时，让幼儿侧卧或抱坐，患耳朝上，先用消毒棉签轻轻擦拭外耳道的分泌物，以保持清洁；接着，轻轻向后上方牵拉幼儿耳郭(对于3岁以下幼儿，向后下方牵拉)，充分暴露耳道，将药液沿后耳壁滴入2～3滴(或按医生指定的滴数，滴液过多不仅浪费药液，而且有可能引起眩晕等不适反应)，将药液滴进耳内。滴药时，滴管不要触及外耳道壁，以免滴管被细菌污染。滴液后，保持原姿势5～10分钟，并用手指轻轻按压耳屏3～5次，通过外力作用使药液经鼓膜穿孔处流入中耳。

8.4.4　测体温

目前，较常见的测量体温的方法有3种，即测量腋窝温度、测量口腔温度、测量肛门温度，所测得的温度分别称为腋温、口温和肛温。正常人腋温为36.2～37.2℃，口温为

36.7～37.7℃，肛温为36.9～37.9℃。其中，肛温最接近人的体温，口温次之，腋温最差。但是，从简单易行角度考虑，腋温在幼儿园最为常用。

在进行腋下测温时，首先要做好准备工作，测量者洗净双手，检查水银体温计有无破损，将体温计甩至35℃以下，同时准备好记录表格和笔。接着让被测者保持安静，协助其解开上衣，充分暴露腋窝，用干净柔软的毛巾仔细擦干腋窝处的汗液，避免水分影响测量结果。然后将体温计的水银端紧贴腋窝深处，让被测者屈臂夹紧体温计，确保体温计与腋窝紧密接触，测量过程中叮嘱被测者不要随意松开手臂或活动，保持5～10分钟。时间到达后，小心取出体温计，保持水平视线，读取水银柱顶端对应的刻度数值，并将体温数据、测量时间及被测者信息准确记录在表格中。若体温出现异常，及时联系相关人员进一步处理。最后，使用酒精棉球对体温计进行擦拭和消毒，并将其放置在干净、安全的地方，以备下次使用。

8.4.5　物理降温

发热为机体的一种保护性生理反应，当体温略有升高(低热)时，可刺激机体免疫系统，增强机体免疫力。当体温升至中度以上(发热)时，会对机体造成伤害，应采取降温措施。

降温措施有物理降温和药物降温两种。对学前儿童来说，若体温不是很高，应尽可能采取物理降温的方法，这样能减少药物对机体的影响。物理降温的方法很多，下面介绍几种常用的方法。

1. 头部冷敷

头部冷敷适合一般发热、体温并不特别高的幼儿。方法是将毛巾用凉水浸湿后敷在患儿的前额部，每5～10分钟更换一次；也可将冷水或碎冰灌进水袋中，做成冰袋或冰枕，敷在额头上或枕于脑下。

2. 温水擦浴

温水擦浴适合高热患儿的降温。方法是用32～34℃的温水擦拭患儿的全身皮肤，每次擦拭10分钟以上，擦拭的重点部位在皮肤皱褶的地方，如颈部、腋下、肘部、腹股沟处等。胸部、腹部等部位对冷刺激敏感，最好不要擦拭。擦拭的同时要注意保暖，以防受凉。

3. 低温室法

将患儿置于室温约为24℃的环境中，使体温缓慢下降。为使其皮肤与外界空气接触，以利降温，须少穿衣服。有条件者可采用空调降低室温。这种方法适用于1个月以下的小婴儿，特别是夏天，将婴儿的衣服敞开，放在阴凉的地方，体温一般都会慢慢下降。如果患儿发烧时伴有畏寒、寒战，就不能使用低温室法。

4. 多喝水

喝温开水是最有效的物理降温方法之一。但不宜喝冷水，有一定温度的温开水最好。首先，喝水能补充体液，水的比热大，人体水分充足时对降温有一定效果；另外，多喝水还能促进出汗，而出汗也可以帮助身体排热。

实习实训

模拟实训1：口对口吹气法

患者取仰卧位，即胸腹朝天。

清理患者呼吸道，保持呼吸道清洁。

将患者头部后仰，在颈部垫高，使舌根抬起，保持呼吸道通畅。

如图8-1所示，救护人站在患者头部的一侧，自己深吸一口气，对着患者的口(两嘴要对紧，不要漏气)将气吹入，造成吸气。为使空气不从患者鼻孔漏出，此时可用一手将其鼻孔捏住，然后救护人嘴离开，将捏住的鼻孔放开，并用一手压其胸部，以帮助呼气。这样反复进行。对于不同年龄段的学前儿童，在吹气方面，要求略有不同。对于婴儿：用嘴衔住婴儿的口鼻，往里吹气，以2~3秒间隔吹一次。对于较大的小儿：救护者深吸一口气，捏住患儿的鼻孔，用嘴贴紧患儿的嘴，向里吹气，每隔3~4秒一次。

在操作过程中，随时观察患者是否已恢复自主呼吸，一旦出现，人工呼吸还需要按照自主呼吸的节律坚持几分钟，以防呼吸再次停止。

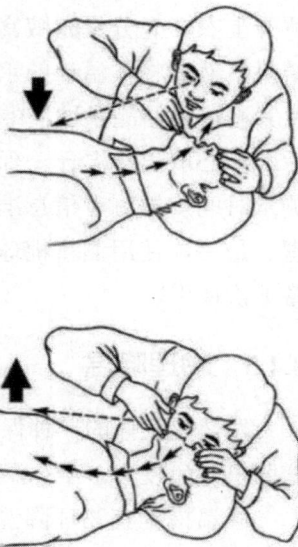

图8-1　口对口吹气法①

模拟实训2：胸外心脏按压

患者仰卧在床上或地上，头低10°，背部垫上木板等硬物，解开衣服。急救人员跪在患者的一侧，两手上下重叠，手掌贴于心前区(胸骨下1/3交界处)，以冲击动作将胸骨向下压迫，使其下陷2~3cm(新生儿为1cm、婴儿为2cm)，随即放松(挤压时要慢，放松时要快)，让胸部自行弹起，如此反复，有节奏地挤压，每分钟80~100次(新生儿为120次、婴儿为100次)，直到心跳恢复为止。

[注意事项]

(1) 按压时，不宜用力过大、过猛，也不可按压面积过大，必要时甚至可用单手掌根按压(或食指和中指并拢按压——针对3岁以下小儿，或拇指按压——针对新生儿)，部位要准确，不可过高或过低。

(2) 胸外心脏按压常与口对口呼吸法同时进行，吹气与按压之比：仅有一名施救者时，先吹2口气，再按压8~10次；有两名施救者时，一人吹1口气，另一人按压4~5次。如此重复进行。

(3) 按压有效时，可触到颈动脉搏动，自发性呼吸恢复，脸色转红，已散大的瞳孔缩小等。

---

① 图片来源：呼市妇幼儿童保健科. https://www.meipian.cn/36b0ib6i?um_tc=384e41565f810a0d8744c46fd499a85f.

模拟实训3：气管异物处理

1) 背部叩击法

救护人将患儿的身体(俯卧位)骑跨在自己一侧的前臂上，同时用手掌将其下颌、后头颈部固定，头部低于躯干。

用一只手固定患儿下颌角，并使患儿头部轻度后仰，打开气道。

用另一只手的手掌根向前、向下用力叩击患儿背部肩胛区5次(一般情况下，异物会冲到口腔，此时应将患儿放成侧卧位，并迅速用小手指沿着口腔低的一侧将口腔异物取出，若异物尚未冲到口腔，则继续下一步骤)。

两手前臂将患儿翻转为仰卧位并固定。

快速冲击性按压婴儿两乳头连线下一横指处5次(当息儿"哇"的一声哭出来时，说明异物已经冲出)。

若阻塞物未能咯出，重复背部叩击和胸部冲击动作多次。

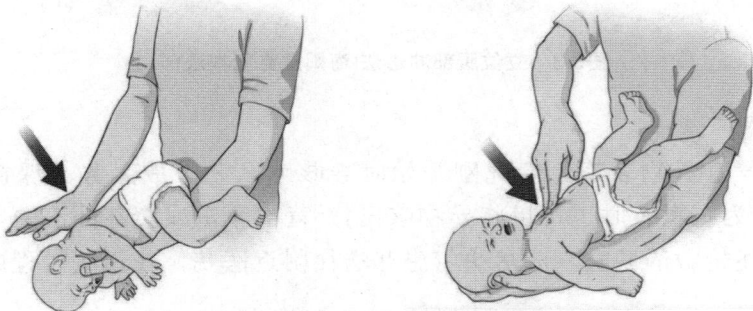

图8-2　背部叩击法(海姆立克急救法)[①]

2) 腹部冲击法

腹部冲击法主要是在腹部中线肚脐上方位置，用双手握成拳或双手掌根，有节奏地快速地向上、向内冲击，迫使肺内产生一股气流冲击，将异物冲到口腔。

腹部冲击法分为立位腹部冲击法和仰卧位腹部冲击法，立位腹部冲击法适合意识清醒的患儿，仰卧位腹部冲击法适合意识不清的患儿。

3) 立位腹部冲击法(见图8-3)

(1) 救护人站在患者背后(让患者弯腰、头部前倾)，双臂环绕患者腰部。

(2) 救护人将自己的一只手握成空心拳，并将拇指侧置于患者腹部脐上两指、剑突下处。

(3) 另一只手紧握住此拳，双手同时快速向内、向上冲击6～10次，每次冲击动作要明显分开。

(4) 重复上述操作步骤若干次，直到异物冲出(异物冲出后的相关处理同背部叩击法)。

4) 仰卧位腹部冲击法

救护人将患儿放置成仰卧体位，并骑跨在患儿两大腿外侧。胸部冲击手的定位与胸外

---

① 图片来源：https://zhuanlan.zhihu.com/p/72001562?utm_id=0.

心脏按压部位相同。两手的掌根重叠，快速冲击腹部(掌根所放位置同立位腹部冲击法)5次，每次冲击间隔要清楚。重复操作步骤若干次，直到异物冲出。检查患儿呼吸、心跳，如呼吸心跳停止，要立即进行心肺复苏。

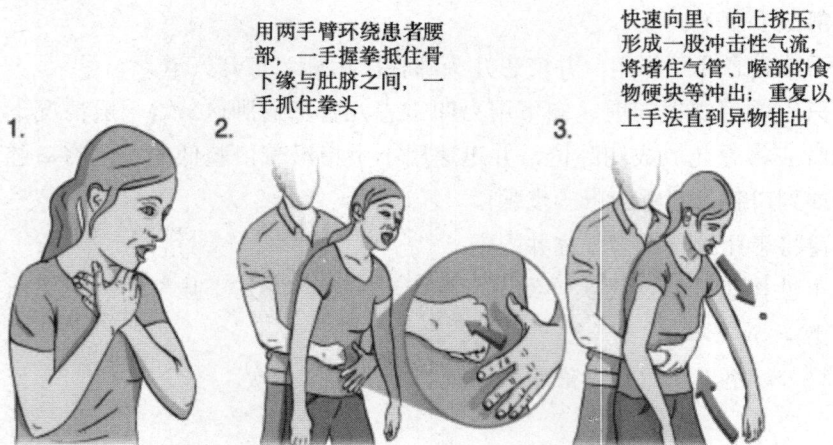

图8-3　立位腹部冲击法(海姆立克急救法)①

[注意事项]

尽早识别气管异物表现。患儿刚开始时会咳嗽，此时成人务必保持镇静，并鼓励患儿咳嗽(因为咳嗽有时也可以将异物咳出)。背部叩击或腹部冲击的定位点必须准确。在进行上述抢救的同时，应尽快将患儿送往附近医院，在送医过程中，不要停止抢救。

校企合作：双师问答录

幼儿园常见意外伤害的预防及处理教学与实践

高校教师：园长，在"幼儿园常见意外伤害的预防及初步处理"的理论知识教学中，我主要侧重于系统知识的讲解。首先会详细介绍幼儿园常见的意外伤害类型，像跌伤、烫伤、异物卡喉、触电等，分析每种伤害发生的原因和特点。然后重点讲解预防措施的理论依据，比如从幼儿的生理、心理特点出发，解释为什么要在活动区域铺设防滑地垫、将危险物品放置在幼儿接触不到的地方。在初步处理方法的教学上，会结合医学原理，讲解止血、包扎、心肺复苏等操作背后的科学道理，让学生知其然，更知其所以然。

在对学生理论学习的评价中，我发现大部分学生能够记住常见意外伤害的预防和处理知识要点，在书面考试和课堂问答中表现良好。但也存在一些问题，部分学生对知识的理解比较表面，缺乏知识迁移能力。比如在模拟案例分析中，遇到稍微复杂或变形的场景，

---

① 图片来源：https://zhuanlan.zhihu.com/p/393248658.

就无法灵活运用所学知识制定解决方案；还有些学生对于预防措施和处理方法之间的关联性认识不足，没有形成完整的知识体系。

幼儿园园长： 在幼儿园的实践操作中，我们更注重细节和实际执行。在预防方面，每天开园前，教师都会对教室、活动场地、玩具设施进行全面检查，确保没有安全隐患；活动过程中，教师会保持高度警觉，时刻关注幼儿的行为，及时制止危险动作。比如在户外活动时，会提前规划好活动区域，检查地面是否平整，器械是否牢固。

对于意外伤害的初步处理，园内定期组织教师进行实操演练，确保每个人都能熟练掌握操作流程。例如遇到幼儿鼻出血时，教师要能迅速让幼儿身体前倾、捏住鼻翼，同时用冷毛巾敷额头。但在学生实习过程中，我们发现不少问题。部分学生在面对突发的意外伤害时，容易紧张慌乱，导致操作不规范；还有些学生缺乏观察意识，不能及时发现潜在的安全隐患，预防工作做得不到位。

高校教师： 在见习中，怎样帮助学生提高这些方面的能力呢？

幼儿园园长： 可以让学生多参与幼儿园的日常安全检查工作，在实践中熟悉预防流程和要点，培养安全隐患排查意识。同时，增加学生实际处理意外伤害的模拟演练机会，并且安排经验丰富的教师在一旁指导，及时纠正他们的错误操作，帮助他们克服紧张情绪。另外，要求学生每天记录实习日志，总结当天遇到的情况和处理方法，通过反思不断提升自己的实践能力。

高校教师： 加强案例教学，引入更多幼儿园真实发生的意外伤害案例，让学生提前熟悉各种场景，做好从理论到实践的过渡。

校企合作任务

"安全防护实战家"——幼儿园意外伤害预防与处理综合实训

［任务内容］

1) 真实案例深度剖析

企业导师(幼儿园园长或资深教师)提供3～5个幼儿园真实发生的意外伤害案例，案例涵盖跌伤、烫伤、异物卡喉等不同类型，包含事件发生的详细过程、幼儿园采取的预防与处理措施、最终结果及经验教训。

学生分组对案例进行分析，要求结合理论知识，指出案例中预防措施的不足之处、处理方法的正确与错误之处，并说明判断依据。例如分析某幼儿跌伤案例中，活动场地前期检查存在哪些疏漏，现场处理时是否遵循了正确的包扎流程等。每组派代表汇报分析结果，企业导师和高校教师共同点评，引导学生深入理解理论与实践的联系。

2) 安全隐患排查模拟与整改

企业导师提供幼儿园教室、活动场地、午睡室等不同场景的高清图片或3D模拟场景，图片中隐藏多种安全隐患(如地面湿滑、玩具零件脱落、电源插座未防护等)。

学生分组观察场景，限时找出所有安全隐患，并详细记录隐患类型、可能导致的伤害及相应的预防、改进措施。完成后，小组间交叉检查，互相补充、完善。最后由企业导师公布正确答案，并结合幼儿园实际工作，讲解排查要点和预防标准，如电源插座防护装置的安装规范、活动器械的检查频率等。

3) 应急处理情景模拟演练

(1) 基础技能强化。学生分组利用模拟道具(如模拟人、止血包扎模型)，对止血、包扎、心肺复苏等基础急救技能进行专项练习。企业导师现场示范标准操作流程，纠正学生手势、力度、频率等方面的错误，如心肺复苏时按压的深度、频率，包扎的正确手法等，确保每位学生熟练掌握基础技能。

(2) 综合场景模拟。设定多个复杂的意外伤害模拟场景(如幼儿在户外活动期间同时发生烫伤和骨折、集体进餐时多人出现异物卡喉等)，学生分组分别扮演教师、幼儿、保健医生等角色，按照实际工作流程进行应急处理演练。要求学生在模拟中不仅要正确执行急救操作，还要合理安排人员分工、与"家长"进行有效沟通、及时上报情况等。企业导师和高校教师在旁观察，记录学生表现，演练结束后从应急反应速度、操作规范性、团队协作能力、沟通技巧等方面进行全面点评和指导。

考点总结

表8-2详细列出了意外伤害/突发事件类型、典型表现、急救处理方式、预防措施以及高频考点。

表8-2　"幼儿园安全教育及常见意外伤害的预防和处理"考点总结

重要等级	意外伤害/突发事件	典型表现	急救处理	预防措施	高频考点
★★★	异物入体(气管、鼻腔)	剧烈呛咳、呼吸困难(气管异物)；鼻腔堵塞、疼痛(鼻腔异物)	气管异物：海姆立克法(幼儿版)；鼻腔异物：用镊子小心取出(位置浅)，不可用手挖	避免幼儿玩耍小物件；教育幼儿不将物品放入口鼻；加强活动监管	海姆立克法操作步骤；鼻腔异物误推后果(进入气管)
★★★	惊厥	突然意识丧失、四肢抽搐、口吐白沫、眼球上翻	侧卧位防窒息；保持呼吸道通畅；解开衣领；勿强行按压肢体；及时就医	控制高热(如感冒时)；避免幼儿过度疲劳；有惊厥史幼儿重点观察	惊厥时严禁喂药、掐人中；侧卧以防舌后坠、阻塞气道
★★★	烧烫伤	皮肤红肿、水疱(轻度)；皮肤破溃、焦黑(重度)	冲(冷水冲洗15～30分钟)、脱(小心脱去衣物)、泡、盖、送(就医)	热源、电源远离幼儿；厨房、浴室设置防护；教育幼儿不触碰危险物品	"冲、脱、泡、盖、送"五字原则；禁用牙膏、酱油涂抹创面
★★★	骨折	局部疼痛、肿胀、畸形、活动受限	固定伤肢(木板、树枝等)；避免随意移动；抬高患肢；及时就医	户外活动前检查场地；规范使用运动器械；教导幼儿安全运动	固定时避免骨折断端移位；开放性骨折勿复位

续表

重要等级	意外伤害/突发事件	典型表现	急救处理	预防措施	高频考点
★★★	鼻出血	鼻腔出血，多为单侧	身体前倾，手指捏鼻翼5～10分钟；冷敷额头；勿仰头、吞咽血液	修剪幼儿指甲；避免碰撞鼻部；纠正挖鼻孔习惯	仰头易致血液流入呼吸道；勿用纸巾塞鼻腔过深
★★	常见外伤(擦伤、割伤)	皮肤破损、出血、疼痛	清洁伤口(生理盐水)；消毒(碘伏)；包扎止血(创可贴或绷带)	检查活动场地尖锐物；提供安全玩具；教导幼儿避免追逐打闹	若伤口较深，须就医打破伤风；若伤口污染，用双氧水冲洗
★★	蜇伤(蜂、蚊虫等)	局部红肿、疼痛、瘙痒；严重者出现头晕、呼吸困难	拔出毒刺(蜜蜂)；肥皂水冲洗(蜜蜂)；小苏打水冲洗(黄蜂)；冷敷；就医	户外活动穿长袖；避免靠近蜂巢；驱蚊防虫措施	不同蜂类处理差异；若有过敏反应，须紧急送医
★★★	食物中毒	恶心、呕吐、腹痛、腹泻；严重者脱水、昏迷	催吐(清醒时)；口服淡盐水；保留食物样本；立即就医	严格把控食品采购、储存、加工卫生；餐具消毒；不食用变质食物	催吐方法(喝温水后刺激舌根)；保留样本以供检测
★★★	火灾	浓烟、火焰；幼儿恐慌、哭喊	用湿毛巾捂口鼻；低姿沿安全通道撤离；不可乘坐电梯；到安全区域后清点人数	定期消防演练；配备消防器材；设置安全出口标识；教育幼儿识别火灾信号	湿毛巾折叠8层后过滤效果最佳；火灾时不贪恋财物
★★★	地震	地面震动、物品摇晃；幼儿惊慌失措	就近躲在坚固家具下(如桌底)；保护头部；震动停止后有序撤离到空旷地带	开展防震演练；加固教室设施；教育幼儿地震避险知识	"伏地、遮挡、手抓牢"原则；撤离时避免拥挤、踩踏
★★★	溺水	意识模糊或丧失；呼吸心跳微弱或停止	立即呼救；清除口鼻异物；心肺复苏(胸外按压+人工呼吸)；送医抢救	远离危险水域；游泳时成人全程监护；设置防护栏；教授幼儿游泳技能	心肺复苏黄金4分钟；按压频率与深度要求
★★★	触电	局部烧伤、麻木；抽搐、昏迷；呼吸心跳骤停	切断电源；用干燥木棍挑开电线；心肺复苏；就医	电器设备安装防护装置；教育幼儿不触碰插座；定期检查电路	施救者须确保自身不触电；心跳骤停时优先进行心肺复苏

真题再现

单项选择题

1. (2014年下半年《保教知识与能力》)幼儿鼻中隔为易出血区，该处出血后正确的处理方法是(　　)。

A. 在幼儿鼻根部涂紫药水，然后让其安静休息

B. 让幼儿略低头冷敷前额鼻部

C. 止血后半小时内不剧烈运动

D. 让儿童仰卧休息

答案：B

解析：幼儿发生鼻出血问题时，应安抚幼儿情绪，让其用口呼吸，头略低，捏住鼻翼5～10分钟，同时用湿毛巾冷敷鼻部和前额。其他处理方式，要么不对症，如A；要么没有强调重点，如C；要么没有正面应对和解决问题，如D。

2. (2015年上半年《保教知识与能力》)被黄蜂蜇伤后，正确的处理方法是(　　)。

A. 涂肥皂水　　　　　B. 用温水冲洗　　　　　C. 涂食用醋　　　　　D. 冷敷

答案：C

解析：黄蜂的毒液呈弱碱性，因此需要用弱酸性的物质予以中和。

3. (2015年下半年《保教知识与能力》)幼儿在户外活动中扭伤，出现充血、肿胀和疼痛时，教师应对幼儿采取的措施是(　　)。

A. 停止活动，冷敷扭伤处　　　　　　　　　B. 停止活动，热敷扭伤处

C. 按摩扭伤处，继续活动　　　　　　　　　D. 清洁扭伤处，继续活动

答案：A

解析：幼儿在户外活动中扭伤后必须马上停止活动，然后首先进行冷敷，镇痛止血，一两天后热敷，活血化瘀。

考点模拟

单项选择题

1. 在常温下呼吸、心跳若完全停止(　　)分钟以上，生命就有危险。

A. 2　　　　　　　　　B. 4　　　　　　　　　C. 5　　　　　　　　　D. 8

2. 挽救生命的黄金时间是(　　)分钟。

A. 5　　　　　　　　　B. 6　　　　　　　　　C. 7　　　　　　　　　D. 8

3. 在常温下呼吸、心跳若完全停止超过(　　)分钟，则很难起死回生。

A. 5　　　　　　　　　B. 6　　　　　　　　　C. 7　　　　　　　　　D. 10

4. 蜈蚣毒液呈酸性，受伤后不可用(　　)溶液冲洗伤口。

A. 肥皂水　　　　　　　B. 氨水　　　　　　　C. 小苏打　　　　　　　D. 食醋

5. 冬季用煤炉取暖，通风不良时，易发生(　　)中毒。

A. 一氧化碳　　　　　　　　　　　B. 二氧化碳

C. 甲烷　　　　　　　　　　　　　D. 氮气

6. 如幼儿发生严重的摔伤时，可能造成腰椎骨折，施救时要用(　　)。

A. 绳索　　　　　　　　　　　　　B. 帆布

C. 床单　　　　　　　　　　　　　D. 门板之类的担架

7. 常见的脱臼部位是(　　)。

A. 肩关节　　　　　B. 肘关节　　　　　C. 膝关节　　　　　D. 髋关节

8. 一度烧(烫)伤的表现(　　)。

A. 表皮受损　　　　　　　　　　　B. 局部皮肤红肿、疼痛

C. 无水疱　　　　　　　　　　　　D. 以上都是

参考答案

1. B　　2. A　　3. D　　4. D　　5. A　　6. D　　7. A　　8. D

在线答题

价值引领

人文关怀：幼儿园安全教育与意外伤害处理的价值内核

在幼儿园安全教育及意外伤害处理的实践中，人文关怀绝非附加元素，而是贯穿始终的价值内核，深刻影响着幼儿的身心发展与教育工作者的职业坚守。它以对生命的敬畏、对情感的关注为出发点，将冰冷的安全规范转化为温暖的守护行动，彰显着幼儿教育的温度与深度。

人文关怀塑造着安全教育的情感底色。传统的安全教育常聚焦于规则与禁令，而融入人文关怀的安全教育，则以幼儿的情感需求为核心。例如在日常安全教育活动中，教师摒弃简单的说教，采用绘本、情景剧等幼儿易于接受的形式，将安全知识与情感体验相结合。通过讲述《不跟陌生人走》的故事，引导幼儿感受故事中角色的恐惧与警惕，让幼儿在共情中理解安全规则，而非被动服从。这种教育方式尊重幼儿的认知特点，给予幼儿情感上的支持与引导，帮助幼儿在充满安全感的氛围中构建自我保护意识。

在意外伤害处理环节，人文关怀更是发挥着不可替代的疗愈作用。当幼儿遭遇意外伤害，身体的疼痛往往伴随着强烈的恐惧与不安。此时，教师第一时间的拥抱、轻柔的话语、稳定的情绪，都是缓解幼儿心理创伤的"良药"。在处理幼儿磕伤时，教师会蹲下身，与幼儿保持平视，用温和的语气安抚："宝贝别怕，老师在呢，我们先轻轻吹一吹。"在进行伤口处理时，也会不断询问幼儿的感受，如"这里会有点凉，能接受吗？"这种细致入微的关怀，让幼儿感受到被尊重、被重视，有效减轻了伤害带来的心理冲击。同时，教师对幼儿心理状态的持续关注，如在处理完伤口后陪伴幼儿游戏、给予积极的心

理暗示，有助于幼儿快速恢复安全感，避免留下心理阴影。

人文关怀还推动着教师职业价值的升华。它促使教师跳出单纯执行安全流程的框架，真正将幼儿视为有情感、有需求的个体。在日常安全检查中，教师不再只是机械地排查隐患，而是会思考"这个角落光线较暗，幼儿会不会感到害怕"；在组织活动时，会关注每个幼儿的状态，主动询问："你看起来有点紧张，是担心做不好游戏吗？"这种从人文视角出发的安全工作，不仅提升了教师对幼儿的敏感度与共情能力，也让教师在守护幼儿安全的过程中，深刻体会到教育工作的意义与价值，强化了职业认同感与使命感。

此外，人文关怀在幼儿园安全工作中的践行，还能潜移默化地影响幼儿价值观的形成。当幼儿在充满关怀的环境中感受到被爱与尊重时，他们也会学会关爱他人、尊重生命。例如，在同伴受伤时，其他幼儿会主动模仿教师的行为，送上安慰的话语或小贴纸，这种良性互动构建起温暖的班级氛围，使人文关怀在幼儿群体中得以传递与延续。

人文关怀是幼儿园安全教育与意外伤害处理的灵魂所在。它不仅直接关乎幼儿的身心健康与安全感培养，也从深层次塑造着教师的教育理念与职业精神，推动着幼幼教育向更具温度与人文底蕴的方向发展。在幼儿教育实践中，唯有将人文关怀置于核心地位，才能真正实现"以幼儿为本"，为幼儿的健康成长筑牢情感与安全的双重防线。

项目9 学前儿童常见疾病的预防及护理

交互式课件

任务 9.1 学前儿童疾病早发现

☆ 案例导入

发现幼儿的"不健康"

李老师在教室门口迎接幼儿。往常活泼的轩轩进入教室时步伐缓慢，声音微弱地向老师问好后，便安静地走到座位挂好书包。李老师询问其状态，轩轩表示自己没力气。

早操时，幼儿们在操场跟随音乐活动。轩轩动作不协调，跟不上节奏，没过多久就停止运动，双手抱住肚子，额头出现汗珠。李老师上前触摸轩轩额头，感觉发烫，询问得知他肚子疼且头晕。

李老师带轩轩前往医务室。校医测量轩轩的体温，体温计显示38.5℃，经询问症状，轩轩被初步诊断为肠胃型感冒。李老师随即联系轩轩妈妈，向其说明情况，并在等待期间用湿毛巾为轩轩物理降温，陪伴并安抚他。

9.1.1 神情

神情反映全身健康状态，正常时儿童活泼好动、眼神明亮、对答自如；若出现萎靡嗜睡、烦躁易激惹或反应迟钝等情况，可能提示发热、感染、脱水等问题，如眼神呆滞，须警惕神经系统疾病。

9.1.2 皮肤

皮肤观察侧重于皮疹、颜色、湿度与温度。正常肤色均匀无皮疹，若出现红点、水疱、风团，可能是传染病或过敏；皮肤发烫预示发热，湿冷可能伴随休克；皮肤发黄可能与肝胆疾病相关，弹性变差，则提示脱水。

9.1.3 五官

五官异常通常是疾病先兆。眼睛充血、分泌物多或畏光，多由结膜炎或感冒引起；抓耳、耳后红肿可能是中耳炎征兆；鼻塞、流涕对应感冒或过敏；口腔黏膜出现疱疹、溃疡，须警惕手足口病等；咽喉红肿、分泌物增多，可能是上呼吸道感染或真菌感染征兆。

9.1.4 体温

体温是判断感染的关键指标，正常腋温为36.0～37.3℃，肛温略高0.5℃。低热可能是轻微感染征兆，高热(>39℃)则须警惕严重疾病，持续发热超3天或反复升高，应及时就医。

9.1.5　哭喊

哭喊是婴幼儿表达不适的重要方式。生理性啼哭由饥饿、尿湿等引起，满足需求后停止；尖锐哭闹伴随拒按腹部、抓耳等，多因疼痛；呼吸困难会导致持续呻吟并伴有口唇发绀现象；阵发性哭闹可能与肠绞痛或肠梗阻有关；声音嘶哑伴犬吠样咳嗽，可能是喉炎症状。

9.1.6　大小便

大小便的状态是判断学前儿童健康的重要依据。正常情况下，大便质地软硬适中，颜色多为黄色或棕色，排便规律；小便清澈微黄，排尿次数正常。若出现异常，如腹泻(稀水便、蛋花汤样便、脓血便)、便秘、大便带血等情况，可能与肠道感染、消化不良或食物过敏有关。

小便颜色发红、浑浊，排尿时哭闹、尿频尿急，须警惕泌尿系统感染或结石；大量水样便和少尿则可能导致脱水，须及时补充水分和电解质。

9.1.7　睡眠

健康儿童睡眠安稳，入睡快且夜间很少醒来。若出现入睡困难、频繁夜醒、睡眠中哭闹、说梦话、磨牙、多汗等情况，可能暗示身体不适。比如，发热、鼻塞会影响睡眠质量；消化不良导致腹部不适，也会使幼儿睡眠不安稳；而腺样体肥大可能导致睡眠时打鼾、呼吸暂停；此外，缺钙也可能导致幼儿睡眠中多汗、易惊。观察睡眠状态，能辅助发现潜在的健康问题。

9.1.8　腹痛

学前儿童表述能力有限，腹痛不易被及时察觉。若幼儿出现阵发性哭闹、蜷缩身体、抗拒按压腹部、食欲下降等情况，可能是腹痛的信号。常见原因包括消化不良、肠胃痉挛、肠道寄生虫感染、便秘等；若腹痛伴随呕吐、腹泻、发热，可能是肠道感染；右下腹疼痛且压痛明显，须警惕阑尾炎；若腹痛反复且伴有生长发育迟缓，可能与食物不耐受或慢性疾病有关。家长须仔细观察腹痛的部位、程度和伴随症状，以便准确判断病情。

9.1.9　头痛

由于儿童难以准确描述头痛感受，发作时常有抓头、撞头、烦躁不安或哭闹等表现。轻微头痛可能由感冒、发热引起，一般随原发疾病好转而缓解；若头痛伴随喷射性呕吐、嗜睡、抽搐、意识模糊，则可能是颅内感染(如脑膜炎)、颅内压增高等严重疾病的表现；此外，长时间用眼过度、睡眠不足、头部外伤也可能导致头痛。发现幼儿异常表现时，须结合其他症状判断，必要时及时就医。

9.1.10　囟门

囟门分为前囟和后囟，后囟一般在出生后2～3个月闭合，前囟通常在1～1.5岁闭合。正常情况下，囟门平坦、柔软，稍有张力。若囟门凹陷，多见于脱水、营养不良；囟门隆起且张力增高，同时伴有发热、呕吐、尖叫等症状，可能提示颅内感染、脑积水或颅内出血；囟门闭合过早可能影响大脑发育，导致头围过小；闭合过晚则可能与佝偻病、甲状腺功能减退等疾病有关。定期观察囟门状态，对评估婴幼儿神经系统发育至关重要。

9.1.11　淋巴结

学前儿童颈部、腋窝、腹股沟等部位存在浅表淋巴结，正常情况下较小(直径多小于0.5cm)、质地柔软、表面光滑、无压痛且不易触及。当淋巴结肿大、变硬、有压痛或粘连成块时，通常表示身体正在对抗感染，例如，感冒、扁桃体炎、中耳炎等可引起颈部淋巴结肿大；皮肤感染可能导致腋窝或腹股沟淋巴结肿大。若淋巴结持续肿大不消退、短时间内迅速增大，或伴有发热、消瘦、贫血等症状，可能提示全身性疾病(如血液系统疾病、免疫性疾病)，须进一步检查、诊断。

任务 9.2　学前儿童一般常见病及其预防

☆ 案例导入

上午户外游戏活动时，彩虹幼儿园大一班6岁的明明在跑步过程中，突然放慢脚步，脸色涨红，大口喘息，并伸手拉扯衣领。主班老师王老师敏锐察觉到明明的异常，立即上前询问。明明艰难地吐出几个字："老师，我……喘不上气。"

王老师迅速将明明带至阴凉通风处坐下，并第一时间通知保健医生。保健医生李医生携带急救设备赶来，观察到明明呼吸急促，伴有明显的哮鸣音，嘴唇轻微发紫，初步判断其为哮喘发作。李医生迅速从急救箱中取出明明随身携带的儿童哮喘定量雾化吸入器，指导明明深呼气后将吸入器喷嘴放入口中，紧闭嘴唇，按压吸入器的同时缓慢深吸气，屏气约5秒钟后再呼气，重复操作2次。整个过程中，李医生不断安抚明明："放松，慢慢呼吸，跟着我做。"

在使用吸入器后，李医生持续监测明明的呼吸频率、心率和面色变化，并将情况同步告知王老师。王老师则联系明明家长："明明刚刚在户外活动时哮喘发作，我们已进行紧急处理，目前稍有缓解，但仍需要家长尽快来园接孩子前往医院进一步检查。"同时，配班老师组织其他幼儿有序返回教室，对明明使用过的物品进行清洁，避免过敏原残留。

明明家长抵达幼儿园后，李医生详细说明明明的发作情况和处理措施："此次发作较为突然，使用吸入器后症状有所缓解，但仍建议到医院做全面检查，调整治疗方案。近期须避免剧烈运动和接触花粉、尘螨等常见过敏原。"明明家长对幼儿园的及时处理表示感谢，随后带明明前往医院。

当天下午，王老师电话回访，明明家长反馈，经医生检查，确认此次发作由运动诱发，医生调整了用药剂量，并开具了病情证明。后续一周，幼儿园根据医生建议，为明明调整活动强度，避免剧烈运动，保健医生每日定时询问明明身体状况，记录呼吸情况。

儿童哮喘是常见慢性呼吸道疾病，其发作由多种因素共同作用而引起。遗传上，若父母患哮喘，孩子患病概率会上升，使孩子呼吸道存在潜在缺陷，因此更易发作；过敏原(如尘螨、花粉、动物毛发皮屑、霉菌孢子等)会引发免疫系统反应，进而导致哮喘；呼吸道感染，尤其是合胞病毒、鼻病毒感染，会使呼吸道黏膜因炎症而肿胀，加重哮喘症状；环境因素里，空气污染、气候变化刺激呼吸道，可诱发发作；运动方面，寒冷干燥环境下的剧烈运动会导致气道水分丢失、温度下降，进而引发哮喘；情绪波动时，神经内分泌失调致使气道变化，也会诱发或加重哮喘。

9.2.1　急性上呼吸道感染

急性上呼吸道感染是儿童较为常见的疾病之一，主要侵犯鼻、咽和喉部，俗称"感冒"，四季均可发病，在季节交替或气温骤变时更为高发。

1. 病因

急性上呼吸道感染大多由病毒引起，如鼻病毒、流感病毒、腺病毒等，少数由细菌感染所致。儿童免疫系统尚未发育完善，若受凉、过度疲劳、营养不良，或处于空气不流通、人员密集的场所，就容易被病原体侵袭，引发感染。

2. 症状

患儿常出现鼻塞、流涕、打喷嚏、咳嗽、咽干咽痛等症状，部分伴有发热、头痛、乏力、食欲减退，婴幼儿可能因鼻塞而哭闹不安、拒奶。对于轻型感染，发热一般在3～5天内消退；对于重型感染，体温可达39℃以上，发热持续时间更长，还可能出现呕吐、腹泻等胃肠道症状。

3. 预防与护理

预防上，须帮助儿童养成勤洗手的习惯，避免用手触摸口鼻；保证充足睡眠，加强锻炼，均衡饮食以增强免疫力；在呼吸道疾病高发期，尽量少去人员密集的场所。护理时，让患儿多休息、多饮水，饮食以清淡易消化食物为主；发热时采用物理降温或遵医嘱使用退烧药；鼻塞严重时可用生理盐水滴鼻缓解；保持室内空气流通，定期清洁儿童玩具和餐具，防止交叉感染。

9.2.2　婴幼儿哮喘

婴幼儿哮喘是一种常见的慢性气道炎症性疾病，多发于5岁以下儿童，以气道高反应性和可逆性气流受限为特征，常表现为反复发作的喘息、咳嗽、气促和胸闷。由于婴幼儿气道狭窄、免疫系统发育不完善，一旦患病，不仅会影响呼吸功能，还可能因频繁发作而对生长发育和心理健康造成不良影响，需要家长和医护人员高度重视。

1. 病因

婴幼儿哮喘的发病机制复杂，通常由遗传因素与环境因素共同作用而引发。遗传上，若家族中有哮喘、过敏性鼻炎等过敏性疾病史，婴幼儿患哮喘的风险会显著增加，研究表明，双亲均为过敏体质时，孩子患哮喘概率高达70%。环境因素方面，室内过敏原，如尘螨、宠物毛发皮屑、霉菌，以及室外的花粉、空气污染(如汽车尾气)等，都可能诱发哮喘；呼吸道感染也是关键诱因，尤其是病毒感染(如呼吸道合胞病毒、鼻病毒)，约80%的婴幼儿哮喘首次发作与呼吸道感染相关；此外，冷空气、剧烈运动、情绪波动，以及某些食物(如牛奶、鸡蛋、花生等)过敏，都可能成为哮喘发作的导火索。

2. 症状

婴幼儿哮喘症状表现多样且不典型，容易与普通呼吸道疾病混淆。典型症状包括发作性喘息，孩子呼吸时可听到高调的哮鸣音，在呼气时尤其明显；呼吸频率加快，可超过每分钟40次，伴有鼻翼扇动、三凹征(吸气时胸骨上窝、锁骨上窝、肋间隙凹陷)；频繁咳嗽，多为刺激性干咳，夜间或清晨发作加剧；严重时会出现口唇发绀、面色苍白、烦躁不安，甚至呼吸困难。部分婴幼儿哮喘症状不典型，仅表现为反复咳嗽、气促，或运动后咳嗽加重，易被误诊为感冒或支气管炎。值得注意的是，哮喘发作具有突发性和反复性，症状可在数分钟内发作，持续数小时至数天，经治疗后缓解或自行缓解。

3. 预防与护理

预防婴幼儿哮喘，须从多方面着手。首先，要避免接触过敏原，定期清洁家庭环境，使用除螨仪、空气净化器，减少尘螨和霉菌滋生；不要在家中饲养宠物，花粉季节尽量减少外出。其次，增强婴幼儿免疫力，坚持母乳喂养至少6个月，合理添加辅食，保证营养均衡；根据天气变化及时增减衣物，预防呼吸道感染；按计划接种疫苗，尤其是流感疫苗和肺炎疫苗。此外，家长还应注意观察幼儿对食物的反应，若发现过敏食物，须严格避免食用。

护理方面，哮喘发作时，应立即让幼儿保持坐位或半卧位，以缓解呼吸困难，同时保持室内空气流通、温度适宜；遵医嘱使用支气管扩张剂、吸入性糖皮质激素等药物，快速缓解症状。日常护理中，要帮助幼儿建立规律作息习惯，保证充足睡眠，适度进行户外活动(如散步、游泳)，增强心肺功能，但须避免在寒冷、干燥或空气污染严重时运动。家长还要做好病情监测，记录幼儿哮喘发作的时间、症状、持续时长，定期带幼儿到医院复查，根据病情调整治疗方案。同时，关注幼儿的心理状态，避免因疾病反复而出现焦虑、自卑等情绪问题，给予足够的关爱和鼓励。

9.2.3　缺铁性贫血

缺铁性贫血是儿童时期常见的血液系统疾病，其特征是，体内铁元素缺乏导致血红蛋白合成减少，进而引起红细胞携氧能力下降，造成全身组织器官缺氧。由于婴幼儿和学龄前儿童生长发育迅速，对铁的需求量大，若铁摄入不足或存在吸收障碍，极易发病。长期缺铁性贫血不仅会影响儿童的体格生长和智力发育，还会削弱免疫力，增加感染风险，需要家长和医护人员重点关注并及时干预。

1. 病因

儿童缺铁性贫血的病因主要涉及铁摄入不足、吸收障碍和丢失过多三个方面。在铁摄入不足上，婴幼儿若未及时添加含铁丰富的辅食，或长期以牛奶为主食(牛奶中铁含量低且吸收率仅10%)，难以满足生长发育需求；年长儿童若存在挑食、偏食习惯，不爱吃肉类、蛋类、绿叶蔬菜等含铁食物，也易引发贫血。铁吸收障碍方面，胃肠道疾病(如慢性腹泻、乳糖不耐受)会影响铁的吸收；同时，食物搭配不合理，如大量饮用浓茶、咖啡，其中的鞣酸、咖啡因会抑制铁吸收。铁丢失过多常见于慢性失血，如钩虫感染导致肠道慢性出血，或反复鼻出血、慢性炎症性肠病等，持续损耗体内铁储备，最终导致贫血。此外，早产、多胎的婴幼儿，因先天铁储备不足，出生后更易发生缺铁性贫血。

2. 症状

缺铁性贫血起病隐匿，早期症状不明显，随着病情进展而逐渐显现。轻度贫血时，儿童常表现为面色、口唇、甲床逐渐苍白，活动后易疲倦、乏力，注意力不集中，学习效率下降；稍严重时，会出现食欲减退、异食癖(如吃泥土、墙皮)，还可能伴有头晕、耳鸣、心慌等症状。婴幼儿可能表现为精神萎靡、不爱活动、对周围事物反应迟钝，甚至影响生长发育，出现身高、体重增长缓慢等情况。长期贫血还会使儿童免疫力降低，反复发生呼吸道、消化道感染；部分患儿会出现反甲(指甲变平、凹陷呈勺状)、舌炎等体征。若未及时治疗，严重贫血可能损害心脏功能，引发贫血性心脏病。

3. 预防与护理

预防缺铁性贫血，须从饮食和生活习惯入手。对于婴幼儿，应尽量保证母乳喂养至少4～6个月，母乳中的铁吸收率高达50%；6个月后及时添加含铁丰富且易吸收的辅食，如强化铁米粉、肝泥、肉泥、蛋黄、菠菜泥等。学龄前儿童要培养良好的饮食习惯，纠正挑食、偏食，保证膳食均衡，多摄入富含维生素C的食物(如橙子、草莓、猕猴桃)，以促进铁的吸收。此外，定期体检，筛查血常规，尤其是早产、低体重儿及有家族贫血史的儿童，须做到早发现、早干预。

护理方面，确诊缺铁性贫血后，须遵医嘱补充铁剂，如硫酸亚铁、富马酸亚铁，并搭配维生素C服用，提高铁的吸收率。补充铁剂时可能出现恶心、呕吐、便秘等副作用，建议在两餐之间服用，同时多吃富含膳食纤维的食物以缓解便秘。日常生活中，保证患儿充足睡眠，避免剧烈运动，减少氧耗；保持室内空气新鲜，注意保暖，预防感染。家长要关注患儿的情绪变化，贫血可能导致幼儿易烦躁、注意力不集中，须耐心引导和陪伴。定期复查血常规，根据血红蛋白水平调整治疗方案，一般在血红蛋白恢复正常后，仍须继续补充铁剂2～3个月，以补足铁储备，防止贫血复发。

9.2.4　维生素D缺乏性佝偻病

维生素D缺乏性佝偻病是一种因儿童体内维生素D不足，出现钙、磷代谢紊乱，进而影响骨骼正常生长发育的营养性疾病，常见于2岁以下婴幼儿。维生素D可促进肠道对钙、磷的吸收，使血液中钙、磷浓度维持稳定，对骨骼矿化和生长至关重要。一旦缺乏，骨骼无法正常钙化，会出现骨骼畸形、生长迟缓等问题，严重影响儿童健康，若早期干预不当，还可能遗留不可逆的骨骼后遗症。

1. 病因

维生素D缺乏性佝偻病的病因主要包括维生素D摄入不足、日照缺乏、生长过速及疾病影响四个方面。在摄入不足上，母乳虽营养丰富，但维生素D含量低(每升仅含20～60国际单位)，若婴儿未及时补充维生素D制剂，或人工喂养时选用的配方奶粉维生素D强化不足，易导致发病；儿童挑食、偏食，不爱吃富含维生素D的食物(如深海鱼类、蛋黄、动物肝脏)，也是重要诱因。日照缺乏方面，皮肤经紫外线照射合成维生素D是人体获取该营养素的主要途径，然而现代生活中，婴幼儿户外活动时间减少，尤其冬季衣物包裹严实、夏季过度防晒，均阻碍皮肤合成维生素D。生长过速也是危险因素，早产、多胎及快速生长期的儿童，对维生素D需求量远超普通孩子，若补充不及时，极易缺乏此营养素。此外，胃肠道疾病(如慢性腹泻、肠道吸收不良综合征)会影响维生素D和钙的吸收；肝肾疾病则可能干扰维生素D的活化过程，进而引发佝偻病。

2. 症状

维生素D缺乏性佝偻病的症状随病情进展而变化，临床分为初期、激期、恢复期和后遗症期。初期多见于6个月以内婴儿，主要表现为神经兴奋性增高，如易激惹、烦躁、多汗(与季节无关，尤其头部出汗明显)，因汗液刺激，婴儿常摇头擦枕，导致枕秃；但此阶段骨骼改变不明显，易被忽视。进入激期，6个月以内婴儿以颅骨改变为主，前囟边缘软、颅骨薄，轻按有"乒乓球"样感觉；7～8个月患儿，额骨和顶骨双侧骨样组织增生呈对称性隆起，形成"方颅"；1岁左右患儿，可见肋骨串珠(肋骨与肋软骨交界处膨大)、鸡胸或漏斗胸，影响呼吸功能；学步期儿童因骨质软化，下肢承受体重后可出现"O"型腿或"X"型腿。同时，患儿还会有生长迟缓、出牙延迟、囟门闭合晚等表现，免疫力下降，易反复发生呼吸道感染。恢复期经规范治疗后，临床症状逐渐减轻或消失；后遗症期多见于2岁以后儿童，残留不同程度的骨骼畸形，如鸡胸、"O"型腿或"X"型腿，影响体态和运动能力。

3. 预防与护理

预防佝偻病，须从围生期开始重视，孕妇应多晒太阳，饮食中增加富含维生素D和钙的食物，必要时遵医嘱补充维生素D制剂。婴儿出生后，提倡母乳喂养，并于出生后数天开始补充维生素D，每日400～800国际单位，直至2岁；无法母乳喂养或母乳不足者，选择强化维生素D的配方奶粉。鼓励儿童多进行户外活动，保正每天至少2小时日照时间，尤其是春、夏、秋季，让皮肤充分接触阳光，但要避免正午暴晒，防止晒伤。对于早产、双胎或低出生体重儿，出生后应加大维生素D补充剂量。

确诊佝偻病后，须在医生指导下加大维生素D剂量，必要时补充钙剂，同时定期监测血钙、磷及骨骼X线变化。日常护理中，给患儿提供富含钙、磷和蛋白质的食物，如牛奶、豆类、鱼虾等，促进骨骼生长。避免过早让患儿坐、站、走，防止骨骼畸形加重；对于已出现骨骼畸形的患儿，可在医生指导下通过运动矫正(如俯卧撑改善鸡胸)、佩戴矫形支具等方式治疗。此外，保持皮肤清洁、干燥，及时擦干汗液，防止因多汗而引发皮肤感染；密切关注患儿生长发育情况，定期体检，评估治疗效果，帮助患儿早日恢复健康。

9.2.5 肺炎

儿童肺炎是一种常见且对健康危害较大的下呼吸道感染性疾病，主要指终末气道、肺泡和肺间质的炎症，多发于婴幼儿及学龄前儿童，四季均可发病，在冬、春寒冷季节或气候骤变时更为高发。肺炎不仅会影响儿童的呼吸功能，严重时还可能引发呼吸衰竭、心力衰竭等并发症，甚至危及生命，是导致儿童住院和死亡的重要原因之一，需要家长和医护人员高度警惕。

1. 病因

儿童肺炎的病因复杂，主要包括感染性因素和非感染性因素。感染性因素中，病毒、细菌、支原体是最常见的病原体。病毒以呼吸道合胞病毒、流感病毒、腺病毒为主，多见于婴幼儿；细菌感染中，肺炎链球菌最为常见，易引发重症肺炎；肺炎支原体则在学龄期儿童中较为多见。此外，真菌、衣原体等也可能导致肺炎。非感染性因素方面，吸入异物(如奶液、食物颗粒)、过敏反应、环境因素(如空气污染、居住环境拥挤)，以及儿童自身免疫力低下(如营养不良、先天性心脏病、免疫缺陷病)，都可能增加肺炎的发病风险。例如，早产儿因肺部发育不成熟、免疫功能不完善，患肺炎的概率显著高于足月儿。

2. 症状

儿童肺炎的症状轻重不一，典型症状包括发热、咳嗽、气促和呼吸困难。发热表现多样，可为高热(体温超过38.5℃)或低热，部分患儿也可能无发热症状；咳嗽频繁，初期多为刺激性干咳，后期可伴有咳痰，痰液可为白色黏液痰或黄色脓性痰；气促表现为呼吸频率加快，婴儿可达每分钟60次以上，大龄儿童每分钟40次以上，同时伴有鼻翼扇动、吸气时胸骨上窝、锁骨上窝、肋间隙凹陷(三凹征)；严重时，患儿会出现口唇、甲床发绀，精神萎靡或烦躁不安，甚至昏迷、抽搐。此外，还可能伴有食欲减退、呕吐、腹泻等胃肠道症状，较小的婴儿可能出现拒奶、呛奶等情况。听诊时，医生可在患儿肺部听到固定的中、细湿啰音，这是肺炎的重要体征之一。值得注意的是，新生儿和小婴儿肺炎症状可不典型，仅表现为呼吸增快、口吐白沫、反应差、体温不升等，容易漏诊。

3. 预防与护理

预防儿童肺炎，首先要增强儿童免疫力，保证充足睡眠，合理膳食，多摄入富含维生素和蛋白质的食物，适当进行户外活动，如散步、慢跑，以提高机体抵抗力。按时接种疫苗是关键预防措施，如肺炎球菌疫苗、流感疫苗、Hib疫苗(b型流感嗜血杆菌疫苗)，可有效降低肺炎的发病风险。在日常生活中，要保持室内空气流通，定期开窗通风，降低室内病原体浓度；避免儿童前往人员密集、空气不流通的场所，在呼吸道疾病高发期尤其如此；教导儿童养成良好的卫生习惯，勤洗手，避免用手触摸口鼻，减少病原体感染机会。对于有基础疾病或免疫力低下的儿童，更应加强防护。

护理方面，肺炎患儿须保证充足休息，发热时可采用物理降温(如温水擦浴)，体温超过38.5℃时，遵医嘱使用退烧药；鼓励患儿多饮水，以稀释痰液，便于咳出；饮食以清淡、易消化的流食或半流食为主，如米粥、面条、鸡蛋羹等，保证营养摄入。遵医嘱按时、足量使用抗生素(细菌感染时)、抗病毒药物(病毒感染时)或抗支原体药物，不可随意停药或增减剂量。密切观察患儿的呼吸、体温、精神状态等变化，若出现呼吸困难加重、持续高热不退、烦躁不安等情况，应及时就医。对于痰液黏稠、不易咳出的患儿，可在医生指导下进行雾化吸入治疗，稀释痰液，并帮助患儿翻身、拍背，促进痰液排出，保持呼吸道通畅。

9.2.6　腹泻

儿童腹泻是指儿童排便次数明显超过平日习惯频率，且粪便性状改变，呈稀水样、蛋花汤样或含有黏液脓血。腹泻是儿科常见病症之一，尤其高发于婴幼儿阶段。由于儿童消化系统发育尚不完善，肠道菌群不稳定，腹泻不仅会影响营养吸收，还可能引发脱水、电解质紊乱等严重后果，长期慢性腹泻更会阻碍儿童生长发育，因此须及时识别病因并科学应对。

1. 病因

儿童腹泻的病因主要包括感染性与非感染性两大类。感染性因素中，病毒感染最为常见，轮状病毒、诺如病毒是婴幼儿秋季腹泻的主要病原体，常通过粪—口途径传播；细菌感染(如大肠杆菌、痢疾杆菌)多因食用被污染的食物或水而引发；此外，寄生虫(如贾第虫)、真菌也可能导致肠道感染。非感染性因素方面，饮食不当是重要诱因，如喂养过量、突然更换奶粉、过早添加辅食，或食用生冷、油腻、不洁食物，均会扰乱肠道正常消化功能；过敏因素中，牛奶蛋白过敏、食物不耐受(如乳糖不耐受)也会引发腹泻；气候变化导致腹部受凉，同样可能影响肠道蠕动，引起腹泻。此外，某些药物(如抗生素)的副作用也可能破坏肠道菌群平衡，诱发腹泻。

2. 症状

儿童腹泻的症状根据病因和严重程度有所不同。病毒感染性腹泻起病急，常伴有发热、呕吐，随后出现频繁水样便，每日可达十余次，粪便呈蛋花汤样，无明显腥臭味；细菌感染性腹泻多表现为黏液脓血便，伴有腹痛、里急后重感，患儿常有发热、精神萎靡等全身症状；饮食不当引起的腹泻，粪便中可见未消化食物残渣，伴有酸臭味，患儿可能出现腹胀、食欲减退等症状；过敏性腹泻则在进食过敏食物后迅速发作，除腹泻外，还可能出现皮疹、瘙痒等过敏症状。严重腹泻会导致脱水，表现为口唇干燥、尿量减少、眼窝凹陷、皮肤弹性变差，若不及时纠正，可能引发休克、电解质紊乱(如低钠、低钾)等危及生命的并发症。

3. 预防与护理

预防婴幼儿腹泻，须从饮食卫生、日常护理和增强免疫力三方面着手。饮食上，保证食物新鲜、清洁，餐具定期消毒，避免给婴幼儿食用生冷或过期食物；尽量坚持母乳喂养，母乳中的免疫物质可降低腹泻风险；添加辅食时遵循由少到多、由单一到多样的原则，避免一次添加多种新食物。日常护理中，培养儿童良好的卫生习惯，饭前便后洗手，防止病从口入；注意腹部保暖，根据气温变化增减衣物；避免滥用抗生素，防止肠道菌群失调。此外，适当进行户外活动，合理膳食，保证充足睡眠，有助于增强儿童免疫力。

腹泻发生时，首先要预防脱水，可口服补液盐(ORS)，少量多次喂服，及时补充丢失的水分和电解质；调整饮食结构，以清淡易消化的食物为主，如米粥、面条等，避免油腻、刺激性食物，母乳喂养的婴儿可继续哺乳，但须缩短每次喂奶时间；对于细菌感染引起的腹泻，须遵医嘱足量足疗程使用抗生素；病毒感染通常无特效药物，以对症治疗为主。同时，密切观察患儿的精神状态、尿量、大便次数及性状，若出现高热不退、血便、严重脱水等症状，应立即就医。每次排便后，用温水清洗臀部，涂抹护臀膏，防止尿布疹发生。

9.2.7　龋齿

龋齿，俗称"蛀牙"，是儿童常见的口腔疾病，指在细菌、食物、宿主(牙齿)和时间等多因素作用下，牙齿硬组织被逐渐破坏的慢性进行性疾病。由于儿童爱吃甜食且口腔清洁意识薄弱，乳牙矿化程度低，龋齿发病率显著高于成人。若不及时治疗，龋齿不仅会引发疼痛、影响咀嚼和营养吸收，还可能波及牙髓、根尖周组织，甚至影响恒牙发育和面部美观。

1. 病因

龋齿的发生遵循"四联因素理论"，需要细菌、食物、宿主和时间共同作用。首先，口腔内变形链球菌等致龋菌会黏附在牙齿表面，形成牙菌斑；其次，儿童常食用的糖果、饼干、饮料等高糖食物，经细菌发酵产酸，持续腐蚀牙齿；再者，乳牙结构特点(如牙釉质、牙本质较薄)和较弱的口腔自洁能力，使牙齿更易被酸侵蚀；最后，上述因素长期作用，导致牙齿硬组织脱矿、崩解，形成龋洞。此外，口腔卫生习惯差、唾液分泌不足、乳牙排列不齐、缺乏氟元素补充等，也会增加龋齿风险。

2. 症状

龋齿的症状随病变进展而变化。初期表现为牙齿表面白垩色斑块，此时患儿多无自觉症状，仅在体检时被发现；随着龋损加深，牙齿表面形成龋洞，遇冷热酸甜刺激时，可能出现短暂酸痛，刺激去除后疼痛消失；若龋洞累及牙髓，会引发剧烈疼痛，尤其夜间疼痛加剧，伴有牙齿咬合痛、牙龈肿胀，甚至出现面部肿痛、发热等全身症状；严重时，龋坏牙齿可成为残根残冠,影响咀嚼功能,导致偏侧咀嚼,进而使得颌面部发育不对称。此外,龋齿还可能导致乳牙早失,影响恒牙正常萌出和排列。

3. 预防与护理

预防龋齿须从多方面入手。日常生活中,应培养儿童良好的口腔卫生习惯,2岁后可在家长帮助下使用儿童含氟牙膏刷牙,每日早晚各一次,每次刷牙时间不少于2分钟,采用巴氏刷牙法,确保牙齿各面清洁;餐后及时漱口,减少食物残渣残留。控制儿童糖分摄入,少吃糖果、甜饮料、糕点,进食后及时清洁口腔。定期带儿童进行口腔检查,每3~6个月一次,以便早期发现龋齿并干预;对于易患龋的牙齿,可进行窝沟封闭,隔绝细菌和食物残渣;适量补充氟元素,如使用含氟牙膏、饮用氟化水,增强牙齿抗龋能力。

一旦发现龋齿,须及时就医治疗,根据龋坏程度选择补牙、根管治疗等。治疗后,继续保持良好的口腔卫生习惯,避免用患牙咬硬物,防止填充物脱落。若儿童因龋齿疼痛而影响进食和睡眠,可在医生指导下适当使用止痛药物缓解症状。此外,家长要以身作则,帮助孩子树立正确的护牙观念,鼓励孩子主动维护口腔健康,降低龋齿复发风险。

9.2.8　痱子

痱子是夏季或高温湿热环境下儿童常见的皮肤病,当汗腺导管堵塞、汗液排出不畅时,汗液潴留并渗入周围组织,进而引发痱子。婴幼儿及学龄前儿童汗腺功能发育不完善、皮肤娇嫩,且活动量大,易出汗,若未及时散热、清洁,更易发病。痱子虽不严重,但常引起皮肤瘙痒、刺痛,影响孩子的舒适度和睡眠,若抓挠破溃,还可能继发感染。

1. 病因

痱子的形成主要与高温、高湿环境及个体因素相关。当环境温度升高、空气湿度大时,人体出汗增多,若汗液无法及时蒸发,就会使汗腺导管内压力增高,导致导管破裂,汗液外渗到周围组织,刺激皮肤,引发炎症反应。儿童汗腺调节功能较弱,加之衣物不透气、长时间被抱在成人怀中,散热差,或皮肤褶皱处(如颈部、腋窝、腹股沟)清洁不足,更容易出现汗液潴留的情况。此外,肥胖儿童因皮下脂肪厚,汗腺相对集中,出汗后不易蒸发,也是痱子的高发人群。

2. 症状

根据痱子的类型不同,症状表现也有所差异。白痱最为常见,多见于新生儿及高热、大量出汗者,表现为针尖至针头大小的浅表性小水疱,疱壁薄、清亮,周围无红晕,易破,一般无自觉症状,1~2天内可自行吸收,留有细小鳞屑。红痱则好发于颈部、肘窝、腋窝等部位,表现为成批出现的圆而尖的针头大小密集丘疹或丘疱疹,周围有轻度红晕,皮疹常成批出现,自觉有轻微烧灼及刺痒感,搔抓后可出现抓痕、血痂,若继发感染,还会形成脓疱。脓痱多由红痱发展而来,好发于皮肤褶皱处及头颈部,表现为顶端有针头大小浅表脓疱,脓疱内容常为无菌性或非致病性球菌。深痱常见于反复发生红痱的患者,表现为密集分布的肤色小水疱,不痒,正常皮肤纹理加深,一般无全身症状,但在发热消退过程中可成批出现。

3. 预防与护理

预防痱子关键在于保持皮肤干爽和环境凉爽。夏季尽量将室内温度控制在26~28℃，湿度保持在40%~60%，可使用空调、风扇等设备调节。给幼儿穿上宽松、透气的棉质衣物，勤换洗衣物，尤其是出汗后及时更换。洗澡时可使用温水，避免使用刺激性强的肥皂或沐浴露，洗完澡后用柔软的毛巾轻轻擦干，特别是皮肤褶皱处。避免幼儿长时间在高温环境中活动，出汗较多时可适当补充水分和电解质。

若幼儿已长痱子，可局部外用炉甘石洗剂，起到清凉、收敛、止痒的作用；若痱子局部有破损或继发感染，可涂抹红霉素软膏、莫匹罗星软膏等抗生素药膏。避免幼儿搔抓患处，防止感染加重，可给幼儿修剪指甲，睡觉时给幼儿戴上手套。饮食上以清淡、易消化的食物为主，多吃新鲜蔬菜水果，少吃辛辣、油腻食物。若痱子持续不消退或出现高热、皮疹范围扩大等症状，应及时就医。

9.2.9　弱视

弱视是一种在儿童视觉发育关键期(0~8岁)出现的常见眼科疾病，指眼部无明显器质性病变，但单眼或双眼最佳矫正视力低于同龄正常儿童，且无法通过配镜等常规方法达到正常水平。弱视会导致儿童视力低下、立体视觉缺失，进而影响学习和生活，若错过3~6岁的黄金治疗期，还可能造成永久性视功能损害，甚至导致双眼视功能丧失，因此早期发现和干预至关重要。

1. 病因

弱视的形成主要与视觉发育过程中异常的视觉经验有关。最常见的原因是斜视，当双眼无法同时注视同一物体时，大脑会主动抑制斜视眼的视觉信号，久而久之，导致该眼视力发育停滞；屈光参差也是重要诱因，即双眼近视、远视或散光度数相差较大，大脑倾向于接收清晰眼的图像，模糊眼因长期得不到有效刺激而发展为弱视；高度屈光不正(如高度近视、远视、散光)若未及时矫正，同样会阻碍视网膜清晰成像，影响视觉发育；此外，先天性白内障、上睑下垂等眼病会遮挡视线，剥夺眼睛接受正常光刺激的机会，也可能引发形觉剥夺性弱视。

2. 症状

弱视初期症状隐匿，不易察觉。患儿常表现为视物模糊，喜欢凑近物体观察，或看东西时歪头、眯眼，以代偿视力不足；在进行串珠子、拼图等精细活动时，动作比同龄人笨拙；部分患儿会出现单眼斜视，或双眼协调能力差，如走路容易摔跤、拿东西时手眼不协调；视力检查可发现，弱视眼的矫正视力低于正常标准(3~5岁儿童低于0.6，6~8岁儿童低于0.8)，且双眼视力存在明显差异。若家长发现孩子频繁揉眼、抱怨看不清黑板，或存在眼部外观异常，须警惕弱视风险。

3. 预防与护理

预防弱视的关键在于早期筛查，建议儿童在3岁左右进行首次全面视力检查，此后每年复查，以便及时发现屈光异常和眼部疾病；孕期准妈妈应避免感染风疹、巨细胞病毒等病原体，降低胎儿先天性眼病的发生风险；婴幼儿时期，注意保持室内光线充足且均匀，避免孩子长时间注视过近或过小的物体；对于存在家族弱视、斜视病史的儿童，或早产儿、低体重儿等高危儿童，须增加检查频率。

一旦确诊弱视，应立即采取治疗措施。最基础的方法是通过佩戴合适的眼镜矫正屈光不正，为视网膜提供清晰图像；遮盖疗法也是常用手段，即遮盖视力较好的眼睛，强制弱视眼使用，促进其视觉功能发育；还可结合视觉训练，如穿珠子、描图、使用弱视训练软件等，刺激弱视眼的视觉细胞；对于由眼病导致的形觉剥夺性弱视，须及时手术治疗(如先天性白内障摘除术)。在治疗过程中，家长须严格监督孩子遵医嘱戴镜、遮盖，并定期复诊、调整治疗方案；同时关注幼儿的心理状态，避免因外观改变或治疗周期长而产生自卑情绪，鼓励幼儿坚持治疗，多数弱视儿童通过规范干预可显著改善视力，恢复正常视功能。

9.2.10　肥胖

儿童肥胖是指儿童体内脂肪堆积过多，超过同性别、同身高儿童正常体重标准，是一种常见的营养性疾病。近年来，随着生活方式改变和高热量饮食普及，儿童肥胖发生率逐年上升。肥胖不仅会影响儿童的体态外观，还可能引发高血压、糖尿病、脂肪肝等代谢性疾病，同时对心理健康造成负面影响，如自卑、社交退缩等。长期来看，儿童期肥胖还会增加成年后肥胖及相关慢性病的发病风险，因此须引起家长和社会的高度重视。

1. 病因

儿童肥胖的发生是遗传、环境和生活方式等多种因素共同作用的结果。遗传方面，若父母一方肥胖，孩子肥胖的概率约为40%；若父母双方均肥胖，孩子肥胖的概率则为70%~80%，这是因为遗传基因会影响脂肪代谢和能量平衡调节。环境因素中，现代生活方式的改变是主要诱因，如高热量、高脂肪、高糖的"三高"饮食(如快餐、甜品、含糖饮料)摄入过多，而蔬菜、水果等富含膳食纤维的食物摄入不足；同时，儿童久坐时间增加，户外活动减少，电子设备使用时间过长，导致能量消耗降低，多余热量转化为脂肪堆积。此外，睡眠不足也可能影响激素分泌(如胰岛素、瘦素失衡)，进而干扰新陈代谢，增加肥胖风险。部分疾病，如甲状腺功能减退、肾上腺皮质增生症等，也可能导致病理性肥胖，但相对少见。

2. 症状

儿童肥胖主要表现为体重超过同年龄、同身高儿童的正常标准，一般以体重指数(BMI)衡量，当BMI超过同性别、同年龄儿童第95百分位时，即可诊断为肥胖。外观上，肥胖儿童皮下脂肪明显增厚，尤其是腹部、臀部、大腿等部位，部分男孩因胸部脂肪堆积，可能出现乳房假性发育；还可能伴随黑棘皮症，即在颈部、腋窝、腹股沟等皮肤褶皱处出现黑色、天鹅绒样增厚的斑块，提示存在胰岛素抵抗。此外，肥胖儿童常伴有体力下降、活动耐力差等情况，稍微运动就容易气喘吁吁；部分孩子因体重过重，会出现下肢关节疼痛、扁平足等问题。心理方面，肥胖儿童可能因体型问题而遭受同伴嘲笑，从而产生自卑、焦虑、抑郁等不良情绪，影响社交和学习。

3. 预防与护理

预防儿童肥胖须从饮食、运动和生活习惯等多方面入手。饮食上，倡导均衡膳食，控制高热量食物的摄入，增加蔬菜、水果、全谷物和优质蛋白质(如瘦肉、鱼类、豆类)的比例；减少含糖饮料、油炸食品和零食的供给，避免用食物作为奖励或安慰手段。运动方面，保证儿童每天至少进行60分钟的中等强度户外活动，如跑步、跳绳、游泳、球类运动等，减少看电视、玩电子游戏等久坐时间。培养规律作息习惯，保证充足睡眠(学龄前儿童每天10～13小时，学龄儿童9～12小时)，有助于维持激素平衡和旺盛的新陈代谢。

对于已肥胖的儿童，护理重点在于科学减重，避免极端节食。在医生或营养师指导下，建立个性化饮食计划，控制每日总热量摄入，但须保证营养均衡，避免影响生长发育；同时结合规律运动，逐步增加运动量和运动强度，促进脂肪消耗。家长要以身作则，树立健康生活方式榜样，鼓励幼儿参与家务劳动和集体运动，增强自信心；关注幼儿的心理健康，给予理解和支持，避免使用负面语言评价其体型，必要时寻求心理医生的帮助。定期监测体重、身高和BMI变化，评估减重效果，及时调整干预方案。

9.2.11　中耳炎

儿童中耳炎是累及中耳(包括咽鼓管、鼓室、鼓窦及乳突气房)全部或部分结构的炎性病变，是儿童常见的耳部疾病。由于儿童咽鼓管短、平、宽的生理特点，病原体容易侵入其中耳，引发炎症。中耳炎不仅会导致耳痛、听力下降，若治疗不及时，还可能影响儿童语言发育和学习能力，严重时甚至引发鼓膜穿孔、颅内感染等并发症，因此须早发现、早干预。

1. 病因

儿童中耳炎的发病原因主要与感染、咽鼓管功能异常和免疫因素相关。感染方面，上呼吸道感染(如感冒、流感、鼻窦炎)是最常见的诱因，细菌(肺炎链球菌、流感嗜血杆菌)或病毒通过咽鼓管蔓延至中耳，引发炎症；擤鼻涕方式不当、躺着喝奶时乳汁逆流进入咽鼓管，也会将病原体带入中耳。咽鼓管功能异常是关键因素，儿童咽鼓管比成人的更短、更宽且平直，当腺样体肥大、鼻腔堵塞时，咽鼓管的正常通气和引流功能受阻，中耳内形成负压，导致渗出物积聚，诱发分泌性中耳炎。此外，儿童免疫系统尚未发育完善，抗感染能力较弱，也是中耳炎高发的原因之一；过敏体质儿童因鼻腔黏膜肿胀，同样会影响咽鼓管功能。

2. 症状

儿童中耳炎的症状因类型不同而有所差异。急性化脓性中耳炎起病急，患儿常出现高热(体温可达39℃以上)、畏寒、食欲减退等全身症状，同时伴有耳深部刺痛或搏动性跳痛，婴幼儿因无法表达，发作时多表现为抓耳、哭闹不安、夜间惊醒；随着病情进展，鼓膜穿孔后，脓液流出，疼痛可有所缓解。分泌性中耳炎主要症状为耳闷、听力下降，患儿可能出现对声音反应迟钝、看电视音量调大等表现，部分患儿自述耳内有"嗡嗡"声或闭塞感；若长期未愈，可能导致听力持续性下降，影响语言发育。此外，无论是哪种类型的中耳炎，若炎症扩散，还可能引发耳鸣、眩晕，甚至出现发热、头痛等颅内感染症状。

3. 预防与护理

预防中耳炎，须减少上呼吸道感染的发生，保证儿童充足睡眠，加强锻炼，增强免疫力；在呼吸道疾病高发期，避免前往人员密集场所。日常生活中，教导儿童正确擤鼻涕的方法(按压一侧鼻翼，轻轻擤出另一侧鼻涕)，防止鼻腔分泌物逆行进入咽鼓管；给婴幼儿喂奶时保持头高脚低位，避免躺着喝奶；及时治疗鼻腔、口腔疾病，如腺样体肥大、扁桃体炎等。

若幼儿确诊中耳炎，须遵医嘱足量、足疗程使用抗生素(细菌感染时)或其他药物治疗，不可随意停药；对于鼓膜穿孔、有脓液流出的患儿，可用干净棉签轻轻擦拭外耳道，但避免深入耳道，损伤鼓膜。日常保持耳部清洁、干燥，洗澡、游泳时可佩戴耳塞，防止污水进入耳朵；避免用力擤鼻或按压患耳。密切观察患儿症状变化，若出现高热不退、头痛加剧、听力明显下降等情况，应及时就医。对于分泌性中耳炎导致听力下降的儿童，可在医生指导下进行听力训练，帮助恢复听觉功能。

任务 9.3　传染病基本知识

☆ 案例导入

幼儿手上起疹子，是手足口病吗？

小二班林老师组织手指操，发现4岁的思思频繁揉搓左手。检查发现，思思左手背有米粒大小的红疹，周围带红晕。联想到手足口病症状，林老师立即暂停其集体活动，带至一旁询问。思思表示手上发痒，口腔无不适。

林老师随即联系保健医生王医生，并详细说明情况。王医生携带工具赶来，检查思思口腔黏膜、脚掌、臀部等部位，未发现疱疹及皮疹，但考虑到手足口病初期症状不典型，仍将思思安置在保健室隔离观察间。在观察间，王医生每半小时监测体温与精神状态，持续观察皮疹变化。同时，林老师联系思思家长："发现思思左手背起疹，已隔离观察，建议带思思就医，确认是否为手足口病。"家长表示马上来园。

等待期间，班级教师用含氯消毒液对思思使用过的玩具、餐具、桌椅等进行擦拭、消毒，同时加强教室通风。为避免其他幼儿恐慌，教师解释道："思思身体有些小变化，现在去保健室休息，确认没事后就回来。"

1小时后，思思家长抵达。王医生告知观察情况："目前其他部位无典型症状，但手足口病早期表现多样，就医确诊更稳妥。注意清淡饮食，避免抓挠。"家长带思思前往医院。

当天下午，林老师电话回访得知，经医生检查，思思确诊为普通接触性皮炎，排除手足口病。林老师将结果告知同事与保健室，并持续关注班级其他幼儿身体状况。此次事件中，幼儿园对幼儿起疹症状进行谨慎的排查处理，既保障了幼儿的健康和安全，又消除了家长与其他幼儿的担忧。

幼儿手上起疹子并不一定意味着得了手足口病。手足口病的典型症状除了手部皮疹外，通常还伴有口腔黏膜疱疹、疼痛，以及脚掌、臀部等部位出现的皮疹或疱疹，部分患儿可能伴有发热、食欲不振、精神不佳等全身症状。然而在发病初期，症状可能并不明显或不典型。就如案例中的思思，仅手部起疹，无其他典型症状，最终被确诊为接触性皮炎。因此，当发现幼儿手上起疹子时，不能仅凭单一症状就判定其为手足口病，须密切观察身体其他部位是否出现相关症状，监测幼儿精神状态和体温变化，并及时送医，由专业医生通过详细检查和诊断来明确病因，以便采取针对性的治疗和护理措施。

9.3.1　认识传染病

1. 传染病的概念

传染病是指由细菌、病毒、真菌、寄生虫等病原体引起的，具有传染性和流行性的疾病。病原体侵入人体或动物体后，会在体内生长、繁殖，并通过特定途径，如空气、接触、血液、母婴等方式传播给其他易感者，从而导致疾病在人群或动物群体中扩散，甚至引发大规模流行。幼儿自身免疫系统发育不完善，免疫机能差，易受传染而致病。在托幼机构中，幼儿相互间接触频繁，容易造成传染病的发生和流行。

2. 传染病的基本特征

1) 病原体

每种传染病都对应着特定的致病微生物，例如结核杆菌引发肺结核，疟原虫引发疟疾，等等。正是这些特定的病原体，决定了传染病的发病机制与临床症状。

2) 传染性

传染性是传染病与非传染性疾病的本质区别。传染病的传染性体现在病原体可通过多种途径传播。其中，呼吸道传播较为常见，流感、麻疹等疾病可通过患者咳嗽、打喷嚏时产生的飞沫进行传播；消化道传播则依赖污染的食物和水源，如细菌性痢疾的传播；虫媒传播以蚊虫等为媒介，疟疾便是通过蚊子叮咬实现传播；接触传播涵盖血液、性接触等途径，像艾滋病的传播；母婴传播则是乙肝病毒等病原体从母体传给胎儿的方式。这些传播途径的存在，使得传染病能够在人群中扩散，进而表现出流行性特征。

3) 流行性

流行性是传染病在人群中传播程度的体现。在人群免疫力低下、环境适宜等条件下，传染病的传播范围和速度会发生变化。当病例呈分散发生的状态，无明显流行趋势时，称为散发；若发病率显著高于当地常年平均水平，即为流行；若传播范围跨越国界或洲界，如流感大流行，则属于大流行；而当局部地区短时间内突然出现大量病例时，像学校内的水痘暴发，这种情况称为暴发。传染病的流行特征与人群对病原体的免疫性密切相关。

4) 免疫性

人体感染病原体后，免疫系统会作出反应，通常会产生特异性免疫，形成对该病原体的抵抗力，这便是传染病的免疫性特征。不过，不同传染病的免疫持续时间存在显著差异。例如，麻疹患者痊愈后，体内产生的免疫记忆细胞可提供终身免疫；而流感病毒容易发生变异，导致人体的免疫保护持续时间较短，需要每年接种疫苗。基于传染病的这些特性，预防与控制工作显得尤为重要。

5) 病程发展具有一定的规律性

传染病发生、发展和恢复通常需要经历以下四个时期。

(1) 潜伏期。从病原体侵入人体至最初出现症状的时间段称为潜伏期。潜伏期的长短因病原体种类、数量、毒性以及人体免疫力的差异而不同：大多数传染病的潜伏期为几天至几十天，少数传染病(如艾滋病)的潜伏期可长达数月甚至数年。多数传染病的潜伏期相对恒定，这一特性可用于确定检疫期限——通常以该传染病的最长潜伏期为依据，以便及时发现和隔离潜在感染者。

(2) 前驱期。对于起病缓慢的传染病，前驱期表现为共有的一般性症状，如头痛、发热、疲乏、食欲不振等。由于这些症状缺乏特异性，患儿在此阶段易被忽视或误诊。值得注意的是，前驱期内传染病已具备传染性，须警惕传播风险。但部分起病急骤的传染病(如霍乱)可能不会出现前驱期，直接进入症状明显期。

(3) 症状明显期。随着病情进展，传染病会逐渐显现出特异性症状，不同疾病在发热持续时间、皮疹类型、出疹时间、器官受累表现等方面差异显著。例如，麻疹以持续高热、麻疹黏膜斑及全身性斑丘疹为特征，而水痘则表现为发热伴皮肤黏膜分批出现的斑疹、丘疹、疱疹和结痂。这些典型症状成为临床诊断的重要依据。

(4) 恢复期。在此阶段，患者体温逐渐恢复正常，主要症状和体征减轻或消失，机体免疫力逐步回升，病理状态向正常生理状态过渡。部分传染病患者在恢复期结束后仍可能携带病原体(如伤寒)，成为潜在传染源，须注意隔离和监测。少数情况下，恢复期可能出现病情反复(如疟疾复发)或并发症(如流行性脑脊髓膜炎的神经系统后遗症)，须进一步观察和治疗。

幼儿常见的传染病有流行性感冒、流行性腮腺炎、手足口病、疱疹性口腔炎、流行性乙型脑炎、传染性肝炎、水痘、风疹、麻疹、幼儿急疹、猩红热、细菌性痢疾、流行性脑脊髓膜炎、急性结膜炎等。传染病对公共卫生安全构成严重威胁，其预防和控制须从传染源、传播途径和易感人群三个环节入手。在控制传染源方面，对患者进行隔离治疗，对病原携带者实施健康管理，对感染动物采取无害化处理；切断传播途径的措施包括加强环境消毒、推广公筷公勺、规范佩戴口罩、开展灭蚊灭鼠等；对易感人群的保护则主要通过接种疫苗来实现，如新冠疫苗、乙型肝炎疫苗，同时辅以加强营养摄入和体育锻炼等方式，提升人群整体免疫力。

3. 传染病的流行规律

传染病的传播、流行必须同时具备三个基本环节，即传染源、传播途径和易感人群，缺少其中任何一个环节都不会形成传染病的流行。

1) 传染源

传染源是指体内有病原体生长、繁殖，并能将病原体排出体外的人或动物，是传染病传播的起始点，其主要分为以下三类。

(1) 患者。患者包括急性期患者、慢性患者以及轻型或隐性感染者。急性期患者症状明显，排出病原体数量多、传染性强；慢性患者病程长，长期排菌；轻型或隐性感染者因症状轻微或无症状，易成为隐匿传染源，如新冠病毒无症状感染者。

(2) 病原携带者。病原携带者分为潜伏期携带者、恢复期携带者和健康携带者。潜伏期携带者在潜伏期就能排出病原体；恢复期携带者在症状消失后仍持续排菌；健康携带者无病史但携带病原体，如健康人群携带脑膜炎奈瑟菌。

(3) 受感染的动物。一些人畜共患病的病原体可在人和动物间传播，如狂犬病、布鲁氏菌病；还有部分动物间传染病在特定条件下会跨物种传播给人类，如禽流感。

2) 传播途径

传染病的传播途径是指病原体从传染源排出后，侵入易感者体内所经过的路径。不同病原体借助特定媒介或方式实现传播，主要可归纳为以下九类。

(1) 空气飞沫传播。空气飞沫传播是呼吸道传染病的主要传播方式。当传染源咳嗽、打喷嚏、说话时，会将含有病原体的飞沫排放到空气中。近距离接触时，易感者吸入带有病原体的飞沫即可感染，如流感病毒、新冠病毒、麻疹病毒等。此外，飞沫在空气中蒸发水分后形成飞沫核，可长时间悬浮并远距离传播，结核杆菌形成的飞沫核便是通过这种方式感染他人的；而较大的飞沫落在物体表面形成尘埃，若被易感者吸入，同样可能致病，例如白喉杆菌可通过尘埃传播。这类传播在人员密集、通风不良的场所(如教室、医院候诊区)尤为迅速，容易引发聚集性疫情。

(2) 经水传播。经水传播可分为饮用水污染和疫水接触两类。饮用水污染是指水源被病原体污染后，未经有效处理就饮用而导致的感染，例如，霍乱弧菌、甲型肝炎病毒污染水源后，引发群体性腹泻或甲肝暴发。历史上，伦敦宽街霍乱疫情便是水井被污染所致。疫水接触传播则是易感者接触含有病原体的水源(如河流、池塘)而感染，例如血吸虫病患者粪便中的虫卵污染水体，孵化出的幼虫可穿透接触者皮肤进入人体。洪涝灾害期间，饮用水供应系统受损和污水泛滥，常导致经水传播疾病风险显著升高。

(3) 经食物传播。经食物传播的病原体主要通过污染食物进入人体。一方面，被病原体污染的水源灌溉农作物、清洗食材，或食品加工过程中接触污染环境，均可使食物携带病原体，例如，沙门氏菌污染肉类引发食物中毒，诺如病毒污染贝类导致急性胃肠炎。另一方面，患病或带菌的食品加工人员也可能通过接触将病原体传播至食物，如痢疾杆菌可通过厨师的手污染凉拌菜。此外，食物储存条件不当导致病原体大量繁殖，如变质的剩菜中可能滋生肉毒杆菌，食用后引发严重中毒。

(4) 接触传播。接触传播分为直接接触和间接接触两种方式。直接接触传播不需要媒介参与，通过传染源与易感者的身体直接接触实现，如性病中的梅毒、淋病通过性接触传播，狂犬病通过病犬咬伤传播。间接接触传播则是易感者接触被病原体污染的物品而感染，例如手足口病病毒可污染玩具、餐具，儿童接触后经口感染；医院内患者使用过的床单、毛巾若未彻底消毒，也可能成为病原体传播载体。此外，母婴之间的皮肤接触、亲吻等行为，同样可能导致病原体传播，如单纯疱疹病毒可通过亲吻传染给婴幼儿。

(5) 虫媒传播。虫媒传播依赖节肢动物作为媒介，根据病原体在媒介体内的生物学特性，可分为生物性传播和机械性传播。生物性传播中，病原体在媒介生物体内经历发育、繁殖等过程后才具备传染性，例如，疟原虫在蚊子体内完成配子体发育，登革热病毒在伊蚊体内增殖；机械性传播则是媒介仅携带病原体，不参与其生物学变化，例如，苍蝇的足部、口器沾染痢疾杆菌、蛔虫卵，在接触食物时将病原体传播至食物。不同虫媒的活动习性和地理分布决定了相关传染病的流行特征，例如，按蚊主要在夜间活动，疟疾传播也多发生于夜间；而鼠疫的传播与鼠类和跳蚤的分布密切相关。

(6) 经土壤传播。经土壤传播的病原体主要通过土壤存活、繁殖并感染人体。部分病原体可在土壤中长期存活，例如，破伤风杆菌的芽孢在土壤中可存活数年，当人体皮肤上的伤口接触被污染的土壤时，芽孢在无氧环境下可转化为繁殖体并产生毒素，引发破伤风。钩虫卵在土壤中孵化出幼虫，幼虫可穿透人体皮肤(如赤脚接触土壤)，进入血液循环，最终到达人的小肠，发育为成虫，导致钩虫病。此外，炭疽杆菌的芽孢污染土壤后，若家畜接触或吞食污染土壤中的草，可引发动物炭疽，人类接触患病动物或畜产品后也可被感染。

(7) 垂直传播。垂直传播是指病原体由亲代传给子代的传播方式，主要包括宫内感染、分娩过程感染和产后感染。宫内感染是指病原体通过胎盘屏障感染胎儿，例如，风疹病毒、巨细胞病毒可在孕期感染胎儿，导致先天性畸形；梅毒螺旋体可穿透胎盘，引起先天性梅毒。分娩过程中，胎儿通过产道时接触含有病原体的分泌物或血液而感染，例如孕妇生殖道感染淋球菌，新生儿可在分娩时感染，引发淋球菌性结膜炎。产后感染主要通过哺乳或密切接触传播，例如，感染艾滋病病毒的母亲可通过母乳喂养将病毒传给婴儿，乙型肝炎病毒也可通过母婴间的皮肤黏膜接触传播。

(8) 血液、血制品传播。血液、血制品传播是指病原体通过输血、注射、器官移植或共用注射器等途径，直接进入人体血液循环系统而感染。乙型肝炎病毒、丙型肝炎病毒和艾滋病病毒(HIV)是典型的经血液传播病原体，输入被污染的血液或血制品(如凝血因子、血浆)，使用未经严格消毒的注射器、针灸针，或进行器官移植时供体携带病原体，均可导致感染。此外，吸毒人群共用注射器也是血液传播疾病(如艾滋病、丙肝)的重要传播途径，因为注射器残留的微量血液中可能含有大量病原体。

(9) 医源性传播。医源性传播是指在医疗、预防工作中未严格遵循操作规程，导致病原体传播给患者或医护人员。一方面，医疗器械若消毒不彻底，可成为传播媒介，例如，手术器械、内镜、透析设备若被细菌、病毒污染，可在操作过程中感染患者；另一方面，医护人员操作不当时也会引发传播，例如，医护人员接触感染患者后未规范洗手，再接触其他患者时可能造成病原体传播；此外，药品、生物制品等若在生产、运输过程中被污染，使用后也会导致医源性感染，如注射被污染的疫苗或药物引发的群体性感染事件。

3) 易感人群

易感人群是指对某种传染病缺乏特异性免疫力的人，其在人群中的比例直接影响传染病流行的可能性和强度。影响人群易感性的因素主要有两个。一是人群易感性高低：未接种疫苗、无既往感染史的人群比例高时，易感性高，易发生流行；通过疫苗接种或自然感染获得免疫力的人群比例高时，可形成"群体免疫"，阻断传播。二是个体差异：年龄上，婴幼儿和老年人因免疫力较弱，对多种传染病易感；有基础疾病(尤其是免疫缺陷)的患者普遍易感；此外，遗传因素也会影响个体对某些传染病的抵抗力。

> **小贴士**
>
> 2016 版《幼儿园工作规程》对幼儿园的卫生保健提出了明确的要求：幼儿园应当建立传染病预防和管理制度，制定突发传染病应急预案，认真做好疾病防控工作。

9.3.2　传染病的预防

1. 控制传染源

病原体是传染病发生的必要条件，传染源则是传染病流行的关键因素。控制传染源是切断传染病传播链条的首要环节，须严格落实"四早"原则，即早发现、早报告、早隔离、早治疗，结合托幼机构实际情况，实施科学有效的防控措施。

1) 早发现病人

多数传染病在疾病早期传染性最强，因此早发现病人是防止传染病流行的重要前提。

(1) 严格准入筛查。依据《托儿所、幼儿园卫生保健管理办法》，学前儿童入园前必须在指定医疗机构进行全面健康检查，重点筛查手足口病、水痘、流感、乙肝等常见传染病。若确诊为传染病患者或是处于潜伏期的接触者，须待隔离期满且持医院康复证明方可入园。托幼机构工作人员同样须在入职前完成健康体检，涵盖传染性疾病检测、常规体格检查等项目，取得健康合格证后才可上岗，从源头上杜绝传染源进入园所。

(2) 定期健康检查。儿童入园后，每学期至少进行一次全面体检，内容包括身高、体重测量，视力、口腔检查，以及血常规等基础检测；工作人员每年进行一次健康检查，重点筛查肺结核、肠道传染病等。通过定期检查，及时发现潜在的健康问题和传染病隐患，建立健康档案，动态跟踪健康状况。

(3) 强化日常监测。晨检和全日健康观察是日常防控的关键环节。晨检由专业保健医生执行，采用"一摸二问三看四查"的标准化流程："一摸"即触摸幼儿前额和手心，初步判断体温是否异常；"二问"即详细询问幼儿在家中的饮食、睡眠、排便情况及有无不适症状；"三看"是指仔细观察幼儿的面色、皮肤、五官及精神状态;"四查"即检查幼儿口袋、书包等是否携带尖锐物品或其他不安全物品。全日观察则由班级教师负责,在幼儿进餐、游戏、午睡等各个环节,持续关注其精神状态、食欲、大小便、体温及行为表现,若发现异常,应立即报告保健医生,并填写规范的《全日健康观察记录表》,记录时间、症状及处理措施等信息。

2) 早报告、早隔离病人

(1) 规范信息报告。依据《中华人民共和国传染病防治法》,托幼机构一旦发现疑似或确诊传染病病例,保健医生须在2小时内通过电话、网络直报等方式,向当地疾病预防控制机构和教育主管部门报告。报告内容须准确、完整,包括患者姓名、性别、年龄、班级、发病时间、主要症状、接触史等关键信息。同时,及时通知患病幼儿家长,告知病情及后续处理建议,确保信息传递的及时性和准确性。

(2) 严格隔离措施。托幼机构应按照《托幼机构卫生保健工作规范》要求,设立独立的隔离观察室,配备体温计、口罩、消毒用品等必要的医疗设备和防护物资。一旦发现处于传染期的病人或可疑传染病患者,立即将其送入隔离室,限制其活动范围,安排专人照顾,避免与其他人员接触。对患者使用过的物品,如餐具、玩具、衣物等,采用高温消毒、含氯消毒剂浸泡等方式进行严格消毒;患者所在的教室、活动室等区域,每日进行空气消毒和物体表面擦拭消毒。隔离期限依据不同传染病的医学规定执行,期满后须持医院开具的康复证明方可返园。

3) 对传染病的接触者进行检疫

检疫是控制传染源扩散的重要补充措施。根据《传染病防治法实施办法》,须对与传染源有密切接触的健康人进行医学观察,检疫期从其最后一次与传染源接触之日开始,至该病的最长潜伏期结束。在托幼机构中,同班幼儿、与患者有过近距离接触的教职工等均属于检疫对象。检疫期间,对检疫对象实施每日健康监测,包括体温检测、症状询问等,并记录在"传染病接触者检疫登记表"中。同时,限制检疫对象参与集体活动,避免交叉感染。若检疫对象出现发热、皮疹、咳嗽等相关症状,应立即按照传染病患者的处理流程进行隔离、报告和治疗。

表9-1详细列出了儿童常见传染病的潜伏期、隔离期和检疫期信息。

表9-1　儿童常见传染病的潜伏期、隔离期和检疫期信息表

传染病名称	潜伏期	隔离期	检疫期
手足口病	一般为2～10天,平均3～5天	自发病之日起2周左右,隔离至症状消失后	发病后21天
流行性感冒	通常为1～3天	及时隔离患者,一般至症状消失后,热退后48小时可解除隔离(轻症)	大流行时,集体单位对出现发热等症状者进行检疫
麻疹	9～14天	出疹后5天,若合并肺炎,则延长至出疹后10天	密切接触的儿童检疫21日,接受过被动免疫者检疫28日

续表

传染病名称	潜伏期	隔离期	检疫期
水痘	一般为12～21天，平均14天	隔离至全部皮疹结痂、干燥、脱落为止，不少于发病后14天	接触者检疫21天
流行性腮腺炎	2～3周，平均18天	隔离至腮腺肿大完全消失或发病后10天	成人一般不检疫，幼儿园、托儿所及部队密切接触者检疫3周

4) 早治疗病人

传染病人或疑似传染病人应立即送医，及早进行诊断，确定病情并积极治疗。早期治疗可减轻症状，减少并发症，有效促进病人康复。

2. 切断传播途径

托幼机构应保持环境的清洁、卫生，除每日定时开窗通风外，在幼儿离园后，使用循环风紫外线空气消毒器对教室、午睡室进行消毒，每次消毒2小时。加强幼儿的洗手教育，督促幼儿养成饭前便后洗手的习惯。做好经常性的消毒工作，比如所有餐具严格执行热力消毒。

一旦发现传染病患儿，要立即对其进行隔离，患儿的一切用品、用具要彻底消毒。同时，对患儿所在的班级、生活场所的环境进行彻底消毒，并对与患儿有接触的人进行检疫。

3. 保护易感者

学前儿童免疫系统发育不完善，对传染病抵抗力弱，是传染病的高危易感人群。除通过培养卫生习惯、合理膳食和运动增强体质外，规范实施基础免疫和加强免疫，是预防传染病的关键措施。

国家针对适龄儿童推行免疫规划，通过有计划的预防接种建立免疫屏障。学前儿童作为重点保护对象，其免疫接种工作的落实直接关系群体健康。免疫规划中，基础免疫和加强免疫构成学前儿童免疫防护的核心内容。

1) 基础免疫

基础免疫是根据国家免疫规划程序，对特定年龄组学前儿童进行的疫苗初次接种，是建立免疫保护的基础措施。多数疫苗需要多次接种才能产生足够且持久的免疫力。例如，儿童出生后24小时内接种乙肝疫苗首剂和卡介苗；2月龄起口服脊髓灰质炎疫苗；3～5月龄连续接种3剂百白破疫苗；8月龄接种麻疹疫苗。分阶段、多次接种，可有效降低儿童感染乙肝、结核、脊髓灰质炎等传染病的风险。

2) 加强免疫

疫苗产生的免疫保护并非永久有效，随时间推移，体内抗体水平会下降。加强免疫是在完成基础免疫后，根据不同疫苗特性进行的再次接种，目的是维持机体免疫力。例如，18～24月龄接种百白破疫苗加强针；4岁复种脊髓灰质炎疫苗；6岁接种麻腮风疫苗加强针。通过加强免疫，可巩固对百日咳、脊髓灰质炎、麻疹等传染病的抵抗力，持续保护儿童健康。

各地卫生部门须结合当地传染病流行特点和人群免疫水平，制定科学的免疫程序，保障疫苗供应和规范接种。托幼机构与家长应严格落实免疫规划要求，确保儿童完成基础免疫和加强免疫，降低感染风险。

任务 9.4　幼儿常见传染病的辨别与应对

☆ 案例导入

幼儿拉肚子，要隔离吗？

手工课期间，5岁幼儿果果向主班教师陈老师报告腹痛并需要使用卫生间。陈老师陪同果果至卫生间，发现其出现腹泻症状。

陈老师随即带果果前往保健室。保健医生张医生对果果进行检查，询问"腹痛持续时间""早餐进食内容"等问题，同时观察其精神状态，测量体温并进行腹部触诊。检查结果显示，果果体温正常，除腹泻外，无其他明显症状。鉴于肠道疾病存在传染性风险，张医生将果果安置于保健室隔离观察间，以便持续监测。

张医生与陈老师沟通："果果目前无发热、呕吐症状，但腹泻原因未明，若为传染性疾病，易在园内传播，须进行隔离观察。"陈老师随即联系果果家长："果果在园出现腹泻症状，已安排检查，精神状态正常，建议接回观察，后续保持联系。"果果家长同意并赶往幼儿园。

等待期间，陈老师留在隔离观察间陪伴果果，配班教师使用含氯消毒剂对果果使用过的桌椅、文具等物品及所在活动区域进行擦拭消毒，并向班级其他幼儿说明："果果身体不适，回家休息后返回。"

果果家长到达后。张医生告知检查情况及注意事项："目前无其他症状，回家继续观察，若出现发热、呕吐或腹泻加重等情况，须及时就医。"果果家长带孩子离园。

当日陈老师电话回访，果果家长反馈孩子回家后又腹泻2次，精神状态稍显疲惫。陈老师提醒持续观察，并表示幼儿园将继续关注。此后3日，幼儿园对中二班增加消毒频次，每日进行幼儿健康晨检与午检。最终确认果果因饮食不当而引发肠胃不适，无传染性风险。

在幼儿出现拉肚子症状时，隔离观察具有重要意义。从医学角度看，腹泻成因复杂，病毒(如轮状病毒、诺如病毒)、细菌(如大肠杆菌、沙门氏菌)感染均可能引发腹泻，这些病原体传染性强，可通过粪—口途径、接触污染物品等方式快速传播。幼儿园是人员高度密集场所，幼儿卫生习惯尚未完全养成，共用玩具、餐具，密切接触频繁，一旦有传染性腹泻病例，极易造成群体性感染。即便初步检查未发现发热等其他症状，也不能排除潜在传染性。因此，将出现拉肚子症状的幼儿及时隔离，既能避免疾病在园内扩散，保护其他幼儿健康，也有助于对患病幼儿进行针对性观察与护理，以便及时发现病情变化，必要时送医治疗。

9.4.1　流行性感冒

流行性感冒简称流感，学前儿童免疫系统尚未发育成熟，且托幼机构中人员密集、接触频繁，导致幼儿成为流感的易感高危人群。

1. 病因

流行性感冒是学前儿童常见的急性呼吸道传染病，由流感病毒引起，主要包括甲型和乙型流感病毒。甲型流感病毒易变异，可引发大规模流行；乙型流感病毒变异较慢，多引起局部流行。传播途径主要为飞沫传播，患儿咳嗽、打喷嚏时，病毒通过飞沫扩散至空气中后被他人吸入；也可通过接触传播，儿童触摸被病毒污染的玩具、门把手等物品后，再触碰口、鼻、眼等部位而感染。

2. 流行特点

(1) 传染源。流感患者及隐性感染者是主要传染源，其中学前儿童感染后排毒时间更长(可达1~2周)，且症状可能不典型(如仅表现为低热、流涕)，容易在托幼机构中被忽视，成为隐匿的传播源。

(2) 传播途径。一是飞沫传播，患儿咳嗽、打喷嚏或说话时产生的飞沫(含病毒)可直接被他人吸入，传播距离通常在1米以内，此方式是最主要的传播方式。二是接触传播，儿童触摸被病毒污染的玩具、餐具、门把手等物品后，再接触口、鼻、眼等黏膜部位而感染。

(3) 易感人群。学前儿童是流感的高危易感人群，其免疫系统尚未发育完善，尤其是3岁以下儿童，对流感病毒的抵抗力较弱。在托幼机构中，儿童密集接触、卫生习惯尚未完全养成，比如存在不勤洗手、共用物品等行为，一旦出现病例，极易在班级内快速传播，引发聚集性疫情。此外，儿童感染流感后体温升高更快、排毒量更大，且可能在发病前1天至症状消失后48小时内均具有传染性，与成人相比，更易成为传染源，进一步加剧了病毒传播风险。

3. 典型症状

(1) 发热。多数儿童感染流感后会出现高热，体温可达39℃甚至更高，发热持续时间一般为3~5天，部分患儿可持续1周，且退热后易反复。发热时常伴有寒战、面色潮红等表现。

(2) 呼吸道症状。呼吸道症状明显，咳嗽剧烈，初期多为干咳，后期可能咳痰；同时伴有流鼻涕、鼻塞、咽喉疼痛等上呼吸道症状，年龄小的儿童常因鼻塞而影响睡眠与进食。病情严重时，可累及下呼吸道，出现呼吸急促、喘息等症状，年龄越小，下呼吸道感染风险越高。

(3) 全身症状。全身症状突出，儿童常诉头痛、全身肌肉酸痛，小腿肌肉疼痛明显，部分患儿甚至因肌肉疼痛而拒绝走路。约30%的儿童还会出现恶心、呕吐、腹痛、腹泻等胃肠道症状，年龄越小就越明显，易被误诊。此外，患儿精神状态改变显著，表现为精神萎靡、嗜睡、烦躁不安，活动量减少，对游戏失去兴趣，食欲也会大幅下降。

4. 特殊或并发症状

(1) 热性惊厥。6个月至5岁的儿童，由于神经系统发育不完善，高热时易出现惊厥，表现为突然意识丧失、双眼上翻、牙关紧闭、四肢强直或抽搐，持续数秒至数分钟。

(2) 并发症症状。若出现持续高热不退、咳嗽加剧、呼吸急促(婴儿>50次/分钟，幼儿>40次/分钟)、口唇发紫等症状，可能并发肺炎；2~3岁儿童若出现声音嘶哑、犬吠样咳嗽，甚至吸气性呼吸困难，须警惕急性喉炎，严重时可因喉头水肿而窒息；当患儿出现头痛、呕吐、嗜睡、抽搐或昏迷等症状时，提示可能并发脑炎、脑膜炎等严重神经系统疾病；还可能并发心肌炎或心包炎、出血性肺炎或出血性膀胱炎、肾炎等，须立即就医。

5. 护理

(1) 隔离与休息。患儿应居家隔离，直至体温正常且症状缓解48小时后方可返园。要保证其充分休息，每日睡眠10~12小时，避免剧烈活动。

(2) 饮食护理。饮食上提供清淡、易消化的食物，如小米粥、软面条、鱼肉、豆腐等，多喝温水、稀释果汁，避免油炸食品和坚果。

(3) 症状护理。体温≥38.5℃且患儿烦躁不适时，使用儿童专用退烧药，如对乙酰氨基酚(3个月以上适用)或布洛芬(6个月以上适用)，辅以温水擦拭降温。咳嗽有痰时，在医生指导下用儿童祛痰药；若鼻塞严重，可用生理盐水滴鼻液清洁鼻腔。

(4) 病情观察。密切观察体温、饮食、尿量及精神状态，严格遵医嘱用药，不自行使用抗生素。

6. 预防

(1) 流感疑似患儿或确诊患儿被发现后应立即居家隔离，直至体温正常且症状缓解48小时后方可返园。托幼机构须严格落实晨检和全日健康观察制度，及时识别发热、咳嗽等症状患儿，第一时间通知家长接回，并对患儿活动过的教室、玩具等区域进行全面消毒。此外，密切关注与确诊患儿有过接触的儿童及教职工，加强健康监测，若出现相关症状，应及时隔离治疗，防止疫情扩散。

(2) 切断传播途径须从多方面入手。一方面，要培养儿童良好的卫生习惯，教导其咳嗽或打喷嚏时用纸巾或肘部遮挡口鼻，接触公共物品后、饭前便后使用七步洗手法规范洗手。另一方面，托幼机构要做好环境清洁与消毒工作，每日对教室、午睡室通风换气30分钟以上，使用含氯消毒剂擦拭桌椅、门把手、玩具等高频接触物体表面，餐具采用高温蒸汽或煮沸消毒，被褥、毛巾定期清洗、晾晒。在流感流行期间，尽量避免组织儿童参加大型集体活动，尽量少去人员密集的场所；必须外出时，为儿童佩戴医用外科口罩并定时更换。

(3) 保护易感人群。接种流感疫苗是最有效的预防方式，建议6月龄以上儿童每年流感流行季前(9~11月)接种三价或四价流感疫苗，尤其是托幼机构儿童、有基础疾病的高危人群，接种后须留观30分钟。同时，通过合理膳食保证儿童摄入充足的蛋白质、维生素和矿物质，每日安排1~2小时户外活动以增强幼儿体质，并确保其拥有10~12小时的充足睡眠。免疫力低下或与确诊患者密切接触的高危儿童可在医生指导下口服奥司他韦等药物以进行预防性治疗，但须严格遵循医嘱。

9.4.2 水痘

水痘是由水痘—带状疱疹病毒(VZV)引起的急性传染病(见图9-1)。该病毒存在于患者上呼吸道和疱疹液中，对外界抵抗力较弱，不耐热和酸，对乙醚等消毒剂敏感。

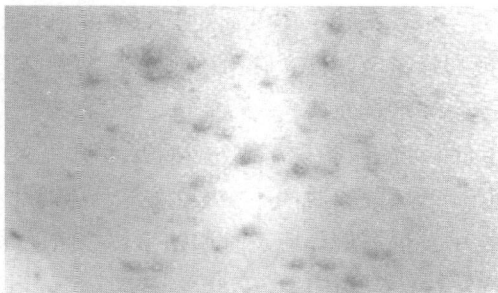

图9-1 水痘

1. 病因

儿童主要通过呼吸道飞沫或直接接触疱疹液感染病毒，比如接触患者咳嗽、打喷嚏产生的飞沫，或触碰水痘疱疹破溃后的液体。此外，接触被病毒污染的衣物、玩具、毛巾等物品也可能导致间接感染。病毒进入人体后，先在呼吸道黏膜繁殖，随后经血液扩散至全身，引发皮肤及黏膜损害，导致水痘特征性皮疹出现。

2. 流行特点

(1) 传染源。水痘患者是唯一的传染源，从发病前1~2天至疱疹完全结痂期间均具有传染性。部分患儿症状轻微，甚至无明显症状，但仍可传播病毒，成为隐匿传染源，在托幼机构等儿童密集场所易引发聚集性疫情。

(2) 传播途径。水痘的传播途径主要有飞沫传播、接触传播和空气传播。飞沫传播指患者咳嗽、打喷嚏时，携带水痘—带状疱疹病毒的飞沫在空气中扩散，被近距离接触的儿童吸入后感染；接触传播包括直接接触水痘疱疹液，或接触被疱疹液污染的衣物、玩具、毛巾等物品而感染，且因水痘皮疹瘙痒，儿童忍不住搔抓，导致疱疹破溃，进一步增加传播风险；空气传播则是在通风不良、人员密集的环境中，病毒可通过空气传播至较远的距离，从而扩大传播范围。

(3) 易感人群。普遍易感，2~6岁的学前儿童发病率最高。这一阶段儿童免疫系统尚未发育成熟，且在托幼机构中与其他儿童密切接触频繁，一旦接触病毒，极易感染、发病。未患过水痘或未接种过水痘疫苗的儿童，感染风险尤其高。

3. 症状

(1) 潜伏期。潜伏期通常为12~21天，平均14天。潜伏期内患儿无明显症状，但已具备传染性。

(2) 前驱期。发病初期，儿童可出现低热(体温一般不超过38.5℃)、乏力、食欲减退、头痛、咽痛等类似感冒的症状，持续1~2天。

(3) 出疹期。发热1~2天后，皮肤开始出现皮疹。皮疹首发于头面部、躯干，随后迅速扩散至四肢，呈向心性分布。皮疹发展迅速，按斑疹→丘疹→疱疹→结痂的顺序演变，同一部位可见不同阶段的皮疹。疱疹呈椭圆形，周围有红晕，疱液先透明后混浊，伴有明显瘙痒。数日后疱疹干燥、结痂，痂皮脱落后一般不留瘢痕。整个出疹期可持续1～2周。

4. 特殊症状与并发症

少数患儿病情较重，可出现高热(体温超过39℃)、皮疹密集融合成片等症状。若搔抓疱疹导致皮肤破损，可能继发细菌感染，出现局部红肿、疼痛加剧、渗液等，严重时可引发败血症、蜂窝织炎。此外，水痘—带状疱疹病毒还可能侵犯中枢神经系统，引起水痘脑炎，出现头痛、呕吐、抽搐、意识障碍等症状；若此病毒侵犯肺部，则导致水痘肺炎，表现为咳嗽、气促、呼吸困难等。

5. 护理

(1) 隔离护理。确诊水痘后，患儿须立即居家隔离，直至疱疹全部结痂且无新疹出现为止，一般隔离时间不少于2周，避免前往托幼机构或公共场所，以防传染他人。若在托幼机构中发现病例，应及时通知家长接回，并对患儿所在教室、接触过的物品进行消毒。

(2) 皮肤护理。保持皮肤清洁，可用温水轻轻擦拭皮肤，避免使用刺激性肥皂。为防止患儿搔抓皮疹，可给儿童修剪指甲，必要时给患儿戴上棉质手套。若皮疹瘙痒严重，可在医生指导下使用炉甘石洗剂涂抹以止痒，避免使用含激素的药膏。对于已破溃的疱疹，可用碘伏轻轻消毒，防止继发感染。

(3) 日常护理。保证患儿充分休息，提供安静、舒适的休息环境。饮食上给予清淡、易消化的食物，如米粥、面条、蔬菜汤等，多喝温开水，促进新陈代谢，加速毒素排出。避免食用辛辣、油腻、刺激性食物，以及鱼虾等易过敏食物，防止加重瘙痒症状。密切观察患儿体温、精神状态、皮疹变化等，若出现高热不退、头痛、呕吐、呼吸困难等症状，应立即就医。

(4) 衣物与环境护理。给患儿穿宽松、柔软的棉质衣物，减少衣物对皮疹的摩擦，勤换洗衣物，保持皮肤干爽。室内保持良好的通风，但避免患儿直接吹风，防止受凉。定期更换床单、被套，保持床铺清洁。

6. 预防

(1) 隔离患者。及时发现水痘患者并严格隔离是防控关键。托幼机构应加强晨检和全日健康观察，若发现儿童出现发热、皮疹等疑似水痘症状，应立即通知家长带其就医，并居家隔离治疗。隔离期间，禁止患儿与其他儿童接触，直至达到解除隔离的标准。同时，对与患者密切接触过的儿童进行医学观察，观察期为最长潜伏期(21天)，一旦出现症状，立即隔离治疗。

(2) 切断传播途径。在卫生管理上，应教育儿童养成良好的卫生习惯，做到勤洗手，避免用手触摸口鼻和眼睛，咳嗽或打喷嚏时用纸巾或肘部遮掩口鼻，不与他人共用毛巾、水杯、餐具等个人物品，以此减少病毒接触感染风险。在环境消毒方面，托幼机构和家庭须定期对室内空气、物体表面进行消毒，每日开窗通风至少2次，每次30分钟以上以保持空气流通；对于患儿接触过的玩具、桌椅、门把手等物品，要用含氯消毒剂擦拭、消毒，患儿的衣物、被褥、毛巾等可采用煮沸或暴晒的方式杀灭病毒，从而有效阻断水痘—带状疱疹病毒的传播。

(3) 保护易感人群。首先是接种水痘疫苗，在我国，建议儿童在12～15月龄接种第1

剂，4～6岁接种第2剂，两剂次接种能使机体获得持久免疫力，显著降低水痘发病风险；对于免疫功能低下或与水痘患者密切接触的高危儿童，在暴露后72小时内接种疫苗也可起到一定预防作用。其次，日常生活中须帮助儿童增强体质，通过合理膳食保证营养均衡，多摄入富含维生素C、蛋白质的新鲜蔬果、牛奶、鸡蛋等食物；确保儿童每日拥有不少于10～12小时的充足睡眠，并鼓励其进行散步、跑步等适度户外活动，从而提升机体免疫力，更好地抵御水痘—带状疱疹病毒的侵袭。

9.4.3　流行性腮腺炎

1. 病因

流行性腮腺炎是由腮腺炎病毒引起的急性呼吸道传染病。该病毒属于副黏液病毒科，仅存在一个血清型，对物理及化学因素敏感，56℃条件下20分钟即可灭活，或使用甲醛、紫外线等灭活。腮腺炎病毒主要存在于患者的唾液、血液及腮腺肿胀部位，传播方式以飞沫传播为主，例如，患者咳嗽、打喷嚏或大声说话时，含病毒的飞沫可悬浮于空气中，被周围儿童吸入后感染。此外，接触被患者唾液污染的餐具、玩具、衣物等物品，或与患者直接密切接触(如共用餐具、亲吻)，也可能导致病毒经口腔黏膜或鼻腔黏膜侵入人体。病毒进入机体后，先在呼吸道上皮细胞内增殖，随后通过血液扩散至腮腺及其他腺体组织，引发以腮腺非化脓性炎症为特征的病变。

2. 流行特点

(1) 传染源。流行性腮腺炎患者和隐性感染者是主要传染源。患者在腮腺肿大前7天至肿大后9天期间，唾液中均含有大量病毒，传染性最强。隐性感染者无明显临床症状，但同样能排出病毒，在托幼机构、学校等儿童聚集场所易造成病毒隐匿传播，导致群体性发病。

(2) 传播途径。流行性腮腺炎主要通过飞沫传播、接触传播和空气传播。飞沫传播是最主要的途径，患者咳嗽、打喷嚏或大声谈笑时，携带腮腺炎病毒的飞沫在空气中短距离扩散，易感儿童吸入后感染；接触传播指直接接触患者唾液污染的毛巾、水杯、玩具等物品，或与患者共用餐饮具，病毒经口腔黏膜或破损皮肤侵入人体，接触患者腮腺肿胀部位也有感染风险；在通风不良、人员密集的室内环境中，病毒还可通过空气长时间悬浮，扩大传播范围，增加易感人群感染概率。

(3) 易感人群。人群普遍易感，5～15岁儿童和青少年为高发人群，尤其是未接种过腮腺炎疫苗的学前儿童和小学生。该年龄段儿童免疫系统尚未发育成熟，且在集体生活中接触频繁，一旦有传染源存在，极易引发流行。感染后可获得持久免疫力，再次发病者极为少见。

3. 症状

(1) 潜伏期。潜伏期一般为14～25天，平均18天。潜伏期内患儿无明显症状，但病毒已在体内开始繁殖。

(2) 前驱期。部分患儿在腮腺肿大前1～2天，可出现低热(体温37.5～38.5℃)、头痛、乏力、食欲减退、咽痛等类似感冒的症状，少数患儿无前驱期表现。

(3) 腮腺肿大期。以耳垂为中心的腮腺肿大是本病的主要特征，通常先见于一侧，1～2天后累及对侧，也有双侧同时肿大的情况。肿大的腮腺边缘不清，表面发热但不红，有触痛，张口、咀嚼或进食酸性食物时疼痛加剧。腮腺肿大持续4～5天后逐渐消退，整个病程为1～2周。

4. 特殊症状与并发症

(1) 脑膜脑炎。最常见的并发症，表现为高热、头痛、呕吐、嗜睡、惊厥等，严重者可出现昏迷或神经系统永久性损伤。

(2) 睾丸炎或卵巢炎。多见于青春期患儿，男性可出现睾丸肿胀、疼痛，常为单侧；女性可出现下腹部疼痛、压痛，一般不影响生育功能，但可能导致月经紊乱。

(3) 胰腺炎。较少见，表现为上腹部疼痛、恶心、呕吐、发热，血清淀粉酶升高等。

5. 护理

一旦确诊流行性腮腺炎，须对患儿进行综合护理。首先要立即居家隔离至腮腺肿大完全消退(不少于病后9天)，防止病毒传播。饮食上给予清淡、易消化的半流质食物或软食，避免酸性、辛辣等刺激性食物，多鼓励患儿饮水。疼痛护理可采用局部冷敷缓解腮腺肿痛，疼痛剧烈时在医生指导下用药。保证患儿充足休息，密切观察体温、精神状态及有无并发症，出现高热不退、频繁呕吐等异常症状时须立即就医。同时要保持口腔清洁，饭后及睡前用温盐水或儿童专用漱口水漱口，预防继发细菌感染。

6. 预防

(1) 隔离患者。及时发现并隔离患者是控制疫情传播的关键。托幼机构、学校须严格执行晨检和因病缺勤追踪制度，一旦发现发热、腮腺肿大等疑似流行性腮腺炎症状的儿童，应立即通知家长带其就医，并居家隔离治疗。隔离期间禁止患儿与其他儿童接触，直至达到解除隔离标准。对与患者密切接触的儿童，须进行医学观察21天，观察期间若出现症状，应立即隔离诊治。

(2) 切断传播途径。教育儿童养成良好卫生习惯，勤洗手，不用手触摸口鼻，咳嗽、打喷嚏时遮掩口鼻，不共用个人物品；环境消毒方面，托幼机构、学校等场所每日开窗通风至少3次，每次不少于30分钟，保持空气流通，并定期使用含氯消毒剂对教室、玩具、桌椅等儿童频繁接触的物品和环境进行擦拭、消毒，患儿使用过的餐具、衣物进行煮沸消毒或暴晒处理，以此阻断病毒传播。

(3) 保护易感人群。易感人群预防流行性腮腺炎，主要依靠疫苗接种和增强体质。接种含腮腺炎成分的疫苗是最有效手段，我国推荐儿童在18～24月龄接种1剂麻腮风联合疫苗，未接种或免疫史不详的儿童可补种；日常生活中，要合理安排儿童饮食，保证营养均衡，多摄入富含维生素C和蛋白质的食物，鼓励每日进行1小时以上适度户外活动，并确保学龄前儿童每日10～12小时充足睡眠，通过提升机体免疫力，降低儿童感染流行性腮腺炎的风险。

9.4.4　手足口病

1. 病因

手足口病是由多种肠道病毒引起的急性传染病(见图9-2)，肠道病毒71型(EV71)和柯萨奇病毒A16型(CV-A16)为最常见的致病血清型。其中，EV71型病毒易引发重症病例，可累及中枢神经系统，导致脑膜炎、脑炎等严重并发症。病毒对外界环境抵抗力较强，耐低温、耐干燥，但对高温(56℃以上)、紫外线及含氯消毒剂敏感。手足口病主要通过密切接触传播，例如，儿童接触患者疱疹液、粪便、唾液污染的玩具、餐具、毛巾等物品后，再触摸口、鼻、眼等部位而感染；此病也可通过飞沫传播，患者咳嗽、打喷嚏时释放的病毒飞沫被他人吸入而致病；此外，饮用或食入被病毒污染的水、食物，同样会导致感染。

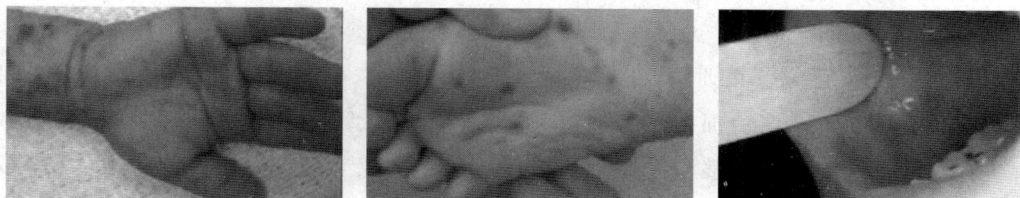

图9-2　手足口病①

2. 流行特点

(1) 传染源。手足口病患者和隐性感染者是主要传染源。患者在发病前数天至症状消失后1～2周内，粪便中持续排出病毒；隐性感染者无明显临床症状，但同样具有传染性，易在托幼机构等儿童密集场所引发聚集性疫情。

(2) 传播途径。手足口病主要通过密切接触、飞沫和粪—口途径传播。密切接触是最主要的传播方式，儿童直接接触患者疱疹液、污染的衣物、玩具或共用个人物品，病毒经口腔、鼻腔或破损皮肤侵入；飞沫传播指患者咳嗽、打喷嚏时，含病毒的飞沫被近距离儿童吸入而感染；粪—口传播则是病毒随患者粪便排出，污染水源、食物或环境，其他儿童接触后经口摄入而致病，在卫生条件差的环境中风险更高。

(3) 易感人群。5岁以下儿童普遍易感，尤其是3岁以下婴幼儿。该年龄段儿童免疫系统发育不完善，且在托幼机构中集体生活，接触频繁，一旦出现传染源，极易快速传播。感染后对同型病毒可获得一定免疫力，但不同血清型病毒间无交叉免疫，因此儿童可多次感染手足口病。

3. 症状

(1) 潜伏期。潜伏期一般为2～10天，平均3～5天。潜伏期内患儿无明显症状，但已具有传染性。

(2) 前驱期。发病初期，患儿可出现低热(体温37.5～38.5℃)、乏力、食欲减退、咳嗽、

---

① 图片来源：上海仁济医院南院儿科. https://www.sohu.com/a/248661728_374909?_f=index_healthnews_4.

流涕等类似感冒的症状，持续1～2天。

(3) 出疹期。发热1～2天后，口腔黏膜、手、足、臀部等部位出现皮疹或疱疹。口腔疱疹多分布于舌、颊黏膜和硬腭，破溃后形成溃疡，导致患儿疼痛、拒食；手、足、臀部皮疹为米粒至豌豆大小的斑丘疹或疱疹，疱液较少，周围绕以红晕，一般无明显瘙痒，偶有疼痛。病程通常为7～10天，皮疹会自行消退，一般不留瘢痕或色素沉着。

4. 特殊或并发症状

少数手足口病患儿(尤其是感染EV71型病毒者)病情会迅速恶化，发病1～5天内可能出现严重并发症。神经系统症状表现为持续高热(体温超39℃)、头痛、呕吐、精神萎靡、嗜睡、肢体抖动甚至抽搐、昏迷；呼吸系统症状有呼吸浅促、困难、口唇发紫、咳粉红色泡沫痰；循环系统症状包括面色苍白、四肢发凉、出冷汗、心率加快、血压升高等，若出现这些症状，须立即就医，否则会危及生命。

5. 护理

确诊手足口病后，患儿须居家隔离至症状消失后1周，防止病毒传播。皮肤护理上，用温水清洁皮疹部位，避免抓挠，若疱疹破溃，可用碘伏消毒；口腔护理采用温水或淡盐水，疼痛严重时遵医嘱用药缓解。饮食上给予清淡流食或半流食，避免刺激性食物，鼓励多饮水。同时密切观察体温、精神状态及有无重症表现，一旦出现高热不退、呼吸急促等异常，须立刻送医。

6. 预防

(1) 隔离患者。及时发现并隔离患者是控制手足口病传播的关键。托幼机构、学校须严格执行晨检和全日健康观察制度，若发现儿童出现发热、皮疹等疑似手足口病症状，应立即通知家长带其就医，并居家隔离治疗。隔离期间禁止患儿与其他儿童接触，直至达到解除隔离标准。对与患者密切接触过的儿童，须进行医学观察14天，观察期间若出现症状，应立即隔离诊治。

(2) 切断传播途径。切断手足口病传播途径须从个人卫生和环境消毒两方面着手。个人卫生方面，教育儿童勤洗手，规范使用七步洗手法，不共用个人物品，咳嗽、打喷嚏时遮掩口鼻；环境消毒方面，托幼机构和学校每日开窗通风至少3次，每次30分钟以上，对于教室、玩具等儿童频繁接触的物品和区域，定期用含氯消毒剂擦拭、消毒，患儿用过的餐具、衣物须进行煮沸或暴晒处理，被粪便污染处须重点消毒。

(3) 保护易感人群。手足口病目前已有疫苗，但关键是从日常生活预防。"常洗手、勤开窗、喝开水、食熟食、晒衣被"为预防手足口病的15字方针。

9.4.5 流行性乙型脑炎

1. 病因

流行性乙型脑炎(简称乙脑)是由乙型脑炎病毒引起的急性中枢神经系统传染病，属于虫媒病毒。该病毒对热、乙醚和酸敏感，56℃条件下30分钟即可灭活，但耐低温和干燥。乙脑病毒主要通过蚊虫叮咬传播，其中三带喙库蚊是主要传播媒介。如图9-3所示，病毒在蚊体内繁殖后，可终身带毒，并通过叮咬将病毒传播给人或动物。猪是乙脑病毒的主要传染源和中间宿主，病毒在猪体内大量繁殖后，蚊子叮咬带毒猪，再叮咬人类，从而将病毒传播给人。儿童由于血—脑屏障发育不完善，神经系统功能尚未成熟，感染后更易引发严重脑实质病变，导致脑炎症状。

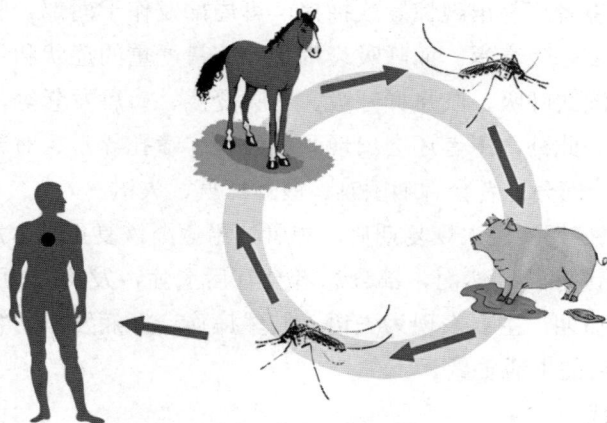

图9-3　乙脑病毒传播链①

2. 流行特点

(1) 传染源。猪是乙脑的主要传染源，尤其是幼猪，病毒感染率高且病毒血症期长，在蚊虫繁殖季节(夏秋季)，猪的病毒血症期与蚊虫活动高峰重叠，增加了病毒传播风险。此外，牛、羊、马等家畜及鸟类也可成为传染源。人感染乙脑病毒后，病毒血症期短暂且病毒含量低，因此人作为传染源的意义相对较小。

(2) 传播途径。乙脑病毒主要通过蚊虫叮咬传播。蚊子叮咬感染病毒的动物后，病毒在蚊唾液腺内增殖，再次叮咬人时，将病毒注入人体。病毒随血液进入中枢神经系统，引起脑组织炎症。由于蚊虫具有季节性活动特点，因此乙脑的传播也呈现明显的季节性，在我国主要流行于夏秋季(7—9月)。此外，病毒不会通过人与人之间的直接接触传播，也不存在母婴垂直传播和粪—口传播。

(3) 易感人群。人群对乙脑病毒普遍易感，尤其是10岁以下儿童，其中以2～6岁儿童发病率最高。这是因为儿童免疫系统尚未发育成熟，且多数儿童未获得特异性免疫力。随着年龄增长，通过隐性感染或疫苗接种，人群免疫力逐渐提高，发病风险降低。感染后可获得持久免疫力，再次感染者罕见。

3. 症状

(1) 潜伏期与前驱期。流行性乙型脑炎潜伏期一般为10～14天，少数可短至4天或长达21天，此阶段患者无明显症状，但病毒已在体内悄然繁殖。进入前驱期后，发病初期患者常出现低热(体温在37.5～38.5℃)、头痛、浑身乏力、食欲减退等症状，还可能伴有恶心、呕吐、腹泻，类似上呼吸道或胃肠道感染，该症状通常持续1～2天，部分患者无前驱期表现，直接

---

① 图片来源：https://baike.baidu.com/item/流行性乙型脑炎病毒/4802010.

进入急性期。

(2) 急性期。急性期是病情发展的关键阶段，患者体温会迅速飙升至39℃以上，且高热可持续7～10天，严重者甚至长达3～4周，体温越高、持续时间越久，病情往往越严重。同时，患者会出现意识障碍，表现为嗜睡、昏睡乃至昏迷，昏迷程度和持续时间直接影响预后。病程第2～5天，患者还易出现惊厥或抽搐，可局部发作于面部、肢体，也可能全身性发作，频繁抽搐会引发呼吸衰竭。而呼吸衰竭是乙脑最严重的症状和主要致死原因，表现为呼吸节律紊乱，如潮式呼吸、叹息样呼吸，呼吸变浅、口唇发紫等，多由脑水肿、脑疝或呼吸中枢受损导致。此外，患者还会出现颈项强直、瞳孔异常、对光反射迟钝或消失等神经系统症状和体征，部分患者会吞咽困难、肢体瘫痪、失语。

(3) 恢复期与后遗症期。进入恢复期后，患者体温逐渐恢复正常，意识障碍减轻，神经系统症状和体征也慢慢好转。然而，部分患者会有后遗症，发病6个月后若仍存在神经系统症状，便进入后遗症期，主要表现为失语、肢体瘫痪、癫痫发作、智力低下、精神异常等，严重影响患者日后的生活质量。

4. 特殊或并发症状

流行性乙型脑炎可能引发多种严重并发症。肺部感染较为常见，患者昏迷、吞咽困难，导致呼吸道分泌物排出不畅，易继发细菌感染，出现咳嗽、咳痰、发热、呼吸急促等症状；因频繁抽搐、昏迷，患者还可能出现压疮，身体局部皮肤长期受压，血液循环受阻，导致皮肤破损、溃烂；此外，严重的脑水肿可引发脑疝，压迫脑组织和神经，导致呼吸、心跳骤停等危及生命的情况；部分患者还可能出现应激性溃疡，引起消化道出血，表现为呕吐咖啡样物、排黑便等。

5. 护理

(1) 急性期护理。在流行性乙型脑炎患者的急性期护理中，首先须让患者卧床隔离，安置于安静、凉爽且通风的房间，将室温控制在26～28℃，减少声光刺激以营造适合恢复的环境。护理过程中，要以每15～30分钟一次的频率，密切监测患者体温、呼吸、心率、血压、意识状态及瞳孔变化，一旦发现异常，应立即报告医生。针对高热症状，采用冰袋冷敷、温水擦浴等物理降温手段与对乙酰氨基酚等药物降温手段相结合的方式，将体温控制在38℃左右，预防高热惊厥。当患者惊厥发作时，须迅速将其头偏向一侧，及时清除口腔分泌物以防止窒息，并用牙垫或开口器保护舌部，避免舌咬伤，同时严格按医嘱使用镇静药物。保持呼吸道通畅是关键，要及时吸痰，若出现呼吸衰竭，须协助医生进行吸氧，使用呼吸兴奋剂或气管插管等治疗方式。饮食上，为患者提供米汤、豆浆等高热量、易消化的流食或半流食，对于昏迷患者，采用鼻饲供给营养，每日保证2000～3000mL水分摄入，维持水、电解质平衡。

(2) 恢复期护理。进入恢复期后，护理重点转向康复训练与心理支持。病情稳定后，须尽早开展肢体功能、语言和智力等康复训练，通过肢体按摩、被动运动、针灸理疗等方式，促进瘫痪肢体功能恢复；鼓励患者积极进行语言交流，逐步恢复语言功能。部分患者会因失语、肢体瘫痪等后遗症而出现焦虑、抑郁等负面情绪，因此家属和医护人员要给予充分的心理支持，帮助患者树立康复信心，以更好地适应后续生活。

6. 预防

(1) 隔离患者。乙脑患者须隔离至体温正常为止，但由于人作为传染源的作用较小，因此隔离重点在于对症治疗和护理。托幼机构、学校等场所若发现疑似病例，应及时送医诊断，并对密切接触者进行医学观察，一旦出现发热、头痛等症状，应立即隔离诊治。

(2) 切断传播途径。关键是灭蚊、防蚊。通过清除蚊虫孳生地(如填平坑洼、疏通沟渠、定期更换花盆积水)，减少蚊虫滋生；使用杀虫剂喷洒室内外环境，降低蚊虫密度；在家庭和公共场所安装纱窗、纱门，使用蚊帐、蚊香、电蚊拍等防蚊用品，避免蚊虫叮咬。

(3) 保护易感人群。疫苗接种是预防乙脑最有效的方式，我国儿童免疫规划程序规定，8月龄儿童可接种第1剂乙脑减毒活疫苗，2岁时加强接种1剂；或在8月龄时接种2剂乙脑灭活疫苗(间隔7～10天)，并于2岁和6岁各加强接种1剂，以此显著提升人群免疫力，降低发病率。此外，在乙脑流行的夏秋季，应尽量避免儿童在蚊虫活动频繁的黄昏和黎明时段外出，减少蚊虫叮咬风险，全方位降低感染概率。

9.4.6　病毒性肝炎

1. 病因

病毒性肝炎是由多种肝炎病毒引起的以肝脏损害为主的传染病，常见类型包括甲型、乙型、丙型、丁型和戊型肝炎，分别由甲型肝炎病毒(HAV)、乙型肝炎病毒(HBV)、丙型肝炎病毒(HCV)、丁型肝炎病毒(HDV)和戊型肝炎病毒(HEV)引起。我国儿童病毒性肝炎发病率较高，其中以甲型病毒性肝炎和乙型病毒性肝炎最为多见。

(1) 甲型和戊型肝炎病毒。主要经粪—口途径传播，病毒随患者粪便排出体外，污染水源、食物(如被污染的贝类、蔬菜)或日常生活用品，健康人摄入被污染的食物或水后感染。这两种病毒在卫生条件较差、缺乏安全饮用水的地区易暴发流行。

(2) 乙型、丙型和丁型肝炎病毒。传播途径较为相似，主要通过血液、母婴和性接触传播。输入被病毒污染的血液或血制品，使用未经严格消毒的医疗器械(如注射器、针灸针)，共用剃须刀、牙刷等个人物品，都可能造成感染。母婴传播则是乙肝和丙肝的重要传播途径，感染乙肝病毒的孕妇可在分娩过程中将病毒传给新生儿；丁型肝炎病毒须在乙肝病毒辅助下才能感染人体，常与乙肝病毒同时或重叠感染。

2. 流行特点

1) 甲型肝炎的流行特点

(1) 传染源。甲型肝炎患者是主要传染源，在潜伏期末至急性期传染性最强，尤其是黄疸出现前的2～3周，此时患者粪便中含有大量病毒。随着病情好转，传染性逐渐减弱，隔离至发病后3周，基本可消除传播风险。

(2) 传播途径。主要经粪—口途径传播。病毒随患者粪便排出后，污染水源、食物或日常生活用品，如被污染的贝类、蔬菜等。若健康人接触被污染的手、物品后未洗手进食，或饮用生水、食用未煮熟的受污染食物，就会感染病毒。在卫生条件差、缺乏安全饮用水的地区，易暴发大规模流行。

(3) 易感人群。人群普遍易感，由于儿童免疫系统发育不完善，在托幼机构等儿童密集场所，易发生甲型肝炎流行。尤其是1岁以上未获得特异性免疫力的儿童，一旦接触传染源，感染风险较高。但感染后，人体可对同型病毒获得持久免疫力。

2) 乙型肝炎的流行特点

(1) 传染源。乙型肝炎患者及病毒携带者是主要传染源，可长期甚至终身携带病毒，持续传播病毒。慢性乙肝病毒携带者即便无明显症状，体内依然存在病毒，是重要的隐匿传染源，不易被及时发现，增加了传播风险。

(2) 传播途径。主要通过血液、母婴和性接触传播。输血及血制品、注射、手术、针刺、血液透析等过程中，微量含病毒血液即可造成感染；乙肝母婴传播分为宫内感染、分娩过程感染和产后感染，其中分娩过程感染最为常见；与乙肝患者发生无保护性行为，或共用剃须刀、牙刷等可能接触血液的个人物品，若存在微小伤口，也会导致感染。

(3) 易感人群。新生儿因缺乏特异性免疫力，感染乙肝病毒后易发展为慢性感染；未接种疫苗者、有输血史的人、血液透析患者、医务人员等人群，感染风险也较高。

3. 症状

(1) 甲型肝炎症状。多表现为急性肝炎症状。黄疸前期，患者出现畏寒、发热、乏力、食欲减退、恶心、呕吐、厌油腻、腹胀、肝区不适等症状，部分伴有上呼吸道感染症状，持续5~7天。随后进入黄疸期，尿色加深，巩膜及皮肤黄染并逐渐加重，1~2周达高峰，肝脏肿大、有触痛，部分患者脾脏肿大，此期症状好转、黄疸消退，持续2~6周。恢复期黄疸消退，症状消失，肝脾回缩，肝功能恢复正常，持续1~2个月。

(2) 乙型肝炎症状。分为急性和慢性。急性乙型肝炎症状与甲型肝炎类似，但发热相对较少。慢性乙肝轻型患者可无症状，或表现为乏力、头晕、食欲减退、厌油、尿黄、肝区不适等非特异性症状；病情严重时，出现黄疸加深、腹水、肝性脑病、消化道出血等，部分可发展为肝硬化甚至肝癌。

4. 特殊或并发症状

(1) 肾炎。部分患者，尤其是儿童，患病毒性肝炎后肾脏损害较重，病人脸面浮肿、尿中出现尿蛋白和红细胞等。

(2) 关节痛。病毒性肝炎伴有关节痛的达50%，常累及大关节，少数人还有红肿和活动障碍。

(3) 皮肤病变。有人称为"肝皮综合征"，常表现为荨麻疹、血管神经性水肿、斑丘疹等，一般几天内即可消失。

(4) 心脏病变。病毒性肝炎病毒可引起心肌炎、心包炎，表现为心悸、胸闷、面部肿胀等。

(5) 血管病变。病毒性肝炎可引起结节性多动脉炎，表现为发烧、肌肉痛、皮疹、全身关节痛等。

5. 护理

(1) 甲型肝炎护理。患者按消化道隔离至发病后3周。急性期须卧床休息，以增加肝脏血流量，利于肝细胞修复；病情好转后逐渐增加活动量。饮食上给予清淡、易消化、富含维生素和蛋白质的食物，避免辛辣、油腻、刺激性食物及酒精。密切观察精神状态、食欲、黄疸程度、大小便颜色等，若出现异常，应及时报告。因病程长，须关注患者心理状态，多沟通，给予心理支持。遵医嘱用药，避免使用伤肝药物。

(2) 乙型肝炎护理。患者按血液—体液隔离。护理要点与甲型肝炎相似，卧床休息、合理饮食、密切观察病情变化和心理护理等。乙肝表面抗原阳性的孕妇须在孕期及新生儿出生后采取相应措施，降低母婴传播风险。

6. 预防

(1) 隔离患者。甲型肝炎患者隔离至发病后3周，乙型肝炎患者隔离至病毒检测阴性或病情稳定为止。对患者排泄物、分泌物及污染物品严格消毒，托幼机构、学校等场所若发现病例，须对密切接触者进行医学观察。

(2) 切断传播途径。预防甲型肝炎，要加强饮水和食品卫生管理，确保饮用水安全，不饮用生水；对食品加工、餐饮服务人员进行健康检查；养成饭前便后洗手、不吃未煮熟食物的习惯；加强环境卫生，消灭病媒生物。预防乙型肝炎，须严格筛查献血员；推广使用一次性医疗器械，对非一次性用品严格消毒；避免不必要的输血和注射；加强个人卫生，不共用可能接触血液的个人物品；对乙肝表面抗原阳性孕妇，采取母婴阻断措施。

(3) 保护易感人群。1岁以上儿童及成人可接种甲型肝炎疫苗以预防感染。新生儿应在出生后24小时内、1月龄和6月龄各接种1针乙型肝炎疫苗，其他易感人群也应按程序接种。高危人群定期检测肝炎病毒标志物，必要时采取预防措施。

9.4.7　麻疹

1. 病因

麻疹是由麻疹病毒引起的急性呼吸道传染病，该病毒属于副黏液病毒科，仅有一个血清型，对外界抵抗力较弱，对热、紫外线及一般消毒剂敏感，在流通空气中或阳光下30分钟即可失去活力。麻疹病毒主要存在于患者的眼结膜、鼻、口、咽和气管等分泌物中，主要通过呼吸道飞沫传播。当患者咳嗽、打喷嚏或大声说话时，病毒随飞沫排出体外，悬浮于空气中，形成气溶胶，易感者吸入带有病毒的飞沫后，病毒通过呼吸道黏膜进入人体，先在局部淋巴组织繁殖，随后经血液扩散至全身，引发一系列临床症状。此外，接触被患者分泌物污染的衣物、玩具等物品，也可能通过手—口、手—眼途径导致间接感染，但相对少见。

2. 流行特点

(1) 传染源。麻疹患者是唯一的传染源，从潜伏期末2～3天至出疹后5天内均具有传染性，如有并发症(如肺炎)，传染性可延长至出疹后10天。在潜伏期末，患者虽无明显症状，但病毒已在体内大量复制并排出，此时最易造成疾病传播。

(2) 传播途径。麻疹主要通过飞沫传播和接触传播。飞沫传播是其主要传播途径，当患者咳嗽、打喷嚏或大声说话时，病毒随飞沫排出，形成气溶胶，近距离接触的易感者吸入含病毒飞沫即会感染，尤其在幼儿园、学校等人员密集且通风差的场所，病毒极易快速扩散；接触传播则是易感者接触被患者分泌物污染的毛巾、手帕、玩具等物品后，再触摸口、鼻、眼睛等部位，使病毒通过黏膜侵入人体，但这种传播方式的效率低于飞沫传播。

(3) 易感人群。人群对麻疹病毒普遍易感，未接种麻疹疫苗的儿童是高危人群，尤其是6个月～5岁的婴幼儿。这是因为6个月以内婴儿可从母体获得抗体，但随着月龄增长，抗体水平逐渐下降；而5岁以上儿童若未接种疫苗，也容易感染。此外，免疫力低下者，如患有艾滋病、长期使用免疫抑制剂的人群，即使曾经接种过疫苗，也可能再次感染麻疹。

3. 症状

(1) 潜伏期。潜伏期一般为6～21天，平均10～14天。潜伏期内患者无明显症状，但病毒已在体内开始繁殖。

(2) 前驱期。前驱期持续3～4天，主要表现为发热、上呼吸道感染症状和麻疹黏膜斑(Koplik斑)。体温可高达39℃～40℃，伴有咳嗽、流涕、流泪、结膜充血、畏光等类似感冒的症状；在发病2～3天后，于双侧第二磨牙相对的颊黏膜上，可出现直径为0.5～1mm的灰白色小点，周围绕以红晕，这是麻疹早期特征性表现，具有诊断价值。

(3) 出疹期。发热3～4天后进入出疹期，体温可突然升高至40℃以上。皮疹先从耳后、发际开始出现，逐渐波及额、面、颈部，自上而下蔓延至躯干、四肢，最后达手掌和足底。皮疹为红色斑丘疹，大小不等，高出皮肤，可融合成片，疹间皮肤正常。出疹时全身中毒症状加重，患者精神萎靡、咳嗽加剧、结膜充血明显，部分患者可出现呕吐、腹泻等胃肠道症状。

(4) 恢复期。出疹3～4天后，体温逐渐恢复正常，皮疹按出疹顺序依次消退，留有棕色色素沉着斑，伴糠麸样脱屑，一般持续1～2周后完全消失。此期患者全身症状明显减轻，体力逐渐恢复。

4. 特殊或并发症状

麻疹可引发多种并发症，常见的有肺炎(麻疹最常见且严重的并发症)，多见于5岁以下儿童及免疫力低下者，表现为咳嗽加重、气促、呼吸困难等；中耳炎也是常见并发症，表现为耳痛、耳鸣、听力下降等；此外，还可能并发脑炎，出现头痛、呕吐、惊厥、意识障碍等神经系统症状，严重者可能有智力低下、癫痫等后遗症。

5. 护理

麻疹护理涵盖多个关键方面。隔离护理上，患者须严格隔离至出疹后5天，有并发症时延长至出疹后10天，防止疾病传播；一般护理方面，要保持室内空气新鲜、温度和湿度适宜且避免强光刺激，让患者卧床休息，给予清淡、易消化且营养丰富的食物，多补充水分；对皮肤和黏膜进行护理时，用温水清洁皮肤，勤换内衣床单，眼部用生理盐水等清洗后涂抗生素眼膏，口腔用淡盐水等漱口；病情观察也不容忽视，密切留意患者体温、呼吸等生命体征及皮疹变化，若出现体温过高、呼吸困难、头痛惊厥等异常症状，须及时采取相应措施或就医诊治。

6. 预防

(1) 隔离患者。及时发现并隔离麻疹患者是控制疫情传播的关键。医疗机构对确诊或疑似麻疹病例应立即隔离治疗，同时报告相关卫生部门。托幼机构、学校等场所须严格执行晨检和因病缺勤追踪制度，一旦发现发热、皮疹等疑似麻疹症状的儿童，应立即通知家长带其就医，并居家隔离，直至达到解除隔离标准。对与患者密切接触过的儿童，须进行医学观察21天，观察期间若出现症状，应立即隔离诊治。

(2) 切断传播途径。切断麻疹传播途径须从通风消毒和个人防护两方面发力。通风与消毒上，每日开窗通风2～3次，每次30分钟以上，保持室内空气流通，同时采用煮沸、暴晒或含氯消毒剂对患者使用过的衣物、被褥、玩具等进行消毒，房间地面和家具表面也须用含氯消毒剂擦拭；个人防护方面，在麻疹流行期，避免带儿童前往商场、电影院等人员密集且空气不流通的场所，外出时儿童及陪同人员佩戴口罩，并且教育儿童养成勤洗手、不随意触摸口、鼻、眼的良好卫生习惯，以此降低感染风险。

(3) 保护易感人群。接种麻疹疫苗是预防麻疹最有效的措施。我国儿童免疫规划程序规定，8月龄儿童接种第1剂麻疹—风疹联合疫苗(MR)，18～24月龄接种第2剂麻疹—腮腺炎—风疹联合疫苗(MMR)。未接种过疫苗或免疫史不详的儿童、青少年可在医生建议下补种。

9.4.8　细菌性痢疾

1. 病因

细菌性痢疾(简称菌痢)是由志贺菌属细菌引起的肠道传染病，志贺菌分为痢疾志贺菌、福氏志贺菌、鲍氏志贺菌和宋内志贺菌4群，我国以福氏志贺菌和宋内志贺菌最为常见。志贺菌对外界环境有一定抵抗力，在阴暗潮湿、低温环境中可存活数周，但对热、阳光、一般消毒剂敏感，加热至60℃并持续十分钟或使用含氯消毒剂即可杀灭。该菌主要通过粪—口途径传播，患者和带菌者的粪便中含有大量志贺菌，污染水源、食物(如被污染的蔬菜、瓜果、饮用水)、手或生活用品后，健康人经口摄入而感染。此外，苍蝇作为重要传播媒介，可携带病菌污染食物，增加感染风险。儿童因卫生习惯较差，喜欢用手抓取食物且肠道免疫力较弱，更易感染发病。

2. 流行特点

(1) 传染源。菌痢患者和带菌者是主要传染源。急性患者排出的病菌数量多，传染性强；慢性患者和带菌者症状不明显或无症状，但长期排菌，是难以发现的隐匿传染源，在传播过程中起重要作用。尤其在托幼机构、学校等儿童密集场所，若存在带菌者，易引发聚集性疫情。

(2) 传播途径。细菌性痢疾主要通过粪—口传播、接触传播和媒介传播。粪—口传播是主要途径，患者或带菌者粪便污染水源、食物，或儿童接触被病菌污染的玩具、文具后进食，都会引发感染；接触传播指直接接触排泄物，或间接接触污染的餐具、衣物等，经口摄入病菌；苍蝇、蟑螂等昆虫作为媒介，爬过食物、餐具时携带病菌，也会将其传播给人类。

3. 症状

(1) 潜伏期。细菌性痢疾潜伏期一般为1～2天，短则数小时，长可达7天。在此期间，患者通常无明显症状，但体内志贺菌已开始繁殖，具有潜在传染性。

(2) 普通型。普通型菌痢起病急骤，患者体温可迅速升高至39℃以上，同时伴有畏寒、寒战症状。随后出现腹痛、腹泻，表现出明显的里急后重感，即频繁产生便意却难以排净。每日排便次数可达数十次，但每次量少，大便性状由最初的稀便，很快转变为黏液脓血便。患者左下腹常有压痛，肠鸣音明显亢进。

(3) 中毒型。中毒型菌痢多见于2～7岁儿童，起病迅猛，病情凶险。以严重的全身中毒症状为主，肠道症状却相对轻微，甚至在初期无腹泻、腹痛表现。该类型可细分为三种：休克型患者会出现面色苍白、皮肤发花、四肢冰冷、血压下降等循环衰竭症状；脑型患者表现为剧烈头痛、频繁呕吐、惊厥、昏迷，严重时可因脑疝引发呼吸衰竭；混合型同时具备休克型和脑型症状，最为危险，病死率较高。

(4) 慢性痢疾。若急性菌痢病程超过2个月仍未痊愈，便会转为慢性痢疾。患者会反复出现腹痛、腹泻、黏液脓血便等症状，还常伴有乏力、消瘦、营养不良等全身性表现。病情时轻时重，迁延不愈，且在受凉、过度劳累或饮食不当等诱因下，容易出现急性发作。

4. 特殊或并发症状

儿童患者可并发中耳炎、口角炎、脱肛等。急性菌痢患者若腹泻严重，可引起脱水、酸中毒及电解质紊乱，甚至出现低血压。慢性菌痢患者若有溃疡结肠病变，可并发营养不良、贫血、维生素缺乏症及神经官能症。

5. 护理

确诊细菌性痢疾后，护理须从多方面进行。按消化道隔离患者至临床症状消失后1周或连续3次粪便培养阴性，并对患者使用的物品及活动场所消毒。急性期给予清淡流食或半流食，保证水分摄入，避免刺激性食物；密切观察体温、排便等情况，若出现高热不退、血压下降等症状，须警惕中毒型菌痢并及时处理；每次排便后清洁肛门周围皮肤，防止糜烂；同时，因频繁腹泻、隔离治疗易引发焦虑，要多与患者沟通，给予心理支持。

6. 预防

(1) 隔离患者。医疗机构应及时对确诊或疑似菌痢患者进行隔离治疗，并按规定上报疫情。托幼机构、学校严格执行晨检和因病缺勤追踪制度，若发现疑似病例，应立即隔离，送医确诊后居家隔离治疗。对于患者的排泄物、呕吐物及污染物品，须用含氯消毒剂进行无害化处理。密切接触者须医学观察7天，在此期间若出现症状，应及时隔离诊治。

(2) 切断传播途径。切断细菌性痢疾传播途径，须从卫生管理、习惯培养和灭蝇防蝇三方面着手。加强饮用水和食品卫生监管，确保水源安全，食品加工过程中生、熟分开；教育儿童养成饭前便后规范洗手、不随地大小便、不喝生水、不吃不洁食物等良好卫生习惯；定期清理垃圾，消除苍蝇孳生地，安装纱窗、纱门，使用灭蝇工具，减少病菌传播媒介。

(3) 保护易感人群。易感人群预防细菌性痢疾，主要依靠增强免疫力和等待有效疫苗。日常生活中，合理安排儿童饮食，保证营养均衡，多吃富含蛋白质、维生素的食物，鼓励适度户外活动，保证充足睡眠，以提高机体抵抗力；目前虽无广泛应用的安全有效菌痢疫苗，但持续关注相关研究进展，日常仍须通过加强卫生措施来预防感染。

表9-2详细列出了儿童常见急性传染病的传播途径、主要症状和护理要点。

表9-2　儿童常见急性传染病的传播途径、症状和护理

病名	传播途径	主要症状	护理要点
流行性感冒	飞沫传播、接触传播	高热(39～40℃)、头痛、乏力、咳嗽、流涕，儿童可能伴呕吐、腹痛	1. 卧床休息，保持室内通风 2. 多饮温水，清淡饮食 3. 高热时物理降温或遵医嘱用退烧药 4. 避免与其他儿童接触
水痘	飞沫传播、疱疹液接触传播、空气传播	发热1～2天后出现皮疹，初为红色斑疹，迅速变为疱疹，伴瘙痒，皮疹呈向心性分布	1. 剪短患儿指甲，避免抓挠疱疹 2. 穿宽松棉质衣物，保持皮肤清洁 3. 疱疹破溃后可涂碘伏以预防感染 4. 高热时退热，避免用阿司匹林
流行性腮腺炎	飞沫传播、接触患者唾液或分泌物	以耳垂为中心的腮腺肿大，局部疼痛、触痛，张口咀嚼时加重，可伴发热	1. 温凉流质食物或软食，避免酸性食物 2. 局部冷敷以缓解疼痛 3. 卧床休息，直至腮腺肿胀完全消退 4. 注意口腔清洁
手足口病	消化道传播、呼吸道传播、接触传播	手、足、口、臀等部位出现斑丘疹、疱疹，可伴发热、口腔疼痛、食欲下降	1. 保持疱疹部位清洁、干燥 2. 温凉饮食，避免刺激性食物 3. 密切观察病情，如出现持续高热、呼吸急促，须及时就医 4. 玩具、餐具定期消毒
流行性乙型脑炎	蚊虫叮咬传播	高热、头痛、呕吐、嗜睡、抽搐，严重者可出现昏迷、呼吸衰竭	1. 住院治疗，严密观察生命体征 2. 高热时物理降温与药物降温结合 3. 保持呼吸道通畅，昏迷患儿定时翻身 4. 恢复期进行康复训练
病毒性肝炎	甲型、戊型：粪—口传播。乙型、丙型：血液、母婴、性传播	乏力、食欲减退、恶心、呕吐、肝区疼痛，部分患儿出现黄疸(皮肤、巩膜黄染)	1. 急性期卧床休息，恢复期逐渐活动 2. 高蛋白质、高维生素饮食，避免油腻 3. 遵医嘱用药，避免肝损伤药物 4. 密切观察黄疸变化
麻疹	飞沫传播、接触患者分泌物	发热、咳嗽、流涕、结膜炎、口腔麻疹黏膜斑，发热3～4天后出疹(红色斑丘疹)	1. 卧床休息，室内光线柔和 2. 保持眼、鼻、口腔清洁 3. 发热时避免冷敷，可温水擦浴 4. 疹退后注意皮肤护理，避免感染
细菌性痢疾	粪—口传播、接触传播	发热、腹痛、腹泻、里急后重、黏液脓血便，儿童可出现中毒性休克或脑疝	1. 卧床休息，消化道隔离至症状消失 2. 清淡流质饮食，腹泻严重时暂禁食 3. 遵医嘱使用抗生素 4. 及时补充水分和电解质，预防脱水

实习实训

喂药的技巧

[实训目标]

掌握不同药剂、不同年龄儿童的喂药方法，能熟练、准确地给学前儿童喂药。

[活动内容]

儿童生病后口服药物是最常用的一种治疗手段。通常情况下，患儿会因药味苦或有怪味而不配合。针对不同年龄段的儿童、不同的药剂，须采取不同的喂药方法。

1) 新生儿喂药

给新生儿最好的喂药方法是：把药水(或将药粉溶于糖水中)倒入奶瓶，让患儿像吸奶一样服药。如果是少量药粉，可以直接放入患儿口中，然后用少许糖水送服。一般可以把丸、片剂研成粉状，用糖水调成稀糊状，把患儿抱在怀里，呈半仰卧状，左手扶持患儿头部，右手持食匙取药慢慢喂下，待患儿将药吞咽后，再继续喂。

2) 1岁左右婴儿喂药

1岁左右的婴儿，常常又哭又闹地拒绝服药，有时需要采取被动喂药法。

将药剂研成粉末，放在小勺里，加点糖和少许水，调成半流状；让患儿取卧位，枕头略抬高，或抱起，头侧位，用左手拇指压下患儿下颚，使其张口，右手将盛药的勺尖紧贴患儿嘴角把药倒入；待药咽下后取出小勺(小勺应小于口腔容积的1/2)，松开左手，立即让其喝水，以去除口中的苦味。

3) 2岁以上幼儿喂药

对于2岁以上的幼儿，应讲明道理，鼓励他们主动服药，不宜采取强迫的方法。

服用水剂前、应将药物充分摇匀，服完药后不能马上喝水。

服用片剂时、可用温水逐片送服或将药片研成细小粉末，溶在开水、糖水、果汁等液体中服用。

服用丸剂时，可将药丸分成多个小药丸后再给患儿服用，也可用开水将药丸化开，研磨均匀后再给患儿服用。

服用胶囊时，要逐粒用温水送服，不可数粒同时服用。注意，不可将胶囊化开或打开以直接服用里面的药物，以免刺激患儿肠胃。

[注意事项]

用药前应认真核对患儿姓名、药名、用药时间、剂量等。各种药品不能在同一时间服用，应按药片、药丸、胶囊分次送服，中西医药物同服时也应相隔30分钟以上。喂药时间、药量应准确，餐前药在饭前30～60分钟喂服，餐后药在饭后15～30分钟喂服。重复喂药时应精确估计药量以防药量不足或过量。药物不要加在食物内服用，以免造成厌食，或发生化学作用，从而降低疗效。切不可捏着鼻子给患儿强行灌药。捏住鼻子后患儿必然会大哭大闹，此时喉头上的软骨不能及时闭合，药物易误入气管。调和药物的开水要用温凉的，因为热水会破坏药物成分。甜药先吃，苦药后吃，必须在老师的陪伴下把药吃下。

校企合作：双师问答录

手足口病探讨

幼儿园园长： 陈老师，最近是手足口病高发季，园里防控压力特别大，家长也跟着紧张。现在社会上对这病的看法五花八门，你们在高校课堂上，是怎么引导学生认识手足口病的？

高校教师： 确实，手足口病一直是幼儿健康管理的重点。我们在课堂上，会先给学生详细讲解疾病的病原学知识，比如，肠道病毒EV71、柯萨奇病毒A16是主要病原体，通过粪—口、接触、飞沫三种传播途径感染；同时引入大量真实数据和案例，比如近几年幼儿园聚集性疫情的处理过程，让学生明白防控的重要性；还会组织学生模拟晨检流程，学习如何快速识别皮疹、疱疹等初期症状，以及出现疑似病例时的应急上报流程。

幼儿园园长： 对于理论学习，打基础很重要，但幼儿园实际防控更讲究细节和时效性。每天晨检时，我们老师得在短短几十秒内，快速检查幼儿手心、脚心、口腔黏膜，稍有疏忽就可能漏过初期症状。遇到疑似病例时，不仅要立刻隔离，还要安抚幼儿和家长的情绪，同时对班级进行全面消杀，桌椅、玩具、门把手都得反复消毒，这些实操步骤和课堂上的模拟还是有很大差距。

高校教师： 您说得太对了！所以我们在校也在不断优化教学，除了理论知识，现在专门开设了幼儿健康管理实践课程。学生要学习制定详细的手足口病防控预案，包括晨检流程标准化操作、隔离室规范管理、与疾控部门的协作机制等。我们还会邀请疾控专家和有经验的园所教师来校举行讲座，分享实战经验。想问问王园长，从幼儿园角度来说，更希望新入职教师在手足口病防控上具备哪些能力？

幼儿园园长： 首先是细致观察的能力，能精准区分手足口病皮疹和普通皮疹；其次是应急处理能力，遇到突发疫情时不慌乱，能迅速启动应急预案。沟通能力也特别关键，既要会用通俗的语言给幼儿解释为什么要隔离，又要及时、准确地和家长沟通病情进展、防控措施，消除家长的恐慌和误解。最后，得有持续学习的意识，毕竟手足口病的防控措施也在不断更新。

高校教师： 这些能力点对我们教学很有指导意义！说到家长，在手足口病防治方面，家长平时都有哪些主要诉求？

幼儿园园长： 家长最希望的就是幼儿园能做好预防，别让孩子感染。一旦孩子确诊，又担心病程长、传染给其他小朋友，特别焦虑。有些家长对手足口病的认识存在误区，比如觉得只要孩子不发烧就没事，或者病好了马上送回幼儿园。所以我们会定期开展家长课堂，用图文、视频的方式科普疾病知识，还会将《手足口病家庭护理指南》发给家长，指导他们做好居家隔离、饮食护理。对于隔离期的幼儿，老师也会通过视频连线的方式，给他们讲故事、互动，缓解他们的焦虑情绪。

高校教师： 我们后续会把这些实际案例和处理方法融入教学案例库，让学生提前熟悉家—园沟通和防控细节。

校企合作任务

手足口病幼儿园防控全流程模拟与方案优化

[任务内容]

1) 真实案例深度剖析

企业导师(幼儿园园长或保健医生)通过线上会议分享所在幼儿园曾发生的手足口病真实案例，包括疫情发生时间、病例发现过程、采取的防控措施、最终处理结果等细节。学生分组对手足口病案例进行分析和讨论，结合课堂所学知识，回答案例中涉及的问题，例如：此次疫情中病毒可能的传播途径是什么？幼儿园初期处理措施有哪些可取与不足之处？每组选派代表进行汇报，企业导师和高职教师共同点评。

2) 防控流程模拟演练

(1) 晨检筛查模拟。学生分组分别扮演幼儿园教师、幼儿和家长，模拟幼儿园晨间检查场景。"教师"须在规定时间内，按照标准流程检查"幼儿"手心、脚心、口腔黏膜等部位，判断是否存在疑似手足口病症状，并做好记录。企业导师现场观察，指出学生操作中的问题，如检查动作不规范、遗漏检查部位等，并进行示范指导。

(2) 疑似病例应急处理模拟。设置模拟情境，比如班级中发现一名幼儿出现疑似手足口病症状。学生分组演练应急处理流程，包括立即隔离疑似患儿、通知保健医生和家长、对患儿所在班级进行临时封闭管理等操作。同时，"教师"须模拟与"家长"沟通，告知病情和防控措施，安抚家长情绪。演练结束后，企业导师和高校教师从应急反应速度、处理流程规范性、沟通技巧等方面进行评价，提出改进建议。

3) 防控方案设计与优化

企业导师提供所在幼儿园现行的手足口病防控方案作为参考。学生分组根据前面的案例分析和模拟演练经验，结合理论知识，设计一套完整的幼儿园手足口病防控方案，内容须涵盖预防措施(如日常卫生管理、通风消毒制度)、监测机制(晨检、午检流程)、应急处理流程(疑似病例处理、疫情上报、隔离措施)、家—园合作方案(家长宣传教育、沟通机制)等。完成后，每组向企业导师和全班同学展示方案，企业导师从幼儿园实际操作的角度提出意见，学生根据反馈进行修改和优化。

考点总结

表9-3详细列出了幼儿常见疾病的病因、典型症状/体征、关键考点，以及护理与预防要点，表9-4则总结了幼儿常见传染病的病原体、潜伏期、典型症状、隔离/检疫期，以及关键护理与预防要点。

表9-3 "幼儿常见疾病"考点总结

重要等级	疾病名称	病因	典型症状/体征	关键考点	护理与预防要点
★★	急性上呼吸道感染	病毒(鼻病毒、流感病毒)为主	鼻塞、流涕、咳嗽、低热，咽部充血	★★高热(体温>38.5℃)，用退热药(布洛芬/对乙酰氨基酚)	多饮温水，避免交叉感染，保持空气流通
★★★	婴幼儿哮喘	过敏体质+环境因素(尘螨、烟雾等)	反复发作性喘息、咳嗽、气促，肺部哮鸣音	★★★发作时雾化吸入沙丁胺醇，缓解期用糖皮质激素	避免过敏原，增强体质，家庭备急救药物
★★	营养性缺铁性贫血	铁摄入不足、生长过快	面色苍白、食欲减退、异食癖，血常规显示小细胞低色素	★★补铁剂+维生素C，与牛奶、茶同服时影响吸收	4～6个月添加含铁辅食(肝泥、瘦肉泥)
★★★	维生素D缺乏性佝偻病	维生素D不足导致钙、磷代谢紊乱	激期：方颅、肋骨串珠、鸡胸、"O"/"X"型腿	★★★早期补充维生素D(400IU/日)，多晒太阳	母乳喂养，及时添加蛋黄、肝泥等辅食
★★	肺炎	细菌(肺炎链球菌)或病毒感染	发热、咳嗽、气促、肺部湿啰音，严重者发绀	★★听诊闻及固定湿啰音，细菌感染用抗生素	半卧位促进呼吸，避免呛奶，接种肺炎疫苗
★★	腹泻	感染性(轮状病毒等)/非感染性	大便次数增多、稀水样便，伴呕吐、脱水(眼窝凹陷)	★★口服补液盐以预防脱水，细菌性腹泻用抗生素	餐具消毒，勤洗手，腹泻时继续喂养
★	龋齿	细菌+蔗糖+牙釉质发育不良	牙齿表面黑斑、龋洞，遇冷热敏感	★睡前刷牙，减少甜食摄入，定期涂氟	培养刷牙习惯，3岁后用含氟牙膏(豌豆大小)
★	痱子	高温潮湿致汗腺导管堵塞	皮肤密集红色丘疹/水疱，伴瘙痒	★保持皮肤干燥，穿透气衣物，炉甘石洗剂止痒	夏季降温，勤洗澡，避免捂热
★★	弱视	斜视、屈光不正、形觉剥夺	单眼或双眼视力低下，眼部无器质性病变	★★3岁查视力，配镜+遮盖疗法(黄金治疗期3～6岁)	避免长时间看电子屏幕，定期眼科筛查
★	肥胖	遗传+能量摄入>消耗	体重超过同性别同身高儿童20%以上，皮下脂肪堆积	★控制高热量饮食，增加运动，避免过度喂养	均衡膳食，减少含糖饮料，培养运动习惯
★★	中耳炎	上呼吸道感染蔓延(咽鼓管短平宽)	耳痛、发热、烦躁不安，婴幼儿常抓耳、拒奶	★★禁用棉签深掏耳朵，抗生素滴耳液须遵医嘱	感冒时避免平躺喝奶，擤鼻涕用单侧轻柔法

表9-4 "幼儿常见传染病"考点总结

重要等级	疾病名称	病原体	潜伏期	典型症状	隔离/检疫期	关键护理与预防
★★★	水痘	水痘—带状疱疹病毒	10～21天	发热+向心性皮疹(躯干多)，疱疹"三代同堂"	隔离至全部结痂(至少14天)	★★★禁用阿司匹林，接种疫苗

续表

重要等级	疾病名称	病原体	潜伏期	典型症状	隔离/检疫期	关键护理与预防
★★	流行性感冒	流感病毒(甲/乙/丙型)	1～3天	高热(体温39～40℃)、头痛、全身酸痛,咳嗽较轻	症状消失后48小时	流行期少去人群密集处,戴口罩
★★★	手足口病	肠道病毒(EV71、柯萨奇)	2～10天	手、足、口、臀疱疹(不痛不痒),重症伴抽搐	隔离至症状消失后1周	★★★玩具消毒,接触后肥皂水洗手
★★	流行性腮腺炎	腮腺炎病毒	14～21天	以耳垂为中心腮腺肿大,张口困难,可并发睾丸炎	隔离至腮腺肿大消退(约3周)	避免酸性食物,接种疫苗
★★	病毒性肝炎(甲肝)	甲型肝炎病毒(HAV)	2～6周	食欲减退、乏力、黄疸(尿黄、巩膜黄染)	隔离40天(急性期)	餐具专用,生熟分开,接种疫苗
★★	流行性乙型脑炎	乙脑病毒(蚊虫传播)	4～21天	高热、惊厥、昏迷,脑膜刺激征(巴氏征阳性)	隔离至体温正常	防蚊、灭蚊,接种乙脑疫苗
★★★	麻疹	麻疹病毒	6～18天	发热3～4天后出疹(耳后→面部→躯干),柯氏斑(口腔)	隔离至出疹后5天(合并肺炎至10天)	★★★卧床避光,补充维生素A
★★	细菌性痢疾	志贺菌	1～7天	脓血便、里急后重、高热,中毒型可休克	症状消失后大便培养2次阴性	隔离患者,粪便消毒,饭前便后洗手

真题再现

单项选择题

1. (2016年上半年《保教知识与能力》) 幼儿突然出现剧烈呛咳,伴有呼吸困难,面色青紫。这种情况可能是(   )。

A. 急性肠胃炎 　　　　　　　　　　B. 异物落入气管

C. 急性喉炎 　　　　　　　　　　　D. 支气管哮喘

答案: B

解析: 支气管异物的症状表现为呛咳、吸气性呼吸困难,如异物较大,嵌于气管分叉处,将导致吸气和呼气困难。

2. (2016年下半年《保教知识与能力》) 风疹病毒传播途径是(   )。

A. 肢体接触　　　B. 空气飞沫　　　C. 虫媒传播　　　D. 食物传播

答案: B

解析: 风疹是一种呼吸道传染病,其主要传播途径是空气飞沫。

考点模拟

单项选择题

1. 作为传染病的传染源主要有(　　)。

A. 传染病患者、隐性感染者、病原携带者、受感染的动物

B. 传染病患者

C. 隐性感染者、病原携带者

D. 隐性感染者、病原携带者、受感染的动物

2. 为了防止艾滋病传入我国，我国政府决定停止进口一切外国血液制剂，这种预防措施是(　　)。

A. 控制传染源　　　　　　　　　　B. 切断传播途径

C. 保护易感人群　　　　　　　　　D. 以上都不是

3. 下列各项措施中，属于保护易感人群的是(　　)。

A. 给儿童接种乙肝疫苗　　　　　　B. 清洁居民楼内的垃圾

C. 给医疗仪器消毒　　　　　　　　D. 给儿童注射青霉素

4. 流行性乙型脑炎传播的主要途径是(　　)。

A. 空气传播　　　　　　　　　　　B. 虫媒传播

C. 血液传播　　　　　　　　　　　D. 饮食传播

5. 下列关于狂犬病的叙述错误的是(　　)。

A. 本病又名恐水症

B. 病原体是狂犬病病毒

C. 对于被犬或其他动物咬、抓伤的幼儿，应马上进行伤口处理，及早接种狂犬病疫苗

D. 是幼儿常见的肠道传染病

6. 下列传染病中属于细菌性传染病的是(　　)。

A. 流行性感冒　　　　　　　　　　B. 禽流感

C. 水痘　　　　　　　　　　　　　D. 流行性脑脊髓膜炎

7. 下列疾病中(　　)是一种人禽共患的急性烈性传染病，发生突然。

A. 猩红热　　　　B. 手足口病　　　　C. 甲型H1N1流感　　　D. 禽流感

8. 下列症状属于猩红热的是(　　)。

A. 主要以手、足、臀皮疹和口痛为特征

B. 病后2～3天，舌乳头肿大突出，很像杨梅，故叫"杨梅舌"

C. 感染一周后出现典型的阵发性、痉挛性咳嗽，连续十几声至数十声

D. 皮肤和眼睛的巩膜出现黄染

9. 下列疾病中属于病毒性传染病的是(　　)。

A. 猩红热　　　　　　B. 流行性脑脊髓膜炎

C. 百日咳　　　　　　D. 手足口病

10. 下列疾病中(　　)俗称"痄腮",在幼儿园极易发生流行。

A. 病毒性肝炎　　　　　B. 流行性腮腺炎　　　　　C. 麻疹　　　　　　　　D. 百日咳

11. 学前儿童患佝偻病,主要是缺乏(　　)。

A. 维生素C　　　　　　B. 维生素D　　　　　　　C. 维生素A　　　　　　D. 钙

12. 下列症状不属于维生素D缺乏性佝偻病症状的是(　　)。

A. 枕部环秃

B. 骨骼畸形表现为方颅,囟门闭合过晚

C. 严重者出现"鸡胸""漏斗胸",下肢弯曲成"O"形或"X"形

D. 阵发性、痉挛性咳嗽

13. 不属于蛔虫病病因的有(　　)。

A. 幼儿在地上爬滚玩耍　　　　　　　　　　B. 饭前不洗手,吸吮手指

C. 生吃未洗净的瓜果、蔬菜　　　　　　　　D. 幼儿间追逐打闹

14. 下列疾病中不属于营养性疾病的是(　　)。

A. 维生素D缺乏性佝偻病　　　　　　　　　B. 缺铁性贫血

C. 肥胖　　　　　　　　　　　　　　　　　D. 龋齿

15. (　　)是夏季常见的一种汗腺开口部位皮肤急性炎症。

A. 痱子　　　　　　　　B. 水痘　　　　　　　　　C. 麻疹　　　　　　　　D. 湿疹

16. 下列疾病中属于非传染病的是(　　)。

A. 细菌性痢疾　　　　　B. 猩红热　　　　　　　　C. 湿疹　　　　　　　　D. 病毒性肝炎

17. (　　)是一种反复发作性咳嗽、幼儿常见的慢性呼吸道疾病。

A. 支气管哮喘　　　　　B. 小儿肺炎　　　　　　　C. 过敏症　　　　　　　D. 麻疹

18. 下列关于腹泻说法错误的是(　　)。

A. 细心照料婴幼儿,避免幼儿腹部着凉

B. 腹泻是幼儿时期的常见病,也是许多其他疾病的并发症

C. 该病对听力的影响是巨大的

D. 严重腹泻时,由于机体脱水,可危及生命

19. 下列疾病中属于消化道疾病的是(　　)。

A. 支气管哮喘　　　　　B. 腹泻　　　　　　　　　C. 中耳炎　　　　　　　D. 小儿肺炎

20. 不要随便使用不洁物品抠挖外耳道;及时排出因洗头、洗澡不慎进入外耳道内的水;预防上呼吸道感染。以上做法涉及(　　)的预防。

A. 流行性腮腺炎　　　　B. 手足口病　　　　　　　C. 弱视　　　　　　　　D. 中耳炎

参考答案

1. A　　2. B　　3. A　　4. B　　5. D　　6. D　　7. D　　8. B　　9. D

10. B　　11. B　　12. D　　13. D　　14. D　　15. A　　16. C　　17. A　　18. C

19. B　　20. D

在线答题

价值引领

政策引领下幼儿园传染病与常见病防控中的价值塑造之路

在学前教育领域，幼儿园传染病与常见病的预防及处理工作不仅关乎幼儿的生命健康，也是落实国家政策方针、实现价值引领的重要实践场域。从《"健康中国2030"规划纲要》到《中华人民共和国传染病防治法》，一系列政策法规的颁布和实施，为幼儿园健康管理工作指明了方向，同时在幼儿成长、教师职业发展、家—园—社协同育人等层面发挥着深远的价值引领作用。

一、以"健康中国"战略为纲，培育幼儿责任担当与科学精神

《"健康中国2030"规划纲要》将儿童健康置于战略高度，强调预防为主的健康管理理念。幼儿园作为落实这一政策的前沿阵地，通过日常卫生教育、健康习惯培养等方式，将"预防优先"的理念转化为幼儿的自觉行动。例如，在传染病高发季，教师依据政策要求，通过趣味儿歌、情景模拟等形式，引导幼儿掌握"七步洗手法"，学会正确佩戴口罩，理解个人卫生习惯对阻断病毒传播的重要性。这一过程不仅增强了幼儿的自我保护能力，也潜移默化地培养了其对自身健康负责、对集体健康尽责的责任意识。

同时，政策中倡导的科学防控原则，促使幼儿园在健康教育中融入科学思维培养意识。当向幼儿解释传染病传播原理时，教师借助生动的动画演示和简单实验，帮助幼儿理解病毒传播的科学规律，引导他们用理性态度看待疾病，避免盲目恐慌。这种科学精神的启蒙，为幼儿树立正确的世界观、方法论奠定基础，让幼儿从小相信科学、崇尚科学，成长为具有科学素养的新时代公民。

二、以法治政策为基石，筑牢规则意识与法治信仰

《中华人民共和国传染病防治法》等法律法规明确了幼儿园在传染病防控中的法律责任与义务。在实际工作中，幼儿园严格执行传染病报告制度、密切接触者隔离观察制度等规定，将法治精神融入每一个防控环节。教师作为政策执行者，在向幼儿解释"为什么生病要回家休息""为什么玩具需要定期消毒"等问题时，用通俗易懂的语言传递法律规则的必要性，让幼儿明白规则是维护集体利益的重要保障。

例如，当某班级出现手足口病病例时，幼儿园依法启动应急预案，对患病幼儿进行隔离，对班级环境进行全面消杀，并及时向家长和疾控部门报告。这一过程中，教师向幼儿说明采取这些措施的原因，让幼儿直观感受到法律规则的权威性和严肃性。长期的规则教育与实践，有助于在幼儿心中播下法治的种子，使其从小养成遵规守纪的良好习惯，成长为知法、守法、护法的合格公民。

三、以教育政策为引领，强化教师职业使命与育人担当

国家针对学前教育的师资培养、专业发展等出台的系列政策，为幼儿园卫生保健工作提供了人才保障，也对教师的职业素养提出了更高要求。政策要求幼儿园配备专业的卫生保健人员，并定期组织教师参加健康管理培训，提升其疾病预防与应急处理能力。在参与培训和实践过程中，教师深刻认识到自身肩负的双重使命——不仅要传授知识，还要守护

幼儿的生命健康。

面对传染病疫情，教师主动承担起晨检午检、健康监测、心理疏导等工作，用实际行动诠释"以幼儿为本"的教育理念。例如，在流感高发期，教师除了做好日常防控工作外，还通过绘本阅读、主题活动等方式，缓解幼儿对疾病的恐惧情绪。这种将专业素养与人文关怀相结合的工作态度，不仅保障了幼儿的身心健康，也向幼儿传递了敬业奉献、关爱他人的价值观，为幼儿树立了良好的榜样。

项目10　幼儿常见问题行为及护理

内容 导航

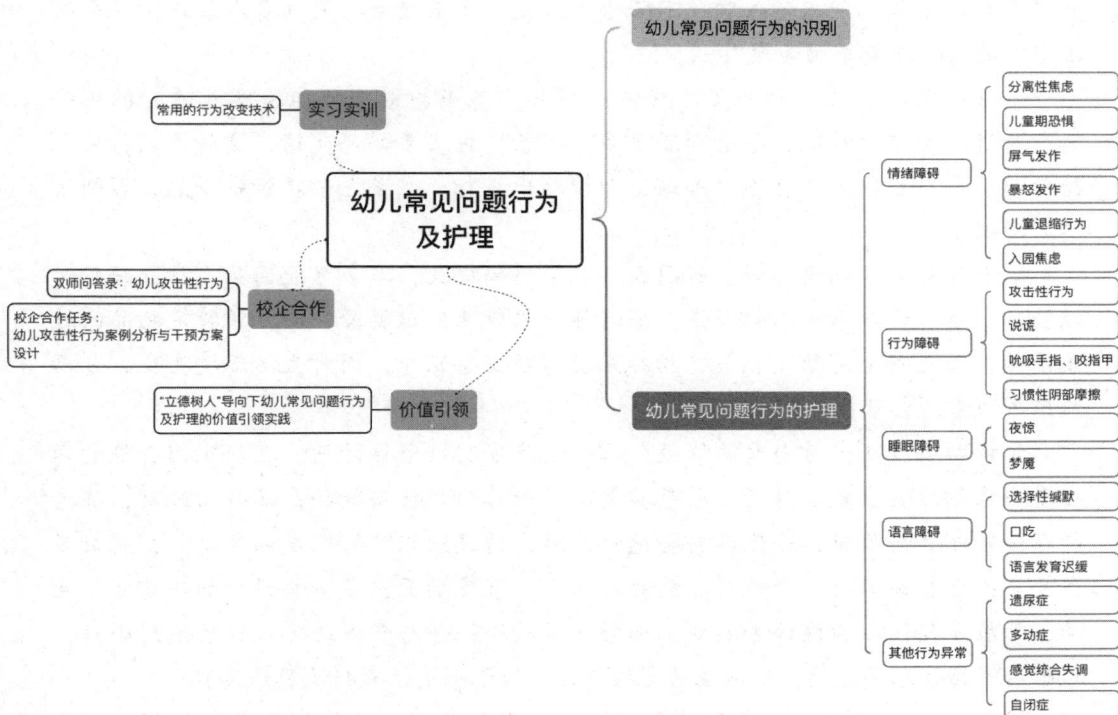

幼儿常见问题行为的识别

常用的行为改变技术 —— 实习实训

幼儿常见问题行为
及护理

双师问答录：幼儿攻击性行为

校企合作任务：
幼儿攻击行为案例分析与干预方案
设计 —— 校企合作

"立德树人"导向下幼儿常见问题行为
及护理的价值引领实践 —— 价值引领

幼儿常见问题行为的护理

情绪障碍
- 分离性焦虑
- 儿童期恐惧
- 屏气发作
- 暴怒发作
- 儿童退缩行为
- 入园焦虑

行为障碍
- 攻击性行为
- 说谎
- 吮吸手指、咬指甲
- 习惯性阴部摩擦

睡眠障碍
- 夜惊
- 梦魇

语言障碍
- 选择性缄默
- 口吃
- 语言发育迟缓

其他行为异常
- 遗尿症
- 多动症
- 感觉统合失调
- 自闭症

交互式课件

任务 10.1　幼儿常见问题行为的识别

⭐ 案例导入

幼儿为什么一直抱着娃娃才能睡觉？

小班午睡期间，主班老师陈老师观察到，4岁的多多始终抱着粉色小熊玩偶。多多只有抱着小熊才能安静入睡，若将小熊拿走，多多便会有哭闹表现。该情况引发陈老师关注，并着手调查原因。

午睡结束后，陈老师与多多交流后得知，多多抱着小熊能缓解入睡时的不安感。为进一步了解情况，陈老师联系多多家长。据多多妈妈反馈，这种依赖行为已持续超半年，且依赖程度逐渐加深，即使外出旅行，多多也必须携带小熊，否则情绪波动明显。

陈老师与多多妈妈共同分析原因。多多妈妈提及，多多可能因某次独立睡眠时做噩梦，后来逐渐形成依赖习惯。陈老师依据专业知识解释，幼儿对特定物品的过度依赖，多与安全感缺失相关，物品充当心理安慰媒介，同时生活环境变化、分离焦虑等因素，也可能加剧依赖程度。

为帮助多多减少对小熊的依赖，家—园双方制订干预计划。在幼儿园，陈老师在多多床铺放置柔软小毯子，引导其将小毯子作为替代安抚物；多多入睡时，陈老师在旁轻拍并讲故事，强化其安全感；同时，通过组织"好朋友分享会"，鼓励多多分享小熊相关经历，分散对小熊的注意力。家庭层面，多多妈妈增加睡前亲子互动，开展手指谣、猜谜语等游戏，帮助多多放松；并与多多约定入睡后使用小熊，起床后将其放回玩具屋，对达成约定的行为，给予拥抱、表扬及贴纸奖励。

经过一段时间干预，多多对小熊的依赖有所缓解。尽管仍存在依赖倾向，但已能尝试使用小毯子作为替代，或在老师陪伴下平静入睡。此次经历表明，幼儿对特定物品的依赖行为通常与情感需求相关，恰当的关注与引导，有助于幼儿建立安全感。

10.1.1　学前儿童常见问题行为的含义

学前儿童常见问题行为是指学前儿童在学龄前阶段出现的偏离常态、可能影响自身发展或他人正常生活的行为表现。例如，两岁以前的幼儿经常出现尿床现象，属于正常现象，但四五岁的幼儿如果也经常出现尿床现象，那就不正常，属于一种心理问题。这些行为通常与儿童的生理、心理发展特点及环境因素相关，需要成人及时关注与引导，但须注意与发育阶段的正常行为区分，避免过度标签化。

10.1.2　学前儿童常见问题行为的外在表现

1. 情绪表现

常见的情绪异常有烦躁、易生气、易怒、爱哭、兴趣减少或变幻不定、情绪低落等。

2. 行为表现

常见的行为异常有不合群、沉默寡言、以自我为中心、注意力不集中或过分活跃、破坏、敌对、撒谎等。

3. 生理表现

常见的生理异常有厌食或贪食、入睡困难、早醒、尿频、尿床、头部和腹部疼痛、恶心、呕吐，甚至是全身不适，但身体检查以及生化检查等却没有发现身体疾病。

10.1.3　学前儿童常见问题行为的一般特征

1. 行为偏离常态

学前儿童的问题行为往往与同年龄段正常发展水平存在差异，表现为行为的频率、强度或方式超出常规范围。比如，大多数3～4岁儿童能在成人引导下控制情绪，但有的孩子频繁因小事而剧烈哭闹、摔打物品，这种情绪爆发的强度和频率就偏离了常态。

2. 持续性与反复性

问题行为并非偶尔出现，而是在一段时间内持续、反复发生。例如，攻击性行为如果每周多次出现，或退缩性行为(如拒绝参与集体活动)持续数月，这种持续性表明其已超出正常波动范围，需要关注和干预。

3. 情境相关性

许多问题行为在特定情境下更容易触发。比如，分离焦虑严重的幼儿在入园时会出现强烈的情绪崩溃；在争夺玩具、游戏规则冲突等社交场景中，攻击性行为更易发生。了解行为发生的背景，有助于分析问题根源。

4. 情绪调节困难

出现问题行为的儿童通常难以控制自身情绪，表现为情绪反应强烈且难以平复。例如，遇到挫折时，正常儿童可能短暂哭闹后恢复平静，但存在问题行为的孩子可能持续哭闹半小时以上，甚至出现摔东西、撞头等极端行为。

5. 社交互动异常

问题行为会显著影响儿童的社交表现，表现为社交回避、攻击同伴或沟通障碍。例如，退缩的孩子拒绝与同伴互动，总是独自玩耍；语言发展迟缓的儿童因无法准确表达需求，可能通过推搡、抢夺等攻击行为满足愿望，进而导致同伴关系恶化。

6. 对自身或他人产生负面影响

问题行为不仅影响儿童自身的身心健康和发展，也会干扰周围人的正常生活。例如，注意力不集中的儿童难以完成学习任务，影响自身知识技能的获取；攻击性行为则会伤害同伴，破坏集体活动秩序。

任务 10.2　幼儿常见问题行为的护理

☆ 案例导入

幼儿喜欢咬指甲，是缺少营养素吗？

在阳光幼儿园中二班，最近老师发现5岁的豆豆总是不自觉地把手指放进嘴里咬指甲。无论是上课专注听讲时，还是课间自由活动时，老师多次提醒后，豆豆当时会停下，但没过多久又开始咬。细心的班主任李老师发现，豆豆的指甲被啃得参差不齐，指尖皮肤甚至有些发红破皮。

李老师决定先和豆豆聊聊，了解他咬指甲的原因。"豆豆，总咬指甲，手指会痛痛的，告诉老师，为什么喜欢咬指甲呀？"豆豆低着头小声说："我也不知道，就是想咬。"没从豆豆这里得到明确答案，李老师便联系了豆豆妈妈，告知了豆豆在园咬指甲的情况，并询问他在家是否也有同样问题。豆豆妈妈表示，在家也经常发现他咬指甲，尝试过很多制止方法，效果都不好，她也正为此事担忧。

李老师和豆豆妈妈开始讨论可能的原因。豆豆妈妈提出疑问："会不会是孩子缺少营养素才总咬指甲呀？"为了弄清楚这个问题，李老师查阅了许多资料，并咨询了幼儿园的保健医生。保健医生表示，虽然缺乏锌、铁等营养素可能会引起异食癖，但仅凭咬指甲这一行为不能直接判断是否营养素缺乏，还需要结合其他症状，并通过专业检查来确定。此外，保健医生还提到，咬指甲更可能是心理因素导致的，比如紧张、焦虑、无聊，或者是模仿他人形成的习惯。

在保健医生的建议下，豆豆妈妈带豆豆去医院做了全面检查，包括微量元素检测。检查结果显示，豆豆体内的营养素指标都在正常范围内，排除了营养素缺乏导致咬指甲的论断。李老师和豆豆妈妈决定从心理和习惯方面入手解决问题。

李老师在幼儿园密切关注豆豆，每当发现他准备咬指甲时，就用温和的方式转移他的注意力，比如递给他一个小玩具，邀请他和小朋友一起做游戏，或者鼓励他帮忙整理图书、分发餐具等，让豆豆的手忙碌起来。同时，李老师在班级开展了"爱护小手"的主题活动，通过讲故事、唱儿歌、画小手等形式，引导孩子们认识到咬指甲的危害，鼓励大家互相监督，改掉不良习惯。

豆豆妈妈在家也积极配合。她给豆豆准备了有趣的拼图、积木等玩具，当发现豆豆要咬指甲时，就引导他玩玩具。此外，妈妈还和豆豆约定，如果一天不咬指甲，就可以得到一个小星星贴纸，攒够一定数量的贴纸，就能兑换喜欢的小礼物。在妈妈的陪伴和鼓励下，豆豆开始有意识地控制自己咬指甲的行为。

经过一个月的努力，豆豆咬指甲的频率明显降低。看到豆豆的变化，李老师和豆豆妈妈都感到十分欣慰。这次经历让大家明白，幼儿咬指甲不一定是因为缺少营养素，背后可能有多种原因，需要老师和家长耐心观察、深入了解，并通过科学的方法帮助幼儿纠正不良习惯。

10.2.1　情绪障碍

1. 分离性焦虑

敏敏的"第一次离别"

3岁的敏敏第一天入园，妈妈将她送到教室后转身离开，敏敏突然放声大哭，边哭边喊"妈妈别走"，用力挣脱老师的手追向门口。进教室后，她始终抱着自己的小书包，拒绝参与任何活动，不时张望门口，小声抽泣，即便老师耐心安抚，仍一整天都情绪低落，拒绝进食和午睡。

分离性焦虑是幼儿与依恋对象(通常是父母或主要照料者)分离时，出现的过度焦虑、恐惧和不安情绪，常伴有哭闹、黏人、拒绝接触新环境等行为表现。这种现象在0~6岁幼儿中较为常见，尤其在入园、入学等与亲人分离的场景下，幼儿因无法适应新环境与分离状态，产生强烈的情绪反应。

1) 原因

(1) 依恋关系过强。幼儿对主要照料者形成高度依赖，突然分离打破原有情感纽带，引发不安。

(2) 环境适应困难。新环境中陌生的人和事物、规则变化，超出幼儿心理承受能力，使其缺乏安全感。

(3) 父母教养方式。过度保护或分离时表现出焦虑情绪，会加剧幼儿的不安感，使其更难接受分离。

(4) 个体气质差异。部分幼儿天生性格敏感、内向，面对分离，更容易产生强烈的焦虑情绪。

2) 预防与矫治

成人可在幼儿入园或面临分离前，循序渐进地开展适应训练，从短暂几分钟的分离开始，逐步延长时间，让幼儿逐渐习惯与亲人分开。同时，提前带幼儿熟悉新环境，如参观幼儿园，介绍场所、老师和同伴，降低陌生感带来的不安。此外，日常给予幼儿充足的陪伴与关爱，建立稳固的依恋关系，能为幼儿内心注入安全感，从根源上减少分离焦虑的发生。

当幼儿出现分离性焦虑时，情感安抚与注意力转移是重要的矫治手段。家长分离时保持平和，用温柔的语言承诺按时接回，老师在园多给予拥抱、抚摸等情感支持，能有效缓解幼儿的不安。同时，通过有趣的游戏、故事、玩具等吸引幼儿注意力，引导其参与新环境的活动，帮助他们转移对分离的关注。此外，家—园之间保持密切沟通也至关重要，家长和老师共同制定策略，持续关注幼儿的情绪变化，逐步帮助幼儿克服分离性焦虑。

2. 儿童期恐惧

怕黑又恐高的墨墨

4岁的墨墨最近变得格外怕黑，晚上不敢独自去卫生间，必须由妈妈陪着才肯迈出房门。睡前一关灯，他就紧紧抱住玩偶，浑身紧绷，嘴里嘟囔着"有怪物"。即便开着小夜灯，也常从睡梦中惊醒，哭着喊"不要"。去游乐场时，原本喜爱的滑梯也不敢玩，远远看到就躲在大人身后，说"太高了会摔"，日常活动因这些莫名的恐惧而受到明显影响。

儿童期恐惧是指0～6岁幼儿在发育过程中，对某些特定事物、情境或活动产生的过度害怕与紧张情绪。这种恐惧与实际危险程度不相符，常见表现为回避相关事物、哭闹、身体颤抖、心跳加速等。例如，害怕黑暗、动物、陌生环境等，是幼儿成长中较为普遍的心理现象，但过度且持续的恐惧会影响其身心健康与社会适应能力。

1) 原因

(1) 认知发展局限。幼儿对世界的认知有限，无法准确判断事物的危险性，易将想象与现实混淆，比如把阴影想象成怪物，从而产生恐惧。

(2) 负面经历影响。曾经被动物追赶、从高处跌落等创伤性事件，会在幼儿记忆中留下深刻阴影，再次面对类似场景时引发恐惧。

(3) 环境因素刺激。突然来到陌生环境，或接触恐怖的影视画面、故事内容，超出幼儿心理承受能力，可能导致恐惧情绪产生。

(4) 家长行为暗示。家长自身对某些事物表现出恐惧，或用"再不听话让警察抓走"等恐吓性语言教育，会使幼儿模仿并强化恐惧心理。

2) 预防与矫治

成人应避免使用恐吓性语言，减少恐怖画面、故事对幼儿的刺激，多通过正面、积极的方式讲解事物。同时，在日常生活中，循序渐进地引导幼儿接触新事物和环境，比如先从观察小动物开始，逐步过渡到轻轻触摸，帮助幼儿建立对世界的正确认知。此外，给予幼儿足够的情感支持，耐心倾听他们的担忧，能有效增强幼儿的安全感，降低恐惧情绪的发生概率。

当幼儿出现恐惧问题时，应采用温和且有效的方法进行矫治。首先，成人要给予充分的理解与陪伴，耐心倾听幼儿恐惧的原因，用温和的语言和肢体接触安抚情绪，如拥抱、抚摸等，让幼儿感受到安全感。其次，可运用系统脱敏法，将幼儿恐惧的事物或情境分解成多个小步骤，从引发轻微恐惧的环节开始，逐步引导幼儿适应，例如怕狗的孩子，先看小狗图片、听狗叫声，再近距离观察拴着的小狗，最终实现接触小狗。同时，通过游戏、故事等方式，帮助幼儿重新认识恐惧对象，赋予其积极意义，从而逐步克服恐惧心理。

3. 屏气发作

乐乐"呼吸暂停了"

4岁的乐乐想要妈妈买超市里的玩具车，被拒绝后，他立刻大声哭闹，紧接着突然屏住呼吸，脸色由红变紫，身体僵直，双眼上翻，甚至出现短暂的意识丧失。妈妈惊慌失措地将他搂在怀里，轻拍后背，大约一分钟后，乐乐才恢复呼吸，放声大哭。这种由情绪激动引发的屏气发作，让家长既心疼又担忧。

屏气发作是婴幼儿时期常见的一种发作性神经官能症，多发生于6个月至6岁的幼儿。当幼儿遇到恐惧、疼痛、愤怒或其他强烈情绪刺激时，会突然出现急剧情感爆发，随即呼吸暂停、口唇发紫、四肢强直，严重者可能出现短暂意识丧失、抽搐等症状。发作通常持续1分钟左右，随后恢复正常呼吸，事后幼儿大多疲惫、困倦。它不属于癫痫，但频繁发作可能影响幼儿身心健康。

1) 产生原因

(1) 生理因素。幼儿神经系统尚未发育完善，对情绪的调节能力较弱，强烈情绪刺激下容易引发呼吸中枢紊乱，导致屏气发作。

(2) 情绪诱因。幼儿需求未被满足、受到惊吓或批评等负面情绪，是引发屏气发作的主要导火索。

(3) 性格与教养方式。部分幼儿性格倔强、脾气急躁，加之家长溺爱或简单粗暴的教育方式，使幼儿在需求得不到满足时，更易通过极端情绪表达来获取关注。

(4) 模仿与习惯。幼儿曾目睹他人屏气发作行为，或某次发作后得到特殊关注，可能形成习惯性行为模式。

2) 预防与矫治措施

成人应建立科学的教养方式，避免溺爱或过于严厉的惩罚，在幼儿提出要求时，耐心沟通并合理满足，若无法满足，则用温和语言解释原因，减少幼儿负面情绪积累。同时，注重培养幼儿的情绪管理能力，通过绘本、游戏等方式，引导幼儿学会用语言表达需求与情绪。此外，营造和谐、稳定的家庭氛围，避免让幼儿受到过度惊吓或刺激，能有效降低屏气发作的发生概率。

当幼儿出现屏气发作时，教师须保持冷静，迅速将幼儿置于安全体位，解开衣领，使其头部后仰，保持呼吸道通畅，避免因呕吐物而窒息。待幼儿恢复呼吸后，给予安抚但不过度关注，防止强化其行为。日常中，可采用行为矫正法，当幼儿用合理方式表达需求时及时给予鼓励；若出现屏气发作倾向，用转移注意力的方式中断其行为，比如用有趣的玩具或故事吸引注意。对于频繁发作的幼儿，建议寻求专业心理咨询师或儿科医生的帮助，进行针对性干预。

4. 暴怒发作

我就要

5岁的琪琪和妈妈逛超市时看到货架上的新款玩具，吵着要买。妈妈以家里玩具太多为由拒绝后，琪琪突然躺在地上又踢又闹，双手疯狂拍打地面，嘴里大喊"我就要"，还试图抢夺货架上的商品。妈妈想将她抱走，她却拼命挣扎，脸涨得通红，哭闹声引得周围顾客纷纷侧目。这场突如其来的暴怒发作，持续了近十分钟才平息。

暴怒发作是0～6岁幼儿常见的问题行为，指幼儿在需求得不到满足、受到批评或遭遇挫折时，突然出现强烈且难以自控的情绪爆发。表现为大声哭闹、尖叫、摔打物品、在地上打滚、攻击他人等行为，甚至出现语言上的激烈反抗。这种情绪爆发往往超出实际情境的严重程度，幼儿难以通过自我调节平复情绪，发作结束后可能因体力消耗而疲惫或后悔。

1) 产生原因

(1) 生理发展局限。幼儿大脑前额叶皮层尚未发育成熟，难以有效控制情绪冲动，面对不满时易产生过激反应。

(2) 需求未被满足。幼儿在物质需求、情感需求或活动需求得不到满足时，可能通过暴怒发作来宣泄不满、争取关注。

(3) 家庭教养方式。溺爱导致幼儿以自我为中心，一旦要求被拒绝就情绪失控；过于严厉的教育方式，使幼儿压抑的情绪在某一时刻集中爆发。

(4) 模仿与习得。幼儿观察到同伴或家人通过暴怒达成目的，或某次暴怒后得到特殊关注，会形成"通过发脾气解决问题"的错误认知。

(5) 环境压力。陌生环境、生活规律改变或过度疲劳等，也可能降低幼儿情绪耐受性，导致暴怒发作。

2) 预防与矫治措施

应建立合理的规则，避免过度满足幼儿的不合理要求，同时用温和、耐心的态度解释拒绝原因，帮助幼儿理解"不是所有需求都能立即实现"。日常注重培养幼儿的情绪表达能力，通过角色扮演、绘本阅读等方式，引导幼儿用语言说出内心感受，而非依赖激烈行为。此外，保持规律的作息习惯，避免幼儿因饥饿、疲劳而出现情绪波动，营造温暖、包容的家庭氛围，也能减少暴怒发作的诱因。

当幼儿出现暴怒发作时，成人首先要保持冷静，避免在幼儿情绪激动时与其对峙或妥协，可将其转移至安全且无人围观的环境，等待情绪稍微缓和后，再用温和的语言询问原因，给予安抚。事后可采用"情绪复盘"的方式，和幼儿一起回顾事件，引导其认识到暴怒行为的不当之处，并讨论下次遇到类似情况时的解决办法。对于频繁发作的幼儿，教师可通过正向强化，当幼儿用平和方式表达需求时及时给予肯定和奖励，逐步帮助幼儿学会用理性方式处理情绪。

5. 儿童退缩行为

孤独的果果

在幼儿园的活动课上，5岁的果果总是独自坐在教室角落，眼神躲闪。当老师组织小朋友们玩游戏时，他只是远远地看着，即便被邀请，也会迅速摇头，蜷缩着身子往后退。自由活动时，其他幼儿嬉笑打闹，果果却安静地摆弄着自己的衣角，从不主动与同伴交流，像一只害怕被触碰的小蜗牛，将自己封闭在小小的世界里。

儿童退缩行为是指0～6岁幼儿在社会交往情境中，表现出过度的害羞、胆小、孤僻，主动回避与他人接触和参与集体活动的行为。这类幼儿往往沉浸在自己的世界，不愿与同伴互动，面对新环境或陌生人时，会表现出明显的紧张和不安，严重时甚至拒绝参与日常活动。与正常的害羞不同，儿童退缩行为持续时间较长，且对幼儿的社交发展和心理健康产生负面影响。

1) 产生原因

(1) 气质类型差异。部分幼儿天生性格内向、敏感，对新环境和陌生人的适应能力较弱，更容易产生退缩行为。

(2) 负面社交经历。曾在社交中遭受同伴嘲笑、排斥或被老师批评，导致幼儿对社交产生恐惧，从而选择自我封闭。

(3) 家庭教养方式。家长过度保护，限制幼儿自由探索，或家庭氛围压抑，缺乏情感交流，会使幼儿缺乏社交自信，不敢主动与人交往。

(4) 环境变化冲击。若频繁更换生活环境，如搬家、转园，幼儿可能难以快速适应新环境和人际关系，进而出现退缩行为。

2) 预防与矫治措施

应避免过度保护，鼓励幼儿独立探索，给予充分的自主空间，例如，让幼儿自己决定与小伙伴玩耍的方式。同时，注重亲子互动，通过故事、游戏等方式引导幼儿理解社交乐趣，培养语言表达和沟通能力。在早期教育中，幼儿园老师可组织多样化的合作活动，创造轻松友好的社交氛围，帮助幼儿建立对集体活动的安全感和兴趣，减少退缩行为的发生。

当幼儿出现退缩行为时，首先需要家长和老师给予充分的耐心与鼓励。通过温和的语言和肢体接触，如拥抱、轻抚，让幼儿感受到被接纳。可采用"阶梯式"引导法，从幼儿感兴趣的活动入手，例如，若幼儿喜欢绘画，就以"一起画画"为契机，邀请1～2名性格开朗的同伴共同参与，逐步扩大社交圈子。此外，及时肯定幼儿的每一次进步，哪怕只是一个微笑、一次简短的对话，都给予积极反馈，帮助幼儿建立社交自信，逐步克服退缩行为。

6. 入园焦虑

我不要去幼儿园

3岁的小米第一天入园，刚走进幼儿园大门，就紧紧抱住妈妈的脖子，眼泪在眼眶里打转。老师伸手想牵她，小米瞬间放声大哭，双腿乱蹬，嘴里喊着"我要回家，我不要离开妈妈"。被抱进教室后，她一直站在门口张望，拒绝参与任何活动，吃饭时也含着眼泪，午睡时更是哭着不肯上床，一整天都沉浸在不安与焦虑之中。

入园焦虑是指0～6岁幼儿在初次进入幼儿园，与熟悉的家人分离、进入陌生环境时，所产生的紧张、不安、恐惧等负面情绪及相关行为表现。这是幼儿面对生活环境和人际关系重大变化时的正常应激反应，通常表现为哭闹不止、拒绝入园、沉默寡言、食欲下降、睡眠不安等，严重的入园焦虑若不及时干预，可能影响幼儿身心健康及后续的学习生活。

1) 产生原因

(1) 分离恐惧。幼儿对父母或主要照料者存在强烈的依恋，突然与亲人分离，会使其缺乏安全感，产生被抛弃的恐惧心理。

(2) 环境陌生。幼儿园陌生的教室、老师和同伴，以及新的生活作息和规则，超出幼儿心理预期，使其难以快速适应。

(3) 社交能力不足。部分幼儿缺乏与同龄人交往的经验，不知如何融入集体，担心被排斥或无法与他人友好相处。

(4) 家长情绪影响。家长在送幼儿入园时表现出不舍、焦虑，或过度承诺"早点来接"，会加剧幼儿的不安情绪，使其更加抗拒入园。

(5) 个体适应差异。不同幼儿的性格和适应能力不同，性格内向、敏感的幼儿，更容易对入园变化产生强烈的焦虑反应。

2) 预防与矫治措施

预防入园焦虑，须在入园前做好准备。成人可提前带幼儿参观幼儿园，熟悉教室、操场、活动室等环境，介绍幼儿园的有趣活动和日常安排，减少陌生感。同时，在家模拟幼儿园生活，如调整作息时间，培养幼儿独立进餐、穿衣、如厕等生活技能，增强其自理能力和自信心。此外，通过绘本、故事等方式，向幼儿讲解幼儿园生活的乐趣，引导其对入园产生期待；家长自身保持平和心态，避免将焦虑情绪传递给幼儿，也是预防入园焦虑的关键。

当幼儿出现入园焦虑时，家长要在送园时果断告别，避免反复安抚或停留，同时用温和、坚定的语言承诺按时接回，给予幼儿心理保障。老师在园内要给予幼儿更多关注和安抚，通过拥抱、陪伴游戏等方式建立信任，帮助幼儿逐步适应集体生活。此外，可建立家—园联系册，及时沟通幼儿在园和在家的表现，共同制定个性化的适应方案；鼓励幼儿在园结交新朋友，参与感兴趣的活动，转移对分离的注意力，逐步缓解入园焦虑。

📖 拓展阅读

分离性焦虑障碍测试[①]

1. 去幼儿园的时候会哭闹。
2. 看不到妈妈就会焦虑。
3. 经常说不想去幼儿园。
4. 不能清楚地讲述幼儿园里发生的事。
5. 对幼儿园里发生的事只挑不好的说。
6. 一说明天要去上幼儿园就感到厌烦。
7. 经常说和去幼儿园相比，更愿和妈妈在一起。
8. 为了不去幼儿园而耍赖。
9. 每当要去幼儿园的时候，就说自己肚子疼或头疼。
10. 从幼儿园回来后，说自己明天不会再去。

　　说明：这个测试表中如果符合3项以下，则是正常的；符合4~7项时，家长需要对孩子多加注意；若符合8项以上，家长就有必要带孩子去医院确认孩子是否患有分离性焦虑障碍。

10.2.2　行为障碍

1. 攻击性行为

〰〰〰〰〰〰〰〰〰〰〰〰〰〰〰〰〰〰〰〰〰〰〰〰〰〰〰

打人的阳阳

　　在幼儿园的建构区，4岁的阳阳看到同伴浩浩正在搭积木城堡，伸手就去抢积木。浩浩不肯松手，阳阳突然挥拳打向浩浩的肩膀，还将搭好的积木推倒。老师上前制止时，阳阳又踢了旁边的小椅子，嘴里大喊："这是我的！"面对老师的批评，阳阳没有认错，而是继续跺脚、推搡，直到被带离区域才停止攻击行为。

〰〰〰〰〰〰〰〰〰〰〰〰〰〰〰〰〰〰〰〰〰〰〰〰〰〰〰

　　攻击性行为是指0~6岁幼儿通过身体动作(如打人、咬人、推搡)、言语(如辱骂、威胁)或破坏物品等方式，对他人或环境造成伤害的行为。这类行为通常源于愤怒、不满、嫉妒

---

① 申宜真，幼儿心理百科[M].陈放，付刚，译，北京：世界图书出版公司北京公司，2009：313.

等情绪，或为争夺物品、吸引关注。攻击性行为不仅影响幼儿自身的社交关系，还可能对同伴造成身体和心理伤害，若不及时干预，可能发展为长期的不良行为习惯。

1) 产生原因

(1) 生理发展因素。幼儿大脑尚未发育成熟，情绪调节能力较弱，遇到矛盾时难以控制冲动，容易通过攻击行为宣泄情绪。

(2) 模仿学习影响。幼儿通过观察家庭成员争吵、电视暴力画面或同伴攻击行为，会无意识模仿并将其作为解决问题的方式。

(3) 需求未被满足。当幼儿想要争夺玩具、维护领地或吸引他人关注时，可能因语言表达能力不足，转而用攻击行为达成目的。

(4) 家庭教养方式。家长溺爱导致幼儿以自我为中心，或采用打骂等暴力教育方式，会让幼儿误以为攻击是可接受的行为。

(5) 心理压力积累。陌生环境、家庭变故等因素带来的压力，可能使幼儿通过攻击行为释放内心的不安和焦虑。

2) 预防与矫治措施

成人应树立良好榜样，避免在幼儿面前争吵或使用暴力，采用温和沟通的方式解决问题；同时建立明确规则，引导幼儿理解攻击行为的后果，并鼓励用语言表达需求。在幼儿园，教师可通过角色扮演、故事分享等活动，帮助幼儿学习如何友好相处和解决冲突；创设充足的游戏材料和活动空间，减少因资源争夺引发的矛盾；关注幼儿情绪变化，及时疏导压力，也能有效减少攻击性行为的发生。

当幼儿出现攻击性行为时，成人要保持冷静，及时制止并将幼儿带离冲突现场，避免强化其攻击行为。事后以平和的态度与幼儿沟通，引导其认识错误，例如通过提问"打人会让小朋友受伤，你觉得该怎么办？"帮助幼儿理解行为的危害。对于频繁出现攻击行为的幼儿，可采用行为矫正法，当幼儿用非攻击方式解决问题时，立即给予表扬和奖励；同时加强情绪管理训练，通过深呼吸、绘画等方式，帮助幼儿学会用积极方式表达情绪，逐步纠正攻击性行为。

2. 说谎

是小猫偷吃的

6岁的乐乐答应妈妈要留着饼干当下午点心，可妈妈下班回家时却发现饼干盒空空如也。当妈妈询问时，乐乐眼神躲闪，小声说："是小猫偷吃的，我没吃。"但妈妈发现乐乐嘴角残留的饼干碎屑，追问下才得知真相。原来乐乐没忍住饥饿，吃光了饼干，担心被批评才编造谎言，这已经不是他第一次用"借口"逃避责任了。

幼儿说谎是指0～6岁儿童故意隐瞒事实、编造虚假信息的行为。在幼儿成长过程中，说谎行为较为常见，表现形式包括为逃避惩罚而否认错误、为获取关注或满足愿望而虚构故事，或是因认知发展局限而混淆想象与现实。与成人出于恶意的谎言不同，幼儿的说谎行为往往与其心理发展水平、家庭环境和社交经历密切相关，但若不及时引导，可能发展为不良习惯。

1) 产生原因

(1) 认知发展局限。幼儿的想象力丰富，常将幻想与现实混淆，如把"希望发生的事"当作"已经发生的事"进行描述，并非真正意义上的说谎。

(2) 逃避惩罚。幼儿犯错后，家长严厉的批评或惩罚让其产生恐惧，为避免后果，一些幼儿选择用谎言掩盖事实。

(3) 获取关注与奖励。部分幼儿发现通过编造"我考了满分""我救了小猫"等故事，能获得大人的表扬和关注，从而反复使用说谎行为达到目的。

(4) 模仿与环境影响。幼儿观察到家长或身边人用谎言解决问题，或是处于高压、不诚实的家庭氛围中，会不自觉模仿这种行为模式。

(5) 心理防御机制。面对难以应对的压力或挫折，幼儿可能通过说谎来保护自尊心，维持自我形象。

2) 预防与矫治措施

成人应以身作则，在日常生活中保持言行一致，不随意对幼儿承诺无法兑现的事情，树立诚实的榜样。当幼儿犯错时，避免过度指责，而是以温和的态度引导其认识错误，让孩子明白"承认错误比说谎更好"。同时，给予幼儿足够的关注和肯定，当孩子诚实表达想法或承认错误时，及时给予表扬和鼓励，强化积极行为。此外，通过绘本、故事等方式，帮助幼儿理解诚实的重要性，培养正确的价值观。

当发现幼儿说谎时，成人要保持冷静，避免直接给孩子贴上"骗子"的标签。首先以温和的方式引导幼儿说出真相，例如"妈妈相信你可以勇敢说出发生了什么"，给予其安全感。待幼儿承认错误后，耐心解释说谎的危害，并帮助其弥补过错。对于由想象力导致的"说谎"，可通过提问引导幼儿区分现实与想象，如"这是你想的还是真的发生了"逐步培养其逻辑思维。若幼儿频繁说谎，须反思家庭环境或教育方式是否存在问题。

3. 吮吸手指、咬指甲

总啃手指的"小月亮"

4岁的月亮在幼儿园里，经常不自觉地把大拇指塞进嘴里吮吸，上课、午睡、玩耍时都停不下来，指甲也被啃得参差不齐。妈妈发现她的手指皮肤泛红、脱皮，提醒多次也不见改善。有次全家聚餐，月亮坐在餐桌旁，又悄悄把手指含在嘴里，即便被爸爸拍了下手，没过几分钟又恢复原样，这个习惯成了让全家人头疼的难题。

吮吸手指、咬指甲是0~6岁幼儿常见的习惯性问题行为，指幼儿频繁将手指放入口中吸吮，或啃咬指甲、指甲周围皮肤的行为。初期这类行为可能是幼儿探索世界的自然反应，但随着年龄增长，若持续存在且难以自控，不仅可能影响口腔发育、导致指甲变形，还可能因手指不洁引发细菌感染，甚至成为心理焦虑的外在表现，须引起家长和教育者重视。

1) 产生原因

(1) 生理需求未满足。婴儿期吸吮手指是正常的探索行为，若未能在合适阶段引导戒除，会延续为长期习惯；部分幼儿因饥饿、口渴等生理需求未及时满足，也会通过吮吸手指缓解不适。

(2) 心理压力与焦虑。面对陌生环境(如入园、搬家)、家庭矛盾或学习压力，幼儿可能因缺乏安全感而通过吮吸手指、咬指甲缓解紧张情绪，并形成心理依赖。

(3) 模仿与习惯养成。幼儿观察到同伴或家人有类似行为，出于好奇而进行模仿，久而久之形成无意识的习惯性动作。

(4) 注意力分散。当幼儿处于无聊、缺乏有趣活动的状态时，会不自觉地用吮吸手指、咬指甲等行为填补注意力空白，打发时间。

(5) 家长过度关注。部分家长发现幼儿该行为后过度批评、制止，反而强化了幼儿对此行为的印象，使其更加频繁出现。

2) 预防与矫治措施

在婴儿期，成人应避免让吮吸手指成为安抚幼儿的唯一方式，可以用安抚奶嘴、轻柔拥抱等替代。随着幼儿成长，提供丰富多样的活动，如拼图、绘画、积木游戏等，充实其日常生活，减少由无聊引发的习惯性动作。同时，营造温馨和谐的家庭氛围，关注幼儿情绪变化，及时疏导压力，避免其通过不良习惯缓解焦虑。此外，成人以身作则，不在幼儿面前出现类似行为，也能有效降低幼儿模仿的可能性。

当幼儿已形成吮吸手指、咬指甲的习惯时，成人须采用温和、耐心的方式引导和纠正。避免严厉指责或强行制止，可采用转移注意力的方法，比如当幼儿出现该行为时，邀请其一起玩游戏、做手工，用有趣的活动替代无意识动作；还可在幼儿手指上涂抹无毒无害的苦味剂，降低吮吸行为的舒适度，逐步减少依赖。对于由心理压力导致的习惯，家长要耐心倾听幼儿内心想法，帮助其排解焦虑，建立安全感。若行为持续且严重影响幼儿健康，建议寻求儿科医生或儿童心理专家的专业指导。

4. 习惯性阴部摩擦

不自觉的小动作

5岁的女童丽丽最近常被家长发现，在看电视或睡前会夹紧双腿、面色涨红，身体还伴随着轻微扭动，有时甚至会躲在角落重复这些动作。起初家长以为是孩子在玩耍，提醒后丽丽会停下，但没过多久又会不自觉地出现类似行为。随着次数增多，家长意识到这并非普通玩耍，开始担心这些异常举动会影响孩子的健康和成长。

习惯性阴部摩擦，又称儿童擦腿综合征，是指0～6岁幼儿通过双腿夹、绷或摩擦会阴部，或利用椅子、玩具等物体挤压会阴部，从而获得性快感的一种习惯性动作。该行为通常表现为面色潮红、眼神凝视、呼吸急促，幼儿在发作时往往意识清醒，可被外界打断，但过后可能再次出现。这是幼儿生长发育过程中一种常见的行为问题，多在入睡或刚醒时发作，并非性早熟或道德问题，若频繁发生，可能影响幼儿的注意力和身心健康。

1) 产生原因

(1) 局部刺激。会阴部湿疹、蛲虫感染、内裤过紧等局部不适，可能引发幼儿摩擦止痒，久而久之形成习惯。

(2) 好奇心与探索。幼儿在探索身体的过程中偶然发现该行为带来的特殊感觉，因好奇而反复尝试，逐渐形成习惯性动作。

(3) 心理因素。当幼儿处于紧张、焦虑、无聊状态或缺乏关注时，可能通过这种行为缓解情绪，释放压力，将其作为一种自我安抚的方式。

(4) 模仿学习。无意观察到他人类似行为，或接触到不适合幼儿的成人内容，导致幼儿模仿并重复相关动作。

(5) 生活习惯影响。幼儿过早独自入睡，睡前缺乏亲子互动，或日常活动单调，也可能增加该行为发生的概率。

2) 预防与矫治措施

一旦发现学前儿童存在这种行为，首先应细致地了解并分析原因。其次，要帮助学前儿童形成良好的生活、卫生习惯，经常给学前儿童清洗外阴，保持外阴部位的清洁和干燥，及时治疗湿疹、蛲虫等疾病，同时为幼儿选择宽松、透气的内裤，避免局部刺激引发摩擦行为。调整幼儿的作息习惯，避免其过早独自入睡，睡前通过讲故事、听音乐等温和的方式陪伴，减少睡前独处时间。帮助学前儿童养成上床后就入睡、醒来后就起床的良好习惯，不要让其躺在床上自由地玩。不要给学前儿童穿过紧、过小的裤子，以免引起不适的感觉。再次，注意满足学前儿童的心理需要，给学前儿童足够的爱抚和关心。最后，采取适宜的性教育，特别是当学前儿童出现抚弄性器官等行为时，成人也不要对其训斥或责骂，以免强化其行为。成人应该让学前儿童觉得这种行为不太受关注，同时，以转移其注意力的方式，使学前儿童放弃这种行为，如轻声呼唤幼儿、递上玩具或邀请其参与活动，自然打断动作，事后不刻意提及，避免让幼儿产生心理负担。

10.2.3 睡眠障碍

1. 夜惊

半夜惊醒的辰辰

凌晨两点，4岁的辰辰突然在床上坐起，双眼圆睁却目光呆滞，紧接着发出尖锐的哭喊，手脚胡乱挥舞，嘴里喊着"不要！不要！"。妈妈急忙开灯安抚，辰辰却仿佛看不见人，继续惊恐地挣扎，浑身冷汗淋漓。无论怎么呼唤，辰辰都没有回应，直到几分钟后，他突然重新躺下，沉沉睡去。第二天问起，辰辰完全不记得夜里发生的事，这样的夜惊情况每周都会出现1~2次，让全家人忧心不已。

夜惊是幼儿睡眠障碍的一种常见类型，多发生于2～6岁儿童，通常出现在入睡后1～2小时的深睡眠阶段。发作时，幼儿会突然从睡眠中惊醒，表现出强烈的恐惧情绪，如大声哭喊、尖叫、心跳加速、呼吸急促，同时伴有坐起、四肢乱动、眼神空洞等行为。与普通噩梦不同，夜惊中的幼儿意识模糊，难以被唤醒和安抚，发作后对过程毫无记忆，且一般不会主动讲述相关经历，频繁发作可能影响幼儿的睡眠质量和身心健康。

1) 产生原因

(1) 神经系统发育不成熟。幼儿大脑神经系统尚未发育完善，在深睡眠阶段，大脑部分区域仍处于活跃状态，容易引发夜惊。

(2) 心理压力与情绪紧张。入园适应困难、与同伴冲突、家庭氛围不和谐，或观看恐怖的动画、故事等，都会使幼儿心理产生焦虑，以夜惊形式表现出来。

(3) 睡眠环境不良。卧室温度过高或过低、光线过亮、噪声干扰，以及睡眠不规律、过度疲劳等，都可能扰乱幼儿正常睡眠，诱发夜惊。

(4) 遗传因素影响。研究表明，若家族中有睡眠障碍病史，幼儿出现夜惊的概率相对较高，存在一定的遗传倾向。

(5) 饮食与健康问题。睡前过饱、饥饿，或患有肠道寄生虫、感冒发烧等疾病，导致身体不适，也可能引发夜惊。

2) 预防与矫治措施

家长应帮助幼儿建立规律的作息习惯，保证充足且稳定的睡眠，避免睡前过度兴奋或剧烈运动；营造安静、舒适、温度适宜的睡眠环境，减少外界干扰。同时，关注幼儿的情绪变化，耐心倾听其内心想法，及时疏导压力，避免让幼儿接触恐怖、刺激的影视或故事内容。此外，合理安排幼儿饮食，睡前避免进食过多或过少，定期检查身体健康状况，预防因身体不适而出现夜惊。

当幼儿出现夜惊时，家长要保持冷静，避免强行唤醒或过度摇晃，可轻声安抚，温柔陪伴，待幼儿自行平静后重新入睡。日常中，通过阅读温馨故事、睡前轻松聊天等方式，缓解幼儿的紧张情绪，增强其安全感。若夜惊频繁发作，建议调整幼儿的睡眠姿势，避免压迫心脏。对于因心理因素而出现夜惊的幼儿，家长可与老师沟通，共同营造宽松的成长环境。

2. 梦魇

被噩梦缠绕的小航

凌晨三点，5岁的小航突然在床上惊醒，边哭边喊："大怪物别追我！"妈妈赶紧开灯查看，只见小航满脸泪水，身体微微颤抖，紧紧抱住妈妈不松手。安抚许久后，小航抽泣着说梦到自己在黑暗森林里被巨大怪物追赶，怎么跑都跑不掉。此后接连几天，小航睡前都害怕入睡，一闭上眼就担心噩梦重现，严重影响了他的睡眠和日常情绪。

梦魇是幼儿常见的睡眠障碍之一，通常发生在快速眼动睡眠阶段，多出现于后半夜。幼儿在睡眠中会经历内容恐怖、令人焦虑的梦境，如被怪物追赶、从高处坠落等，导致突然惊醒，并伴有强烈的恐惧、紧张、心悸等情绪反应。与夜惊不同，幼儿梦魇发作后意识清醒，能清晰回忆梦境内容，且主动向他人诉说梦境带来的害怕感受。频繁发生的梦魇会让幼儿产生睡眠恐惧，影响睡眠质量和身心健康。

1) 产生原因

(1) 心理压力过大。入园适应困难、与同伴发生矛盾、家庭关系紧张，或受到家长批评等，都会使幼儿心理负担加重，在梦中以恐怖场景呈现。

(2) 不良刺激影响。观看恐怖动画片、听惊悚故事，或白天经历惊险刺激的事件，如摔倒受伤，这些刺激在幼儿大脑中留下深刻印象，容易引发梦魇。

(3) 睡眠环境不佳。睡眠时被子过重、蒙头睡觉导致呼吸不畅，或卧室温度不适、噪声干扰等，会影响睡眠质量，提升梦魇发生概率。

(4) 身体不适。当幼儿感冒、发烧或肠胃不适时，身体的不适感会在睡眠中干扰大脑，诱发噩梦。

(5) 作息不规律。睡前过度兴奋、熬夜，或睡眠时长不足、睡眠周期紊乱，都可能打乱幼儿正常的睡眠节律，进而引发梦魇。

2) 预防与矫治措施

预防幼儿梦魇，要关注幼儿的情绪变化，多与幼儿沟通，及时化解其在生活中遇到的压力和困扰，营造温馨和谐的家庭氛围。避免让幼儿接触恐怖、暴力的影视、书籍内容，减少不良刺激。同时，帮助幼儿建立规律的作息习惯，睡前避免剧烈运动和过度兴奋，可通过轻柔的音乐、亲子阅读等方式营造安静的入睡氛围。此外，保持舒适的睡眠环境，选择合适的床上用品，确保卧室温度、湿度适宜，也能有效降低梦魇发生的可能性。

幼儿发生梦魇后，成人要第一时间给予安抚，将幼儿搂在怀中，用温柔的语言和轻柔的抚摸缓解其恐惧情绪，耐心倾听幼儿讲述梦境，让幼儿感受到充分的安全感。日常中，可通过积极暗示帮助幼儿克服对睡眠的恐惧，如睡前鼓励幼儿"今晚一定能做个甜甜的美梦"。若幼儿频繁出现梦魇，成人须反思近期生活中是否存在影响幼儿情绪的因素并及时调整；对于心理创伤导致梦魇的情况，必要时可寻求儿童心理医生的专业帮助，通过心理疏导和干预改善幼儿的睡眠状况。

10.2.4　语言障碍

1. 选择性缄默

课堂上的"沉默小星"

5岁的小星在幼儿园里总是安安静静的，课堂上老师提问时，他会低头躲避眼神，即便被叫到名字，也只是涨红着脸摇头，一句话都说不出来。课间活动时，其他小朋友嬉笑交谈，小星却独自在角落玩积木，从不主动开口。但回到家中，小星会拉着妈妈叽叽喳喳分享趣事，还会模仿动画片角色说话，与在幼儿园的表现判若两人，这让老师和家长都十分困惑。

选择性缄默是一种特殊的语言障碍，多见于2～6岁幼儿，指儿童在某些特定社交场合(如幼儿园、陌生环境)中，因极度紧张、焦虑而无法开口说话，但在熟悉、安全的环境(如家庭)中语言表达正常。这种行为并非源于语言能力缺失或智力问题，而是心理因素导致的自我保护机制。幼儿往往伴有害羞、敏感、孤僻等性格特点，长期的选择性缄默可能影响其社交发展和心理健康。

1) 产生原因

(1) 气质类型与性格因素。部分幼儿天生性格内向、敏感，对新环境和陌生人的适应能力较弱，容易产生强烈的焦虑情绪，从而选择以沉默作为应对方式。

(2) 负面社交经历。曾在社交场合遭遇尴尬、嘲笑或批评，如被同伴取笑发音不准、回答错误，导致幼儿对开口说话产生恐惧，形成心理阴影。

(3) 家庭教养方式。家长过度保护或过度关注幼儿的言语表现，当幼儿出现表达不畅时急于纠正，或家庭氛围压抑，都会加重幼儿的心理压力，使其不敢在外界开口。

(4) 环境变化与适应困难。突然更换生活环境(如搬家、转园)，或家庭结构变动(如父母离异)时，幼儿因无法快速适应新情境，将沉默作为逃避压力的手段。

(5) 模仿与习得。幼儿观察到他人通过沉默回避社交，或某次沉默行为得到家人过度关注与特殊对待，可能强化这种行为模式。

2) 预防与矫治措施

教师应避免过度纠正幼儿的语言错误，多给予鼓励和耐心，例如当幼儿尝试表达时，及时给予肯定，增强其自信心。同时，创造丰富的社交机会，从熟悉的亲友聚会开始，逐步引导幼儿与同龄人互动，帮助其积累积极的社交经验。教师可通过游戏、角色扮演等轻松的活动，降低幼儿对开口说话的恐惧，让幼儿在自然的氛围中逐渐放松。此外，保持家庭环境的和谐、稳定，减少生活变动对幼儿的冲击，也能有效预防该问题的发生。

当幼儿出现选择性缄默时，教师须保持耐心，避免强迫幼儿说话，防止加重其心理负担。可采用"非语言沟通先行"的方式，如用微笑、肢体接触传递关怀与信任，待幼儿放松后，再通过提出简单的选择题(如"你想玩积木还是拼图？")引导其用点头、摇头或简短语言回应。同时，在幼儿熟悉的环境中逐步增加社交刺激，让幼儿在舒适的氛围中练习表达。对于症状较严重的幼儿，建议寻求儿童心理医生或语言治疗师的专业帮助，通过系统的心理疏导和行为矫正，帮助幼儿克服选择性缄默。

2. 口吃

反复卡顿的表达

6岁的阳阳在讲述周末趣事时，突然变得磕磕巴巴。"我……我和爸爸去……去了公……公园，然……然后……"他眉头紧皱，嘴巴不断重复第一个字，双手不自觉地攥紧衣角，脸涨得通红；着急时，还会伴随跺脚、眨眼等动作。原本流畅的表达变得断断续续，有时甚至因说不出完整句子而放弃说话，这让阳阳越来越抗拒主动开口，家长也为此忧心忡忡。

口吃，又称结巴，是幼儿常见的语言流畅性障碍，多发生于2～6岁语言快速发展阶段；表现为说话时字音重复(如"我我我")、延长(如"我——去")或语流中断，伴有面部肌肉紧张、肢体动作等非语言症状。幼儿在情绪激动、紧张或急于表达时，口吃现象尤为明显。与正常的语言不流畅(如幼儿学说话时的停顿)不同，口吃的频率和严重程度会干扰正常交流，若不及时干预，可能影响幼儿语言能力和社交自信心。

1) 产生原因

(1) 语言发展不平衡。幼儿语言表达能力跟不上思维速度，急于说出想法时，易出现语流不畅的情况，长期反复，可能形成口吃习惯。

(2) 模仿学习影响。幼儿模仿有口吃问题的人说话，或接触相关影视内容，久而久之将模仿行为固化为自身语言习惯。

(3) 心理压力因素。严厉的家庭环境、被他人嘲笑语言表达、入学适应困难等，使幼儿产生紧张、焦虑情绪，通过口吃表现出来。

(4) 生理因素。部分幼儿神经系统发育迟缓、口腔肌肉协调性不足，影响语言流畅度，提升口吃发生概率。

(5) 成长环境变动。如搬家、父母离异等重大生活变化，给幼儿带来心理冲击，可能引发暂时性或持续性口吃。

2) 预防与矫治措施

日常与幼儿交流时，应保持缓慢、清晰的语速，为幼儿树立良好的语言榜样，避免催促孩子回答问题，给予充足的表达时间。同时，鼓励幼儿多听故事、儿歌，通过亲子阅读、角色扮演等活动，丰富幼儿词汇量，提升语言组织能力。此外，营造轻松和谐的家庭氛围，避免过度批评幼儿的语言错误，用耐心和鼓励增强其表达自信，减少心理压力导致的口吃风险。

当幼儿出现口吃时，教师切忌打断、纠正或催促，应保持平和态度，用温和的眼神和肢体动作传递理解。可通过游戏化的方式引导幼儿练习语言，如一起念节奏轻快的绕口令、玩词语接龙游戏，在轻松氛围中提升语流流畅性。对于因心理因素而出现口吃的幼儿，须针对性缓解压力，如通过绘画、沙盘游戏等方式，帮助其释放情绪。若口吃问题持续且严重，建议寻求语言治疗师或儿童心理专家的专业指导，通过系统的语言训练和心理干预，逐步改善口吃症状。

3. 语言发育迟缓

不说话的小语

4岁的小语让家人十分担忧。同龄幼儿早已能流利表达想法、讲述故事，可小语只会说简单的词语，如"妈妈""抱抱"，每句话不超过3个字。当想表达需求时，小语常通过哭闹、拉着大人的手比划来示意，很少主动开口说话。在幼儿园里，小语也因难以与同伴正常交流，总是独自玩耍，语言能力明显落后于其他幼儿，这让家长开始意识到问题的严重性。

语言发育迟缓是指幼儿在语言发展过程中，语言理解、表达、沟通等能力明显落后于同龄人正常发育水平的现象。具体表现为开口说话晚，词汇量少，语法使用错误，句子结构简单，难以理解复杂指令，甚至无法进行基本的对话交流。这种迟缓并非由听力障碍、智力缺陷或发音器官疾病直接导致的，而是语言发展进程出现延迟。若不及时干预，可能影响幼儿的认知、社交及未来的学习能力发展。

1) 产生原因

(1) 生理因素。幼儿大脑语言中枢发育迟缓、神经系统损伤，或存在隐性听力障碍，会直接影响语言接收和表达能力。

(2) 家庭环境影响。家长过度包办幼儿需求，导致其缺乏语言表达机会；家庭语言环境复杂(如多种方言混杂)，或亲子互动中语言交流过少，都不利于幼儿语言学习。

(3) 心理因素。性格内向、敏感的幼儿，因害怕表达错误被批评，或曾有过不愉快的语言表达经历，可能自我封闭，不愿主动开口，从而延缓语言发展。

(4) 疾病与创伤。幼儿患有自闭症、脑性瘫痪等疾病，或曾遭遇脑部外伤，会干扰语言功能的正常发展。

(5) 教养方式不当。家长在幼儿学语期过于注重纠正发音错误，忽视鼓励引导，打击幼儿表达积极性，也可能造成语言发育迟缓。

2) 预防与矫治措施

预防幼儿语言发育迟缓，成人应增加与幼儿的互动交流，如在日常生活中描述正在做的事情，"妈妈现在在洗菜，这是绿色的青菜"，通过丰富的语言输入刺激幼儿语言感知。减少电子产品使用时间，避免单向语言灌输，多采用亲子阅读、游戏互动等双向交流方式。此外，尊重幼儿的语言发展节奏，及时给予肯定和鼓励，增强其表达自信，同时定期进行听力筛查，排除潜在生理问题。

当发现幼儿语言发育迟缓时，可采用"示范法"，重复正确的词汇和句子，引导幼儿模仿；创设丰富的语言情境，如角色扮演游戏，鼓励幼儿在实践中运用语言。对于理解能力弱的幼儿，可配合图片、手势等辅助方式，帮助其理解语言含义。若情况较为严重，应及时寻求语言治疗师或儿科医生的帮助，通过专业的语言评估和针对性训练，如发音练习、语言逻辑训练等，逐步提升幼儿的语言能力，同时关注幼儿心理状态，帮助其克服表达恐惧，建立语言交流的信心。

10.2.5 其他行为异常

1. 遗尿症

尿床的登登

6岁的登登经常在睡梦中尿床，几乎每周都有3到4次。早上，妈妈常发现床单湿了一大片，登登对此感到十分羞愧，总是低着头不说话。在幼儿园午睡时，他也经常不小心尿湿裤子，这让他越来越害怕睡觉，甚至抗拒去幼儿园。尽管家人尝试了多种方法，如睡前减少喝水、半夜叫醒排尿等，但尿床问题依旧反复出现，让登登和家人都困扰不已。

遗尿症是指5岁及以上幼儿在睡眠中出现不自主排尿的行为异常现象，且并非由神经系统损伤、泌尿系统疾病或其他器质性病变引起，通常分为原发性遗尿(自幼持续尿床)和继发性遗尿(曾有一段时间无尿床，后又重新出现)。幼儿在白天往往能自主控制排尿，但夜间睡眠时，大脑皮层对膀胱排尿反射的控制能力不足，导致尿液不受意识支配而排出。频繁的遗尿会影响幼儿的自尊心和社交生活，若不及时干预，可能对其心理发展产生负面影响。

1) 产生原因

(1) 生理发育不成熟。幼儿大脑排尿控制中枢发育迟缓，膀胱容量较小，对尿液的储存和控制能力较弱，难以在睡眠中感知膀胱充盈信号并唤醒自己排尿。

(2) 心理因素。家庭环境变化(如父母离异、搬家)、入园适应困难、受到惊吓或严厉批评等，使幼儿心理压力增大，通过遗尿行为释放焦虑情绪。

(3) 睡眠因素。幼儿睡眠过深，无法及时感知膀胱胀满的感觉；或作息不规律，过度疲劳导致睡眠质量下降，提升遗尿发生概率。

(4) 生活习惯不良。睡前大量饮水、吃含水量高的食物，或没有养成规律排尿习惯，都可能诱发夜间尿床。

(5) 遗传因素。研究表明，若父母一方有遗尿症病史，幼儿出现遗尿的概率明显上升，存在一定的遗传倾向。

2) 预防与矫治措施

成人应帮助幼儿建立规律的作息习惯，避免睡前过度兴奋或剧烈运动，控制其睡前1~2小时的饮水量，少吃西瓜、黄瓜等含水量高的食物。同时，引导幼儿养成白天定时排尿的习惯，逐渐延长排尿间隔，增大膀胱容量。此外，营造温馨和谐的家庭氛围，关注幼儿的情绪变化，及时疏导压力，避免因心理因素引发遗尿。对于有遗尿症家族史的幼儿，成人更应提前关注排尿情况，做好预防工作。

当幼儿出现遗尿问题时，成人要保持耐心，避免指责或惩罚，以免加重幼儿的心理负担。可通过记排尿日记，观察幼儿遗尿的规律，在尿床前15~30分钟唤醒幼儿排尿，逐渐培养其自主排尿意识。日常中，鼓励幼儿白天进行憋尿训练，如适当延长排尿间隔，增强膀胱控制力。对于因心理因素而出现遗尿的幼儿，家长须耐心沟通，了解其内心困扰并帮助解决，给予更多的陪伴和安全感。若遗尿情况持续且严重，建议及时咨询儿科医生或儿童心理专家，通过专业评估和针对性治疗，如药物治疗、行为疗法等，改善遗尿症状。

2. 多动症

浩浩是个小陀螺

5岁的浩浩在幼儿园里就像一只停不下来的"小陀螺"。上课时，他总是扭动身体，一会儿玩文具，一会儿打扰旁边的小朋友，即便老师多次提醒，他也无法安静超过5分钟。游戏时间，别的孩子专注地搭积木，他却满场乱跑，推倒他人作品。排队时喜欢推搡同学，就连吃饭也左顾右盼，把饭菜撒得到处都是。这种过度活跃、难以集中注意力的表现，严重影响了他的学习和社交。

多动症，医学上称为注意缺陷多动障碍(ADHD)，是幼儿常见的神经发育障碍性疾病，主要表现为与年龄和发育水平不相称的注意力不集中、多动和冲动行为。患有多动症的幼儿难以长时间专注于一件事，容易分心；肢体动作过多，手脚小动作不断，坐立不安；情绪冲动，做事不顾后果，常插话打断他人，难以遵守规则。这些症状会持续影响幼儿的学习、社交及日常生活，若不及时干预，可能延续至青少年甚至成年时期。

1) 产生原因

(1) 遗传因素。多动症具有较高的遗传度，研究表明，若直系亲属中有患多动症者，幼儿患病风险显著增加。

(2) 神经生物学因素。大脑中神经递质失衡，如多巴胺、去甲肾上腺素等分泌异常，影响大脑对注意力、行为控制的调节功能。

(3) 大脑发育异常。部分患儿存在大脑结构和功能发育延迟，尤其是额叶发育迟缓，导致其自我控制能力、注意力维持能力较弱。

(4) 家庭环境影响。不良的家庭教养方式，如溺爱、严厉惩罚或缺乏陪伴，以及家庭氛围紧张、父母关系不和，都可能诱发或加重多动症症状。

(5) 心理创伤与压力。幼儿早期经历重大生活事件，如父母离异、亲人离世，或长期处于高压环境，可能引发心理应激反应，影响神经系统发育。

(6) 其他因素。孕期母亲吸烟、饮酒、接触有害物质，或幼儿早产、低体重出生、脑部轻微损伤等，也与多动症的发生相关。

2) 预防与矫治措施

预防幼儿多动症须从孕期保健、家庭环境和早期教育多方面入手。孕期母亲应保持健康的生活方式，避免吸烟、饮酒及接触有害物质，定期产检，降低胎儿发育异常风险。在幼儿成长过程中，营造温馨和谐的家庭氛围，采用科学的教养方式，既不溺爱也不粗暴对待，给予幼儿足够的关注与情感支持。同时，注重培养幼儿的专注力，通过拼图、绘画、阅读等活动，逐步延长其注意力集中时间。此外，保证幼儿充足的睡眠、均衡的饮食和适度的运动，促进大脑和身体的健康发育。

在家庭和学校中，家长与教师应调整教育方式，为幼儿制定清晰、简单的规则，通过正向强化鼓励良好行为，如按时完成任务则给予小奖励；避免过度批评，减轻其心理压力。采用行为疗法，将复杂任务分解为小步骤，逐步培养幼儿的自控力和专注力。同时，可寻求专业医生的帮助，根据幼儿具体情况，在必要时进行药物治疗，并配合心理辅导，帮助幼儿学习情绪管理和社交技能。此外，家长和教师须保持耐心与信心，持续关注幼儿的点滴进步，逐步改善其行为表现。

★ 拓展游戏

帮助幼儿克服多动症、提升注意力和自控力的亲子游戏

1. 专注力训练类游戏：数字 / 图形配对

玩法：准备两套相同的数字卡片（或几何图形卡片），家长和幼儿轮流翻牌，找到相同的一对即可拿走。过程中可鼓励幼儿记住卡片位置，如"红色三角形在第二排"。

目标：锻炼记忆力、视觉专注力和抑制冲动的能力（等待轮流翻牌）。

2. 自控力与规则意识游戏：木头人挑战

玩法：播放音乐时，家长和幼儿随节奏自由舞动；音乐暂停时，立即保持静止姿势（如举手、单脚站立），坚持 10 秒以上即为成功。若晃动，则重新开始。

目标：通过"动—静"切换训练肢体控制力，增强幼儿对规则的服从性。

升级玩法：加入指令变化，如"变成大树""学小企鹅站着"，增加趣味性。

3. 感官统合与肢体协调游戏：障碍小勇士

玩法：用枕头、积木、跳绳等设置障碍路线（如跨过枕头、绕过椅子、爬过地垫），幼儿须按顺序完成所有动作，家长在旁计时并鼓励。完成后可互换角色，家长示范正确动作。

目标：锻炼肢体控制力、规划能力和耐心，增强身体协调性。

4. 情绪管理与社交互动游戏：表情猜猜乐

玩法：家长用夸张表情表演情绪（如开心、生气、惊讶），幼儿猜测并说出情绪名称，再模仿该表情；也可通过绘本卡片进行"情绪配对"。

目标：帮助幼儿识别情绪、理解他人感受，学习用语言表达内心想法，减少冲动行为。

3. 感觉统合失调

"笨拙"的小宇

6 岁的小宇在幼儿园总是显得格格不入。走路时经常跌跌撞撞，跑步时容易摔倒，连简单的跳绳都无法完成；吃饭时拿不稳勺子，常常把饭菜撒得到处都是；集体活动中，其他小朋友能轻松完成手工，他却总因手部力量不足、捏不稳剪刀而失败。面对同伴的嘲笑，小宇越来越抗拒参与活动，性格也变得孤僻、内向，这让家长和老师忧心忡忡。

感觉统合失调是指幼儿大脑无法有效整合来自身体各感官(触觉、前庭觉、本体觉、视觉、听觉等)的信息，导致机体不能做出正确的反应和适应性行为。正常情况下，感官接收的信息经大脑处理后，能协调身体完成动作、感知空间和控制情绪。但感觉统合失调的幼儿，可能出现触觉敏感(抗拒触碰)、平衡感差(易摔跤)、肢体不协调(书写困难)、注意力分

散等问题，这些表现并非由智力或器质性病变引起，却会影响幼儿的学习、社交和日常生活能力发展。

1) 产生原因

(1) 生理因素。早产、剖腹产、低体重出生的幼儿，未经历充分的产道挤压和早期感官刺激，可能影响感觉统合功能的正常发育。

(2) 成长环境限制。现代家庭过度保护，限制幼儿自由探索(如爬行、攀爬)；户外活动不足，缺乏蹦跳、旋转等前庭觉刺激；过早使用学步车代替爬行，都会导致感觉统合训练缺失。

(3) 感觉刺激单一。长时间接触电子产品，减少了真实环境中的多感官体验；生活环境过于整洁，缺少粗糙地面、沙土等触觉刺激，不利于感官系统的全面发展。

(4) 家庭教养方式。家长包办过多，剥夺幼儿自我服务机会(如穿衣、吃饭)，导致幼儿感觉统合功能发展不足；缺乏亲子互动和肢体游戏，无法满足幼儿感官需求。

(5) 心理压力。幼儿长期处于紧张、压抑的家庭氛围中，或遭遇过负面事件(如惊吓)，可能影响大脑对感觉信息的处理能力。

2) 预防与矫治措施

在婴儿期，鼓励多爬行、翻滚，避免过早使用学步车；幼儿期增加户外活动，如荡秋千、滑滑梯、玩沙土，通过跑跳、旋转等活动刺激前庭觉和本体觉发展。同时，提供丰富的触觉体验，如触摸不同材质的物品(毛绒玩具、树叶、石头)，让幼儿在探索中增强感官敏感性。此外，减少电子产品使用时间，多进行亲子互动游戏(如抛接球、按摩操)，帮助幼儿建立良好的感觉统合基础；营造宽松的家庭氛围，给予幼儿自主尝试的机会，促进其身体协调性和自信心发展。

当发现幼儿存在感觉统合失调时，可通过专业训练方式改善。开展针对性游戏：比如用大龙球挤压幼儿身体以进行触觉脱敏；让幼儿闭眼走平衡木以锻炼前庭觉；通过串珠子、搭积木提升手部精细动作。对于症状较明显的幼儿，建议到专业机构进行感觉统合测评，制定个性化训练方案，如使用滑板车、羊角球、平衡步道等器材进行系统训练。同时，成人须保持耐心，避免指责幼儿的"笨拙"表现，及时肯定每一点进步，逐步帮助幼儿提升感觉统合能力，改善行为异常问题。

拓展阅读

感觉统合失调会随着年龄增长而自行改善吗?

感觉统合失调是否会随年龄增长自行改善，不能一概而论，这与失调的程度、个体差异以及后天环境等因素紧密相关。

轻度失调可能有一定改善。对于轻度感觉统合失调的幼儿，如果成长环境中能自然获得丰富的感觉刺激，比如经常参与户外活动、进行各类运动游戏，那么随着大脑和身体的逐渐发育、成熟，部分幼儿可能会在成长过程中慢慢弥补早期感觉统合的不足，失调症状会有一定程度的缓解。例如，有些幼儿小时候触觉敏感，不喜欢被触碰，但随着日常活动中与他人互动增多，逐渐适应了各种触觉刺激，症状减轻。

中重度失调须干预。然而，对于中重度感觉统合失调的幼儿，若不进行针对性的干预训练，随着年龄增长，不仅失调症状难以自行改善，还可能衍生出更多问题。比如，前庭觉和本体觉失调导致的肢体不协调、平衡感差，会影响孩子在学校参与体育活动和日常的书写、运动表现，长期可能打击自信心，甚至影响学习成绩和社交；触觉失调引发的情绪敏感、注意力不集中等问题，也会持续干扰孩子的学习和生活，并且可能因为长期的负面体验，进一步加重心理负担，产生自卑、焦虑等情绪问题。

因此，即便感觉统合失调存在随年龄增长而自然改善的可能性，一旦发现幼儿有感觉统合失调的表现，建议及时进行专业评估，并采取相应的干预措施，这样能更有效地促进幼儿感觉统合能力的发展，避免问题对其成长造成持续的负面影响。

4. 自闭症

活在自己世界的小安

4岁的小安仿佛被困在自己的小世界里。入园数月，他从不主动与老师、小朋友交流，当他人呼唤时，他也常常像没听见一样，继续重复地摆弄手中的小汽车，把它们排成整齐的队列，一旦被打乱，就会哭闹不止。他抗拒拥抱和牵手，对周围热闹的环境毫无兴趣，只会偶尔突然发出奇怪的尖叫。小安很少用语言表达需求，总是拉着大人的手去拿想要的东西，这些行为让家长和老师既担忧又不知所措。

自闭症，又称孤独症谱系障碍(ASD)，是一种广泛性发育障碍，多在幼儿3岁前出现明显症状。患儿主要表现为社会交往与沟通障碍、重复刻板行为和兴趣狭窄，同时对环境变化过度敏感。例如，他们难以与他人进行眼神交流，不理解社交规则，很少主动发起互动；喜欢反复做同一种动作(如拍手、旋转)，对特定物品(如车轮、瓶盖)产生强烈依恋；对声音、光线等刺激的反应异于常人。自闭症并非智力缺陷或心理问题，而是神经系统发育异常导致的疾病，严重影响幼儿的社会适应和生活质量。

1) 产生原因

(1) 遗传因素。自闭症具有较高的遗传度，研究表明，若家族中有自闭症患者，幼儿患病风险显著增加，某些基因突变或染色体异常可能与自闭症发病相关。

(2) 环境因素。孕期母亲感染病毒(如风疹、巨细胞病毒)、接触有害物质(如重金属、农药)，或早产、低体重出生等，都可能提升幼儿患自闭症的概率。此外，幼儿早期若缺乏丰富的社交互动和情感回应，也可能影响神经系统发育。

(3) 大脑发育异常。自闭症患儿存在大脑结构和功能的改变，如大脑部分区域连接异常，影响信息处理和整合，导致社交、认知等功能出现障碍。

(4) 免疫与代谢因素。部分研究发现，幼儿免疫系统失衡、肠道菌群紊乱或代谢功能异常，可能影响神经发育，与自闭症的发生存在关联，但具体机制仍在探索中。

2) 预防与矫治措施

由于自闭症病因尚未完全明确，目前缺乏特效预防方法，但可通过优化环境降低风险。孕期女性应注重保健，避免感染和接触有害物质，定期产检，监测胎儿发育。在幼儿成长过程中，营造温暖、互动性强的家庭氛围，增加亲子交流与游戏，如通过讲故事、角色扮演等方式，引导幼儿关注他人情感和行为。同时，鼓励幼儿参与集体活动，接触不同的社交场景，促进其社会交往能力发展。此外，关注幼儿发育里程碑，若发现语言、社交等方面明显落后，应及时咨询专业医生进行评估。

一旦怀疑幼儿患有自闭症，须尽快就医，通过早期干预改善症状。目前主要采用以应用行为分析(ABA)为核心的综合干预方法，包括语言训练、社交技能训练和行为矫正。例如，通过一对一教学帮助幼儿提升语言表达能力，利用情景模拟游戏培养其社交互动能力；针对刻板行为，采用替代活动转移注意力。同时，借助感觉统合训练改善患儿对环境刺激的异常反应。家庭在干预过程中至关重要，家长须接受专业培训，学习与患儿沟通的技巧，保持耐心和信心，持续配合治疗师开展康复训练，帮助患儿逐步融入社会。

实习实训

常用的行为改变技术

[实训目标]

能够运用常用的行为改变技术矫正幼儿的不良行为。

[活动内容及过程]

1. 认识常用的行为改变技术

幼儿的行为并非固定不变的，行为具有可塑性，可以学习和改变。在幼儿园教育(或家庭教育)中，成人运用一定的行为改变技术，可以有效地矫正幼儿的不良行为。一般来说，针对学前儿童的不良行为，常用的方法主要有以下几种。

1) 正强化

当学前儿童出现符合要求的良好行为时，成人应立即给予奖赏，使儿童感到愉快和满足，从而形成良好习惯。例如，有攻击行为的儿童在一天之内没有攻击别的小朋友，就给他记一颗红星。久而久之，就能使符合成人期望的某种行为逐渐固定下来。其中，较常采用的正强化形式是代币制。它是以代币(一般来说，可以积累起来用于交换强化物的东西，如五角星、小红旗、小红花、塑料片等，都可以作为代币)作为条件强化物，当代币积累到一定数目时，就可以交换真正的后援强化物。例如，当幼儿得到了10颗红星时，可以获取一个托马斯玩具火车等。

2) 行为代价法

行为代价法即当学前儿童出现某种不良行为时，成人将儿童本该享受的某种奖励或权利收走一段时间，以达到减少不良行为的目的。例如：当幼儿表现出不良说谎行为时，成人可以将他心爱的小汽车收走一段时间，绝不妥协，只有当幼儿在接下来的一段时间内没有表现出不良说谎行为时才会还给他。

3) 行为塑造

行为塑造是培养和强化某种新行为的一种方法。例如：要求多动的儿童每天用10分钟时间专心画画，可先从短时间(如5分钟)开始，逐渐延长；或先由家长陪练，然后过渡到幼儿独自完成。这样持之以恒，必然能塑造出新的良好行为，乃至好习惯。

4) 消退法

消退法(或称有意忽视法)是一种减少或消除儿童不良行为发生的方法。例如：当幼儿暴怒发作时，成人如果训斥、打骂，儿童往往会由于父母的过分关注而使问题强化，以致这种行为反复出现。但如果成人对儿童的这些行为不予理睬，这些不良行为反而有可能逐渐消退。

5) 惩罚

惩罚是一种对学前儿童不良行为的结果或表现给予不愉快的刺激，以使其减少或消除不良行为的方法。惩罚的方式有很多种，但不宜采用恐吓、打骂等粗暴方式，因为这样可能使儿童产生恐惧心理和逆反心理等。在具体实施中，一般可采用暂时隔离法，如让儿童独处房间某一角落几分钟；也可以停止某项游戏或停发奖品；也可以对儿童表达成人不满意的态度等。另外，也可以使用过度纠正法，如当幼儿的行为破坏了环境现状时，成人可以要求他不但要恢复原状时，还要另外用数倍的时间、精力等来改进这个环境。需要指出的是，在惩罚的同时，要让儿童明白：成人的这种行为是对他的关心、爱护，并无恶意。这样，儿童一般都能领悟到自己不良行为的错误，从而消除不良行为。

6) 系统脱敏法

系统脱敏法是指在充分放松的心境下，让学前儿童逐渐接近所焦虑、惧怕的事物，或逐渐提高其对所焦虑、恐惧的事物的刺激强度，使其对焦虑、惧怕事物的敏感性逐渐减轻，直至完全消失。系统脱敏法主要用来矫治各种焦虑、恐惧心理，它一般由三部分组成：①放松训练。②建立焦虑刺激等级表。让儿童依据自己感到害怕的程度，对各种刺激情景排序，产生一份焦虑等级量表。最小的等级排在最下面，最大的等级排在最上面。③实施脱敏。其具体步骤如下：完全放松后，从焦虑等级表中最低的一个恐惧(焦虑)事件开始，要儿童想象引起他焦虑的第一个情景。如果儿童体验到焦虑，就停止想象，进行放松，然后再想象同一刺激情景，直到不再感到焦虑为止。进行30～40秒的放松活动后，就可想象焦虑等级表中的下一个情景。如果一个焦虑情景在"放松—想象"的脱敏过程中连续两次不能通过，则应退回到前面已通过的那项情景。假若对那个情景没有体验到焦虑，就再次试下一个情景，若不能通过，则中止本次练习，下次再进行。这样，想象一个焦虑情景，然后停止，再放松。如此循环训练，直到通过等级表上的全部刺激情景。一般每次脱敏训练需要30~50分钟，每周做2~3次，每次完成2~3个焦虑情景即可，在大多数情况下，这样的过程需要15~20分钟。在其余的时间，成人则应与儿童交谈，如共同商讨难以通过某项情景的原因与对策，是否需要修改和补充焦虑等级项目等。当儿童完成了等级量表中最后一个情景时，他基本上能够对实际的焦虑、恐惧情景不再感到害怕。

2. 设计方案

设置问题情景或出示有心理行为问题的幼儿案例，探讨采用哪些常用的行为改变技术予以矫正，并形成矫正方案。一般来说，矫正方案重在合理选择行为改变技术，并进行优化组合，以形成一个循序渐进的、能够具体操作的过程。

3. 完善方案

师生一起探讨矫正方案的优缺点，并给出合理建议。

4. 活动注意事项

不同的行为改变技术可以结合起来使用，以矫正学前儿童的不良行为。在尝试改变学前儿童不良行为的同时，要注意调整学前儿童的情绪、情感，引导学前儿童改变其不合理的认知等。

👔 校企合作：双师问答录

幼儿攻击性行为

幼儿园园长： 老师，最近我们园里处理了好几起幼儿攻击性行为事件，感觉这类问题在现在的幼儿中越来越普遍了，你们在高校教学中，是怎么给学生讲解幼儿攻击性行为的？

高校教师： 这确实是个值得关注的现象。我们在课堂上，首先会让学生系统学习攻击性行为的理论知识，像区分工具性攻击和敌意性攻击。比如，幼儿为了抢玩具而推搡同伴，这属于工具性攻击；如果幼儿因为嫉妒而故意打人，就属于敌意性攻击。我们还会引入大量真实案例，组织学生分组讨论，让他们模拟在幼儿园里怎么及时制止、怎么安抚幼儿情绪，并且运用行为主义、社会学习等理论去制定干预策略。

幼儿园园长： 理论学习很重要，但在实际工作中，处理这类问题时更看重及时性和灵活性。攻击性行为随时可能发生，我们老师得第一时间冲上去制止，保证幼儿安全，同时要观察整个过程，了解前因后果。处理的时候不能简单判定谁对谁错，得耐心听孩子说想法，帮他们学会用语言表达需求。而且后续得长期跟踪，和家长保持沟通，不断调整干预方法，这和课堂上的模拟还是有很大区别的。

高校教师： 没错，所以我们在校也很注重培养学生的实践应用能力。除了理论基础，我们会让学生学习科学的观察、记录方法，使其能准确描述和分析幼儿行为；还会锻炼他们的教学设计能力，把干预策略融入日常教学活动里，比如通过游戏、故事，引导幼儿学会正确处理冲突。不过我们还是想听听，从幼儿园的角度来说，更希望新入职教师具备哪些处理这类问题的能力？

幼儿园园长：首先情绪管理能力很关键，面对突发情况时，得保持冷静，不能让自己的情绪影响处理方式。沟通能力也必不可少，既要能和幼儿好好交流，明白他们的想法，又得会和家长沟通，及时反馈情况，争取家长配合。还有就是得会灵活应变，根据不同孩子的特点调整策略，不能死搬硬套理论。

高校教师：这些能力确实是我们教学中需要重点培养的。说到家长，在处理幼儿攻击性行为上，你们平时和家长沟通时，家长们一般都有哪些诉求？

幼儿园园长：家长大多希望孩子的行为能尽快改变，特别担心问题行为会影响孩子以后的社交和发展，有些家长一着急，还可能用错教育方法。所以我们会定期组织家长讲座，开展亲子活动，专门针对这个问题进行讲解、指导。对个别情况，就一对一沟通，分析原因，一起制订家庭干预计划，及时反馈孩子的情况，让家长感受到我们的专业性。

校企合作任务

幼儿攻击性行为案例分析与干预方案设计

[任务内容]

1) 真实案例深度剖析

幼儿园(企业方)提供3～5个不同类型的幼儿攻击性行为真实案例，包括案例背景(幼儿年龄、性格特点、家庭环境等)、行为发生过程、幼儿园初步处理方式及后续跟踪情况等详细信息。

2) 案例分析

学生分组对案例进行分析，依据课堂所学的攻击性行为理论知识(如行为主义理论、社会学习理论等)，判断案例中幼儿攻击性行为的类型(工具性攻击或敌意性攻击等)，剖析行为产生的原因(生理、心理、家庭、社会等因素)。

每组针对其中一个案例，设计一套完整的干预方案，包括如何在攻击性行为发生时及时制止、安抚涉事幼儿情绪；如何通过日常教学活动、游戏等方式，帮助具有攻击性行为的幼儿学会正确表达情绪和解决冲突；以及如何与家长沟通，争取家长配合以实施家庭干预措施等。

邀请幼儿园教师(企业导师)线上或线下参与课堂，学生分组展示干预方案，由企业导师和高校教师共同点评，提出修改建议，学生根据反馈完善方案。

考点总结

表10-1详细列出了幼儿常见问题行为、典型表现、形成原因、护理措施以及关键考点。

表10-1　幼儿常见问题行为及护理考点

重要等级	问题行为	典型表现	形成原因	护理措施	关键考点
★★★	分离性焦虑	与依恋对象分离时过度哭闹、拒绝上学、反复诉说不安，入睡困难或噩梦频发	安全感不足、环境适应力弱、家长过度保护	提前熟悉环境；渐进式分离；安抚陪伴；建立依恋物	分离焦虑高发于入园初期，须耐心引导以建立安全感
★★	儿童期恐惧	对特定事物(如动物、黑暗)或情境(如医院)产生强烈恐惧，回避相关场景	创伤经历、认知局限、成人暗示强化	逐步接触以脱敏；正向认知引导；避免恐吓	区分正常恐惧与病理性恐惧，干预须循序渐进
★★	屏气发作	剧烈哭闹后突然呼吸暂停、面色青紫、短暂意识丧失，多见于2岁以下幼儿	需求未满足、情绪失控、模仿学习	保持冷静，侧卧以防窒息；事后温和沟通；减少过度关注	发作时确保安全，避免过度反应强化行为
★★	暴怒发作	需求不被满足时剧烈哭闹、摔打物品、在地上打滚，难以安抚	情绪调节能力差、家庭教养方式不当(溺爱或忽视)	冷处理；情绪平复后沟通；明确规则；培养情绪表达能力	区分正常情绪宣泄与病理性暴怒，关注教养方式的调整
★★	儿童退缩行为	社交场合中胆小、孤僻，回避与同伴互动，独自玩耍，不愿参与集体活动	性格内向、缺乏社交经验、被同伴排斥	创设轻松社交环境；鼓励小步尝试；同伴示范；教师积极关注	须与自闭症鉴别，重点培养社交信心
★★★	入园焦虑	抗拒入园，哭闹不止，食欲下降，入睡困难，频繁询问家长归期	环境陌生、与家长分离、自理能力不足	提前参观幼儿园；逐步延长适应时间；家—园密切沟通；鼓励积极体验	是分离性焦虑的典型场景，需要家—园协同干预
★★	攻击性行为	推搡、咬人、抢夺物品，言语辱骂，破坏物品，常伴随愤怒情绪	模仿暴力行为、需求未被满足、情绪管理缺陷	及时制止；引导用语言表达需求；设置行为后果；教授冲突解决技巧	须区分攻击原因，避免简单惩罚
★★	说谎	编造虚假事件或否认错误行为，可能伴随紧张或侥幸心理	避免惩罚、获取关注、想象力与现实混淆	倾听动机；引导诚实；区分无意说谎与有意欺骗；正向强化诚实行为	理解说谎背后需求，避免贴标签
★★	吮吸和咬指甲	频繁吮吸手指、衣物或咬指甲，多在紧张、无聊时发生	心理压力、习惯养成、模仿他人	提供替代物(如安抚巾)；转移注意力；减少压力源；修剪指甲以防止损伤	长期行为可能影响牙齿和指甲发育，需要温和干预
★★	习惯性阴部摩擦	反复摩擦会阴部，伴随面部潮红、出汗，多在睡前或独处时发生，难以自控	局部刺激(如湿疹)、偶然快感、心理压力	分散注意力；检查局部卫生；避免羞辱；培养兴趣爱好	避免道德批判，关注行为背后的心理需求

续表

重要等级	问题行为	典型表现	形成原因	护理措施	关键考点
★★	夜惊	入睡后突然坐起、哭闹、表情惊恐，意识模糊，次日无记忆	神经发育不成熟、压力、睡眠环境不良	轻拍安抚；改善睡眠环境；减少睡前刺激；记录发作规律	须与梦魇鉴别，夜惊患者无意识反应
★★	梦魇	睡眠中突然惊醒，描述可怕梦境，清醒后仍感恐惧、焦虑	压力、过度兴奋、观看恐怖内容	安抚情绪；倾听梦境；调整睡前活动；必要时心理咨询	梦魇后记忆清晰，须缓解心理压力
★★	选择性缄默	在特定场合(如学校)拒绝说话，其他场合正常交流，伴有社交焦虑	性格内向、环境压力、创伤经历	降低语言压力；创设舒适沟通环境；同伴榜样；逐步引导表达	须与语言发育迟缓、自闭症鉴别
★★	口吃	说话时重复、停顿、拖音，伴有面部肌肉紧张、情绪焦虑	语言发展与思维不同步、模仿口吃者、心理压力	耐心倾听；放慢语速；减少纠正频率；营造轻松交流氛围	避免催促或嘲笑，关注情绪疏导
★★	语言发育迟缓	说话晚，词汇量少，语句简单，理解或表达能力落后于同龄人	智力发育迟缓、听力障碍、家庭语言环境不良	语言康复训练；丰富语言输入；多互动；排查生理原因	需要专业评估，早发现，早干预
★★	遗尿症	5岁后仍不能自主控制排尿，夜间尿床或白天尿湿裤子	遗传、膀胱功能发育延迟、心理压力、睡眠过深	规律排尿训练；减少睡前饮水；奖励进步；避免指责	排除生理疾病后，心理支持至关重要
★★★	多动症(ADHD)	注意力不集中、多动冲动、学习困难，症状持续6个月以上	遗传、神经发育异常、家庭环境不良	药物治疗(如利他林)+行为干预；结构化学习环境；家—校协作	需要专业诊断，综合治疗是关键
★★★	感觉统合失调	平衡感差、肢体不协调、触觉敏感或迟钝，学习和社交能力受影响	孕期异常、活动不足、环境刺激单一	感觉统合训练(如大运动、触觉游戏)；创造丰富感知环境	训练须个性化，持续时间至少3个月
★★★	自闭症(孤独症)	社交障碍、重复刻板行为、兴趣狭窄、语言发育迟缓，对环境变化敏感	遗传因素、神经生物学异常、大脑发育缺陷	应用行为分析(ABA)、结构化教学；职业治疗；家庭干预	早期干预可改善预后，核心是社交训练

真题再现

材料分析题

(2014年上半年《保教知识与能力》)材料：星期一，已经上小班的松松在午睡时一直哭泣，嘴里还一直唠叨说："我要打电话给爸爸来接我，我要回家。"教师多次安慰，他还一直在哭。老师生气地说："你再哭，爸爸就不来接你了。"松松听后情绪更加激动，哭得更加厉害了。

问题：请简述上述教师的行为，并提出三种帮助幼儿控制情绪的有效方法。

参考答案

这位教师的做法是不对的，她的做法其实就是一种负面的情绪教育——"以暴制暴"。"再哭爸爸就不来接"这样的严惩、恐吓和威胁性质的语言，不仅会扼杀幼儿的自尊心，还会使幼儿丧失心理安全感。面对幼儿的负面情绪，不正确的做法有：否定感受——打骂、恐吓、哄骗；情绪"绑架"——取消权利；讲大道理——给幼儿定性，贴上胆小或坏脾气等的标签。

正确的做法应为：采取积极的教育态度，找到幼儿情绪激动的真正原因，寻找情绪背后的需求和想法；及时安慰，引导孩子宣泄负面情绪，给孩子"心理玩具"，提供缓解情绪的物品。

"故事知道怎么办"(给孩子讲有治疗作用的故事)。

具体方法如下：

第一种，转移法。转移法是指把注意力从产生消极否定情绪的活动或事物上转移到能产生积极肯定情绪的活动或事物上来。

第二种，冷却法。当幼儿情绪强烈对立时，成人要把教育的重点放在平静幼儿的感情上，使幼儿尽快恢复理智，而不要"针尖对麦芒"，可以采取暂时不予理睬的办法，待幼儿冷静下来后，让他想一想，反思一下：自己刚才的情绪表现是否合适，要求是否合理等。

第三种，消退法。对待幼儿的消极情绪，可以采用消退法。

总之，在教师的情绪关注和培养下，随着年龄的增长，幼儿的情绪会逐渐丰富，自我调节水平也会日益提高。

考点模拟

单项选择题

1. (　　)不属于学前儿童常见的心理问题。

A. 睡眠障碍　　　　B. 语言障碍　　　　C. 情绪障碍　　　　D. 选择障碍

2. 学前儿童梦游是(　　)。

A. 会突然哭喊出声，两眼直视

B. 心跳加速、呼吸急促、全身出汗

C. 在睡眠状态中起床行走，做一些动作

D. 醒后对夜间行为大多能回忆

3. 大部分遗尿症产生的主要原因是(　　)。

A. 生理因素　　　　B. 心理因素　　　　C. 疾病　　　　D. 发育不良

4. (　　)是指睡眠中突然出现短暂惊扰症状。

A. 夜游　　　　　　B. 夜惊　　　　　　C. 梦游　　　　D. 梦魇

5. 语言发育迟缓的主要原因有(　　)。

A. 精神发育迟滞　　　　B. 腭裂　　　　　　C. 牙齿发育不全　　　　D. 惊吓

6. 学前儿童2岁时仍未说任何词语；3岁后大部分语音仍含糊不清，难以理解，发音能力较正常发育时间晚1年以上为(　　)。

A. 口吃　　　　　　　　　　　　B. 语言发育迟缓

C. 选择性缄默　　　　　　　　　D. 习惯性口腔动作

7. 学前儿童因发育迟缓而发生口吃的现象(　　)。

A. 多随年龄增长而自行消失　　　B. 不会随年龄增长而自行消失

C. 早期训练只要教师参与就行了　D. 早期训练只要家长参与就行了

8. 打人、骂人、咬人、踢人属于(　　)。

A. 攻击性行为　　　　　　　　　B. 多动症

C. 习惯性口腔动作　　　　　　　D. 行为障碍

9. 学前儿童有吮吸手指的不良习惯，教师应(　　)。

A. 转移学前儿童的注意力，冲淡学前儿童吮吸手指的欲望

B. 批评学前儿童，告诉他这是不良习惯，要改正

C. 悄悄地涂些辣物在学前儿童的手指上

D. 把学前儿童的手指包裹起来

参考答案

1. D　　2. C　　3. B　　4. B　　5. A　　6. B　　7. A　　8. A　　9. A

在线答题

价值引领

"立德树人"导向下幼儿常见问题行为及护理的价值引领实践

　　"立德树人"作为教育的根本任务，深刻体现在幼儿教育的每个环节。幼儿常见问题行为的干预与护理，不仅是保障幼儿身心健康的重要工作，也是落实"立德树人"使命、塑造幼儿良好品德的关键实践场域。国家出台的一系列政策方针，如《关于全面深化新时代教师队伍建设改革的意见》《深化新时代教育评价改革总体方案》等，为幼儿教育中的价值引导提供了政策支撑，指引着教师在问题行为护理中实现"育人"与"育德"的有机融合。

一、政策引领：以"立德树人"为核心构建教育价值体系

　　《关于全面深化新时代教师队伍建设改革的意见》明确提出，教师要成为学生健康成长的指导者和引路人。在幼儿常见问题行为护理中，教师须以"立德树人"为出发点，将品德教育融入每一个干预环节。面对幼儿攻击性行为时，教师不仅要制止行为本身，也要引导幼儿理解行为背后的道德准则，如通过角色扮演游戏，让幼儿站在被攻击者的角度感受伤害，从而培养同理心和责任感；针对幼儿说谎行为，教师依据《深化新时代教育评价改革总体方案》中"注重品德发展"的要求，摒弃简单的批评，并通过故事分享、榜样示

范等方式，帮助幼儿认识到诚实的重要性，引导其树立正确的价值观。这些实践以政策为纲，将品德教育贯穿于问题行为的护理过程，让幼儿在行为矫正中实现道德认知的提升。

二、教师示范：践行"立德树人"使命，传递正向价值

教师作为"立德树人"的直接践行者，其言行对幼儿价值观的形成具有深远影响。《幼儿园教师专业标准》强调教师应具备良好的职业道德和人文素养，在处理幼儿吮吸手指、习惯性阴部摩擦等问题行为时，教师须保持耐心与专业，以尊重和关爱的态度进行干预。教师通过轻声细语的沟通、温柔的肢体安抚，向幼儿传递尊重与理解，让幼儿在被接纳的环境中逐渐改变行为习惯。这种以身作则的教育方式，不仅帮助幼儿克服问题行为，也向幼儿展示了友善、包容的美好品德，让幼儿在潜移默化中受到正向价值的熏陶，学会以同样的态度对待他人和生活。

三、家—园—社协同：凝聚"立德树人"合力，拓宽价值引导场域

国家倡导的家—园—社协同育人政策，为"立德树人"在幼儿问题行为护理中的落实提供了有力支持。对于遗尿症、多动症等需要长期干预的问题行为，幼儿园与家长依据《关于健全学校家庭社会协同育人机制的意见》，共同制定个性化护理方案，定期沟通幼儿情况。在家庭中，家长通过鼓励幼儿参与力所能及的家务劳动，培养其责任感；在社区活动中，幼儿与同伴合作完成任务，增强团队协作意识。家、园、社三方在协同过程中，共同为幼儿营造充满爱与规则的成长环境，让幼儿在多元场景中学会感恩、合作与担当。这种全方位的价值引导，使"立德树人"从幼儿园延伸到家庭和社会，形成强大的教育合力，促进幼儿良好品德的养成。

四、教育创新：以"立德树人"为导向，丰富价值引导策略

在数字化时代，教育创新为"立德树人"注入新活力。教师可借助国家推广的学前教育信息化政策，利用多媒体资源和互动游戏，将品德教育融入幼儿问题行为的护理中。例如，通过动画故事引导有退缩行为的幼儿勇敢表达自我，通过虚拟场景模拟帮助幼儿学会处理同伴冲突，培养其解决问题的能力和勇气。同时，教师还可根据《3～6岁儿童学习与发展指南》，创设生活化的教育情境，如"班级小管家"角色体验，让幼儿在实践中学会自律、关爱他人，使价值引导更具趣味性和实效性，真正实现"立德树人"在幼儿教育中的落地生根。

参考文献

[1] 王星妮. 学前儿童卫生与保健[M]. 北京：北京理工大学出版社，2021.

[2] 端丽霞，妙素萍，任淑格. 学前儿童卫生保健同步练习与测评[M]. 石家庄：河北科学技术出版社，2018.

[3] 周勤慧，路雪，曹婷婷. 学前儿童卫生与保健[M]. 2版. 武汉：华中科技大学出版社，2022.

[4] 宣兴村. 学前儿童卫生与保健[M]. 长春：东北师范大学出版社，2017.

[5] 张海丽. 学前儿童卫生与保健[M]. 北京：北京理工大学出版社，2018.

[6] 申宜真. 幼儿心理百科[M]. 陈放，付刚，译，北京：世界图书出版公司北京公司，2009.

[7] 彭英. 幼儿照护职业技能教材(中级)[M]. 长沙：湖南科学技术出版社，2020.

[8] 王庭槐. 生理学[M]. 9版. 北京：人民卫生出版社，2018.